普通高等教育"十一五"国家级规划教材

新世纪全国中医药高职高专规划教材

针灸治疗学

（供针灸推拿专业用）

主　编　朱广旗（贵阳中医学院）
副主编　尹改珍（新疆医科大学中医学院）
　　　　阳仁达（湖南中医药大学）
　　　　王德敬（山东中医药高等专科学校）

中国中医药出版社
·北　京·

图书在版编目(CIP)数据

针灸治疗学/朱广旗主编 . —北京：中国中医药出版
社，2006.7（2016.4 重印）
普通高等教育"十一五"国家级规划教材
ISBN 978 - 7 - 80231 - 055 - 1

Ⅰ. 针… Ⅱ. 朱… Ⅲ. 针灸疗法 - 高等学校：
技术学校 - 教材 Ⅳ. R245

中国版本图书馆 CIP 数据核字（2006）第 079949 号

中 国 中 医 药 出 版 社 出 版
北京市朝阳区北三环东路 28 号易亨大厦 16 层
邮政编码 100013
传真 010 64405750
北京市地泰德印刷有限责任公司
各地新华书店经销

*

开本 787×1092 1/16 印张 21.25 字数 396 千字
2006 年 7 月第 1 版 2016 年 4 月第 6 次印刷
书 号 ISBN 978 - 7 - 80231 - 055 - 1

*

定价 26.00 元
网址 www.cptcm.com

前 言

　　随着我国经济和社会的迅速发展，人民生活水平的普遍提高，对中医药的需求也不断增长，社会需要更多的实用技术型中医药人才。因此，适应社会需求的中医药高职高专教育在全国蓬勃开展，并呈不断扩大之势，专业的划分也越来越细。但到目前为止，还没有一套真正适应中医药高职高专教育的系列教材。因此，全国各开展中医药高职高专教育的院校对组织编写中医药高职高专规划教材的呼声愈来愈强烈。规划教材是推动中医药高职高专教育发展的重要因素和保证教学质量的基础已成为大家的共识。

　　"新世纪全国中医药高职高专规划教材"正是在上述背景下，依据国务院《关于大力推进职业教育改革与发展的决定》要求："积极推进课程和教材改革，开发和编写反映新知识、新技术、新工艺和新方法，具有职业教育特色的课程和教材"，在国家中医药管理局的规划指导下，采用了"政府指导、学会主办、院校联办、出版社协办"的运作机制，由全国中医药高等教育学会组织、全国开展中医药高职高专教育的院校联合编写、中国中医药出版社出版的中医药高职高专系列第一套国家级规划教材。

　　本系列教材立足改革，更新观念，以教育部《全国高职高专指导性专业目录》以及目前全国中医药高职高专教育的实际情况为依据，注重体现中医药高职高专教育的特色。

　　在对全国开展中医药高职高专教育的院校进行大量细致的调研工作的基础上，国家中医药管理局科教司委托全国高等中医药教材建设研究会于2004年6月在北京召开了"全国中医药高职高专教育与教材建设研讨会"，该会议确定了"新世纪全国中医药高职高专规划教材"所涉及的中医、西医两个基础以及10个专业共计100门课程的教材目录。会后全国各有关院校积极踊跃地参与了主编、副主编、编委申报、推荐工作。最后由国家中医药管理局组织全国高等中医药教材建设专家指导委员会确定了10个专业共90门课程教材的主编。并在教材的组织编写过程中引入了竞争机制，实行主编负责制，以保证教材的质量。

本系列教材编写实施"精品战略"，从教材规划到教材编写、专家审稿、编辑加工、出版，都有计划、有步骤地实施，层层把关，步步强化，使"精品意识"、"质量意识"始终贯穿全过程。每种教材的教学大纲、编写大纲、样稿、全稿都经专家指导委员会审定，都经历了编写启动会、审稿会、定稿会的反复论证，不断完善，重点提高内在质量。并根据中医药高职高专教育的特点，在理论与实践、继承与创新等方面进行了重点论证；在写作方法上，大胆创新，使教材内容更为科学化、合理化，更便于实际教学，注重学生实际工作能力的培养，充分体现职业教育的特色，为学生知识、能力、素质协调发展创造条件。

在出版方面，出版社严格树立"精品意识"、"质量意识"，从编辑加工、版面设计、装帧等各个环节都精心组织、严格把关，力争出版高水平的精品教材，使中医药高职高专教材的出版质量上一个新台阶。

在"新世纪全国中医药高职高专规划教材"的组织编写工作中，始终得到了国家中医药管理局的具体精心指导，并得到全国各开展中医药高职高专教育院校的大力支持，各门教材主编、副主编以及所有参编人员均为保证教材的质量付出了辛勤的努力，在此一并表示诚挚的谢意！同时，我们要对全国高等中医药教材建设专家指导委员会的所有专家对本套教材的关心和指导表示衷心的感谢！

由于"新世纪全国中医药高职高专规划教材"是我国第一套针对中医药高职高专教育的系统全面的规划教材，涉及面较广，是一项全新的、复杂的系统工程，有相当一部分课程是创新和探索，因此难免有不足甚至错漏之处，敬请各教学单位、各位教学人员在使用中发现问题，及时提出宝贵意见，以便重印或再版时予以修改，使教材质量不断提高，并真正地促进我国中医药高职高专教育的持续发展。

全国中医药高等教育学会
全国高等中医药教材建设研究会
2006 年 4 月

编 写 说 明

本教材供全国中医药高职高专针推及相关专业教学使用，根据《针灸治疗学大纲》的要求，从高职高专学员特点出发，以应用为主旨和特征，使教学内容与职业需求紧密结合；以强化学生职业能力的训练为目的，使实践教学与职业岗位紧密接触，以求为广大基层培养职业能力强、综合素质高的实用型针灸专业医务工作者。本教材分总论、各论和专论三部分。

总论介绍了针灸治疗作用、针灸治疗原则、针灸辨证论治和针灸配穴处方，对有关针灸临床理论问题，作了简要的综述，为学习各论奠定良好的基础。

各论介绍了急症、内科、妇科、儿科、外科、五官科、其他病证的辨证治疗。每个病证分概说、病因病机、辨证、治疗、按语、古方选辑、医案举例等七个项目。其中辨证和治疗两项是教学的主要内容，故详细介绍每个病证的症状、基本治法、处方、随证配穴、刺灸方法、方义及其他疗法。各论中的病种、病名、定义、辨证分型等内容，以行业标准《中医病证诊断与疗效标准》为依据，结合针灸临床的特点和我们的理解进行编写。古方选辑、医案举例，目的在于罗列文献，温故知新，学以致用，培养学生诊疗思考能力，提高临床教学质量。

专论介绍子午流注、灵龟八法、现代研究。子午流注和灵龟八法是依据人体经脉气血流注盛衰，按时进行取穴、治疗的方法。现代研究是将近年针灸临床研究成果选萃于一体，以期学生开拓思路，促进针灸学的更大发展。

历代先贤为我们留下了许多宝贵的经验，针灸临床与科研又在不断发展，在编写中，我们力求做到继承与发展的有机结合，但由于编写时间仓促，又受学识水平所限，一定有不少疏漏之处，敬请多提宝贵意见，以便更好地完成教学任务。

《针灸治疗学》编委会
2006 年 6 月

目　　录

总　论

各 论

专 论

总　论

第一章
针灸治疗作用

在正常的生理情况下，机体处于经络疏通、气血畅达、脏腑协调、阴阳平衡的状态。在病理情况下，则经络壅滞、气血不畅、脏腑失调、阴阳失衡。针灸治病是在中医基本理论指导下，对人体腧穴进行针刺和艾灸，通过经络的作用，达到治疗疾病的目的。历代医家在长期的医疗实践中，总结出针灸具有疏通经络、扶正祛邪、调和阴阳的作用。

第一节　疏通经络

经络"内属于脏腑，外络于肢节"，其主要生理功能是运行气血。经络功能正常，气血运行通畅，则"内溉脏腑，外濡腠理"，各脏腑器官得以营养，脏腑体表得以沟通。若经络功能失常，气血运行受阻，则会影响人体正常功能活动，进而出现病理变化，引起疾病的发生。中医理论中"不通则痛"，即指经络闭阻不通而引发的多种病证。经络闭阻不通，气血流行不畅，甚至气滞血瘀，从而引发肢体或脏腑组织的肿胀、疼痛。气血不能正常运行到相应肢体和脏腑组织，又会引起肢体的麻木、痿软、拘挛或者脏腑组织功能活动失去平衡。凡此，均应"以微针通其经脉，调其血气"（《灵枢·九针十二原》）。以针灸之法疏通经络，《内经》称之为"解结"。如《灵枢·刺节真邪》篇曰："用针者，必先察其经络之实虚……一经上实下虚而不通者，此必有横络盛加于大经，令之不通，视而泻之，此所谓解结也。"解结，就是疏通经脉，使脉道通利，气血流畅。

引起经脉不通的因素是多方面的，《内经》中针对不同原因，提出不同的疏通经络的方法，即"针所不为，灸之所宜"（《灵枢·官针》）。《千金方》曰："凡病皆由血气壅滞不得宣通，针以开导之，灸以温暖之。"可见，同样是经络闭塞不通，实热引起者宜用针刺，虚寒引起者宜行灸疗。感受风寒湿邪引起的肢体酸楚冷痛、痉挛抽搐或跌仆损伤所致的肢体红肿疼痛，针刺可起到祛风除湿、活血化瘀、疏经通络而止痛的作用。气血不行，经脉失养引起的肢体麻木不仁、痿软无力、瘫痪失用，灸疗可起益气养血，温经通络而补虚的作用。

对于有些针感较差，得气较慢，经气不至或经气虽至但未到达病所者，除了增加刺激量外，还可施行循经按压、循经透穴、循经施灸以及青龙摆尾、白虎摇头、苍龟探穴、赤凤迎源等手法，以接通经气，使气至病所。

由上可知，针灸治疗主要是通过经络、腧穴和针灸手法的作用，以激发经气，使经络通畅，气血正常运行而达到治疗疾病的目的。故疏通经络是针灸治病最主要、最直接的作用。

第二节　扶正祛邪

扶正，就是扶助正气，提高机体抗病能力；祛邪，就是祛除病邪，消除致病因素影响。《素问·刺法论》曰："正气存内，邪不可干。"《素问·评热病论篇》曰："邪之所凑，其气必虚。"疾病的发生、发展及其转归的过程，实质上是正邪相争的过程。正盛邪祛则病情缓解，正虚邪盛则病情加重。

针灸治病，不外乎扶正祛邪两个方面。凡邪盛正气未衰者，治宜祛邪为主，邪去正自安；正虚邪不盛者，治宜扶正为主，正复邪自除。若正已虚而邪未衰，单纯扶正则难免助邪，一味祛邪又更伤正气，故治宜攻补兼施。若以正虚为主者，扶正为上，兼以祛邪，或先补后攻；若以邪实为主者，祛邪为上，兼以扶正，或先攻后补。

在临床上，补虚泻实是扶正祛邪法则的具体运用。《灵枢·九针十二原》曰："凡用针者虚则实之，满则泄之，菀陈则除之，邪盛则虚之"。《灵枢·经脉》篇曰："盛则泻之，虚则补之，热则疾之，寒则留之，陷下则灸之，不盛不虚，以经取之。"针灸的补虚与泻实，主要是通过针灸手法和腧穴的配伍两个方面实现的。在刺灸法方面，大凡针刺补法和艾灸属补法范畴，有扶正的作用；针刺泻法和放血属泻法范畴，有祛邪的作用。在腧穴配伍的方面，关元、气海、命门、督俞、膏肓等穴，有补的作用，多在扶正时用之；曲泽、委中、丰隆、水沟、十宣、十二井穴，有泻的作用，多在祛邪时用之。绝大部分腧穴则具有双向调节作用，如中脘、内关、三阴交、合谷、太冲、足三里，临床既可用于扶正，又可用于祛邪。在特定穴中，背腧穴偏于扶正，适用于慢性虚弱性久病；郄穴、募穴、下合穴偏于祛邪，适用于急性发作性痛证；原穴则具扶正祛邪双重作用，急、慢、虚、实证均可选用。

　　由上可知，疾病的发生与机体正气和致病邪气的盛衰有密切关系。针灸治病就在于运用针灸补虚泻实的方法，使邪去正安，而达到治病的目的。故扶正祛邪是针灸治疗疾病的根本法则。

第三节　调和阴阳

　　疾病的发生，从根本上说是阴阳的相对平衡遭到了破坏，即阴阳的偏盛偏衰代替了正常的阴阳消长。调和阴阳，就是使失衡的阴阳向着协调方向转化，恢复阴阳的相对平衡，这是中医治病的基本原则。

　　《灵枢·根结》篇曰："用针之要，在于知调阴与阳。"《素问·至真要大论》篇也说："谨察阴阳所在而调之，以平为期。"在阴阳一方偏盛，另一方未虚损的情况下应泻其有余，清泻阳热或温散阴寒；当一方偏盛，另一方虚损的情况下，在泻一方有余的同时，应兼顾一方之不足，配合扶正或益其不足。在阴阳偏衰的情况下，应补其不足。阴虚不能制阳，常表现为阴虚阳亢的虚热证，治宜育阴潜阳，即所谓"壮水之主，以制阳光"；阳虚不能制阴，多呈阳虚阴盛的虚寒证，治宜补阳消阴，即所谓"益火之源，以消阴翳"。阴阳俱虚则阴阳同补。

　　《素问·阴阳应象大论》曰："善用针者，从阴引阳，从阳引阴。"指出针灸调和阴阳的具体方法既可以阴证治阴，阳证治阳，又可从阴阳互根的角度考虑，采取阴证治阳，阳证治阴之法。如：以俞治脏，以募治腑；肝阳上亢之头目昏痛，泻太冲以平肝，取太溪以滋肝肾；亡阳出现的肢体逆冷，灸气海、关元以阴中求阳。

　　针灸调和阴阳的作用，基本上是通过配伍和针刺手法来实现的。如胃火炽盛引起的牙痛，属阳热偏盛，治宜清泻胃火，取足阳明胃经穴内庭，针刺泻法；寒邪伤胃引起的胃痛，属阴邪偏盛，治宜温中散寒，取足阳明胃经穴足三里和胃之募穴中脘，针用补法并灸。

　　由上可知，阴阳失调是疾病发生发展的根本原因，针灸治病的关键就在于根据症候的寒、热、虚、实等属性，来调节阴阳的偏盛偏衰，使机体归于"阴平阳秘"，恢复其正常的生理功能，而达治愈疾病的目的。故调和阴阳是针灸治疗疾病的最终目的。

　　综上所述，疏通经络，扶正祛邪和调和阴阳的作用，三者之间常是相互为用，互为因果的。如：疏通经络，使气血运行正常就能达到扶正祛邪的目的，从而也会使阴平阳秘；而调和阴阳的结果也会使邪去正安，经络畅通。针灸的治疗作用实质上就是对机体的一种良性双向调节作用，调节经络气血，调节脏腑阴阳。其治疗作用的发挥，与各种主观、客观因素密切相关。除了腧穴的特性、针灸补泻手法以外，还与机体状况（包括禀赋、年龄、性别、心理素质、疾病表现等方面的个性差异）、治疗时间、辅助治疗措施等关系密切相关，其中尤以机体最为重要。机体在不同的病理状况下，针灸可以产生不同的调治作用。如：当机体处于虚寒、脱证状况下，针灸可起到补虚散寒，回阳固脱的作用；当机体处于实热、闭证状态时，针刺可起到清热泻实，启闭开窍的作用。高血压者，针灸可使其降低，反之，可使其升高。发热无汗时，针刺合谷可使之出汗，反之，虚热盗汗或气虚多汗时，配取合谷又能止汗。凡此种种，均足以说明机体状况这个内在因素在针灸治疗中所起的重要作用。

第二章

针灸治疗原则

　　针灸治疗原则，即针灸治疗疾病时所依据的准则，这对于针灸处方选穴，以及操作方法的运用等具有重要的指导意义。

　　《灵枢·九针十二原》曰："凡用针者，虚则实之，满则泻之，菀陈则除之，邪盛则虚之。"《灵枢·经脉》"盛则泻之，虚则补之，热则疾之，寒则留之，陷下则灸之，不盛不虚，以经取之。"归纳起来，有补法，泻法，清法，温法等四法。然而疾病的证候表现多种多样，病理变化复杂多变，除病有虚实寒热之外，病情有标本缓急，病人体质有弱有强，所以在治疗时，应分清主次，区别缓急，注意局部与整体，同病异治和异病同治的原则，才能取得较好的治疗效果。

第一节　清热与祛寒

　　"清热"即热性病证用"清"法。清法是通过针刺疏风散热、清热解毒、泄热开窍的一种治法。"祛寒"即寒性病证用"温"法。温法是通过针灸温养阳气、温通经络、温经散寒的一种治法。与治热以寒、治寒以热一致，均属于正治法。《灵枢·经脉》篇曰："热则疾之，寒则留之。"即是针对热性病证和寒性病证制定的清热祛寒的治疗原则。

一、热则疾之

　　《灵枢·经脉》曰："热则疾之"，热指热邪亢盛，或为外感风热引起的表热证，或为脏腑阳盛郁结的里热证，或为气血壅盛于经络的局部热证。"疾"是快速针刺之义。《灵枢·九针十二原》进一步解释："刺诸热者，如以手探汤。"形象地描述针刺手法的轻巧快速，指出热性病的治则是浅刺疾出或点刺出血，手法宜轻而快，少留针或不留针，针用泻法，以清泻热邪。如表热证用毫针浅刺曲池、合谷、大椎等穴，并疾出其针，以宣散热邪；心热者，取中冲、少冲点刺出血，以泄其热；热在经络局部者，用毫针散刺，或三棱针点刺，或皮肤针叩刺局部出血，以疏散邪热。"疾"也有快速运针之义，即快速提插捻转，相当于泻法，用于实热证。复式针刺手法中的"透天凉"也属于"热者寒之"，在治疗中常配合其他方法运用。

二、寒则留之（热之、温之）

《灵枢·经脉》篇曰："寒则留之"。"寒"指疾病性质属寒，或为外感寒邪引起的表寒证，或为寒湿痹阻经脉的寒痹证，或为阳气不足引起的脏寒证。"留"即留针之义。《灵枢·九针十二原》曰："刺寒清者，如人不欲行。"即指针刺手法应深而久留，指出了寒性病证的治疗原则是针刺应深刺久留。因寒性凝滞而主收引，针刺不易得气，故应留针候气，以激发其经气，使阳气来复，以达温经散寒之目的。加艾施灸，更是助阳散寒的直接措施，使阳气得复，寒邪乃散。如：外受寒湿引起的寒痹，应深刺久留，或加温灸；阳气不足引起的内寒证，应针刺补法久留针，常配灸法以提高疗效。复式针刺手法中的"烧山火"属于"寒者热之"，在治疗中常配合其他方法运用。

三、寒热错杂，温清并用

热证和寒证的表现往往是错综复杂、变化多端的，诸如有表热里寒或表寒里热，有上热下寒或下热上寒，还有真寒假热或真热假寒等。所以清热祛寒治则的运用必须灵活掌握。单纯的热证和寒证，就单用清热或祛寒法，若是寒热相间，错杂而现，则必须温清并用以求治。如上热下寒，症见咽干而痛，心烦，兼见便溏肢冷，脉沉弱者，是下焦虚寒，阳不入宅，戴阳于上，治宜温补下元引火入宅，下灸气海、关元、三阴交驱散寒邪，上针膻中、内关、列缺清泻上焦。

第二节　补虚与泻实

《素问·通评虚实论》说："邪气盛则实，精气夺则虚。"因此，"虚"指正气不足，"实"指邪气有余。补虚泻实就是扶助正气，祛除邪气。《灵枢·经脉》说："盛则泻之，虚则补之，……陷下则灸之，不盛不虚以经取之。"《灵枢·九针十二原》曰："虚则实之，满则泄之，菀陈则除之，邪盛则虚之。"都是针对虚证、实证制定的补虚泻实的治疗原则。人体正气和病邪的盛衰决定着病症的虚实，针灸的补虚泻实是通过针法和灸法激发机体本身的调节机能，从而产生补泻作用。这是针对疾病的虚实而制定的治疗原则。

一、虚则补之

"虚则补之"、"虚则实之",是指虚证的治疗原则应该用补法,适用于治疗各种慢性虚弱性疾病。针刺治疗虚证用补法,主要是通过针刺手法的补法和穴位的选择与配伍而实现的。若偏于阳虚、气虚者,针用补法,加灸;偏于阴虚、血虚者,针用补法,血虚也可施灸;如阴阳俱虚,则灸治为上。常取关元、气海、命门、膏肓、足三里和有关脏腑经脉的背俞穴、原穴,针灸并用,施以补法,从而达到振奋脏腑机能、促进气血化生、益气养血、强身健体的目的。

"陷下则灸之"属于"虚则补之"的范畴。也就是说气虚下陷的治疗原则是以灸治为主。所谓"陷下"有多种含义:一是指中气不足,失于固摄而导致脏腑功能低下或有关组织下垂;二是指脉络空虚;三是指脉象沉伏无力;四是指阳气暴脱、脉微欲绝之象。当气虚出现陷下证候时,应用温灸法可较好地起到温补阳气、升提举陷的作用。如久泄、久痢、遗尿、崩漏、脱肛、子宫脱垂及其他内脏下垂等,常灸百会、神阙、气海、关元、中脘、脾俞、胃俞、肾俞、足三里等穴补中益气、升阳举陷。对于失血过多、大汗不止、四肢厥冷、阳气暴脱、血气下降、脉微欲绝的虚脱危象,更应重灸上述腧穴,以升阳固脱,回阳救逆。

二、实则泻之

"盛则泻之"、"满则泄之"、"邪盛则虚之"都是泻损阳气的意思,可统称为"实则泻之"。针刺治疗实证用泻法主要是通过针刺手法的泻法、穴位的选择和配伍等实现的。如在穴位上施行捻转、提插,开阖等泻法,可起到祛除病邪的作用;应用偏泻性能的腧穴如十宣穴、水沟、素髎、丰隆、血海等,也可达到祛邪的目的。如对高热、中暑、昏迷、惊厥、痉挛以及各种原因引起的剧痛等实热病症,在正气未衰情况下,取大椎、合谷、太冲、委中、水沟、十宣、十二井等穴,只针不灸,用泻法或点刺出血,都能达清泻实热之目的。

"菀陈则除之",是"实则泻之"的一种。"菀"同"瘀",有瘀结、瘀滞之义。"陈"即"陈旧",引申为时间长久。"菀陈"泛指络脉瘀阻之类的病证。"除"即"清除",指清除瘀血的刺血疗法。如由于闪挫扭伤、丹毒等引起的肌肤红肿热痛、青紫肿胀,即可在局部络脉或瘀血部位施行三棱针点刺出血法,以活血化瘀,消肿止痛。如病性较重者,可点刺出血后加拔火罐,这样可以排出更多的恶血,促进病愈。又如腱鞘囊肿,小儿疳证的点刺放液治疗也属此类。

三、虚实夹杂,补泻兼施

虚证和实证的表现是错综复杂、变化多端的(诸如有表虚里实、表实里虚、上虚下实、下实上虚、真虚假实、真实假虚等）。所以，补虚泻实治则的运用，必须灵活应用。单纯的虚证和实证，就单用补法或泻法。若虚实夹杂，则必须补泻兼施以求治，并结合虚实程度的轻重缓急，决定补泻的先后多少。或先补后泻，或先泻后补；或上补下泻，或上泻下补；或左补右泻，或左泻右补。若病属本虚标实，正气已衰，则应泻实与补虚兼顾，或先行补虚，而后泻实。如对邪实正虚的鼓胀病，一味泻实或单纯补虚都是片面的，唯有虚实同治、攻补兼施才是理想之策。

四、不盛不虚以经取之

"不盛不虚"，并非疾病本身无虚实而言，而是脏腑、经络的虚实表现不甚明显。主要是由于病变脏腑、经脉本身的病变，而未涉及其他脏腑、经络，属本经自病。《难经·六十九难》曰："不虚不实，以经取之者，是正经自生病，不中他邪也。当自取其经，故言以经取之。"治疗当按本经循经取穴，以原穴和五输穴最为适宜。针下得气后，再行均匀的提插捻转（即"平补平泻"）手法，使本经气血调和，脏腑功能恢复正常。

第三节　局部与整体

针灸治病，要善于处理局部与整体的关系。一是因为身体某一部分出现局部病证，往往又是整体疾病的一部分，如：头痛和目赤肿痛，多与肝火上炎有关，口舌生疮、小便短赤多因心和小肠有火造成，脱肛、子宫脱垂皆由中气不足引起。二是针灸治病的特点是通过刺激局部的经络、腧穴产生治疗作用，除了给局部以影响外，也能通过经络的传递给机体以整体性影响，甚至对全身产生治疗作用。《标幽赋》云："观部分而知经络之虚实。"因此，只有从整体观念出发，辨证施治，选经配穴，才不会出现头疼医头，脚痛医脚的片面倾向。故局部与整体是根据疾病的局部表现与整体的联系而制定的原则。

一、局部治疗

一般是针对局部病证的治疗。例如，口㖞取地仓、颊车；头痛取太阳、百会、风池；胃痛腹泻取中脘、天枢。局部治疗作用是腧穴共同具有的治疗作用，体现了"腧穴所在，主治所在"的治疗特点。局部症状的解除，有利于全身性疾患的治疗。

二、整体治疗

一般是针对疾病的病因病机治疗。如：外感发热、咳嗽，取合谷、外关、列缺发汗解表，宣肺止咳；肝阳上亢所致引起的头痛、眩晕，取太溪、太冲透涌泉补肾泻肝、育阴潜阳。

四肢肘膝关节以下的腧穴和俞募穴等，除了能治疗局部和临近病变外，亦能治疗头面、躯干、脏腑等全身的病变。足三里、三阴交、血海、关元、大椎、百合等腧穴还能防治全身性疾病。

三、局部整体兼治

既重视病因治疗，又重视症状治疗，将两者有机地结合起来，则有利于提高疗效。如脾虚泄泻，整体取脾俞、足三里以健运脾胃，局部取大横、天枢以理肠止泄；肝火上扰引起的目赤肿痛，局部取太阳、睛明以止痛，整体取行间以清泻肝火。

第四节　治标与治本

标本是一对相对的概念，含义颇广，中医学通过这一概念来说明疾病过程中，病症的主次和轻重缓急以及疾病的现象和本质。从正邪关系看，正气为本，邪气为标；从疾病的发生看，病因为本，症状为标；从发病的先后看，先病为本，后病为标；从病变部位看，内脏为本，体表为标；从脏腑经络关系看，脏腑为本，经络为标。《素问·标本病传论》曰："知标本者，万举万当，不知标本，是谓妄行。"强调了标本在辨证论治中的重要性。《素问·标本病传论》曰："急则治其标，缓则治其本。"标本应用原则就是抓住疾病标本缓急的本质，予以适当治疗。标本在临床上运用的原则是："治病必求其本"、"急则治其标"、"缓则治其本"和"标本俱急，标本同治"。这是根据标本学说及疾病的缓急等情况而制定的治标、治本及标本同治的基本原则。

一、治病必求其本

治病求本是根本大法，就是在治疗疾病时抓住疾病的根本原因，采取针对性的治疗方法。如头痛一症，可由外感、血虚、痰阻、瘀血、肝阳上亢等多种原因引起，治疗时就不能单纯地采用对症治疗而选用太阳、合谷等穴，而应通过四诊合参，全面综合分析，找出致病的原因、病变的部位（太阳经、阳明经、少阳经），选用相应经络的穴位，分别以解表、养血、化痰、活血、平肝潜阳等方法治疗，才能收到满意的效果。

二、急则治其标

当标病急于本病时，应先治标病，后治本病，这是在特殊情况下采取的一种权宜之法，目的在于抢救生命或缓解病人的急迫症状，为治疗本病创造有利的条件。如：任何原因引起的高热抽搐，应当首先针刺大椎、人中、合谷、太冲等穴，以泻热、开窍、熄风止痉；任何原因引起的昏迷，都应先针刺人中，醒脑开窍，然后再根据疾病发生原因从本论治。

三、缓则治其本

《素问·阴阳应象大论》曰："治病必求其本"，在一般病情不急的情况下，病在内者治其内，病在外者治其外；正气虚者扶其正，邪气盛者祛其邪。治其病因，症状自解。治其先病，后病自除。这就是"伏其所主，先其所因"的深刻含义。如肾阳虚引起的五更泄，泄泻是其症状，为标，肾阳不足为本，治宜灸气海、关元、命门、肾俞，肾阳温煦五更泄自愈。

四、标本俱急，标本同治

当标病与本病处于俱缓或俱急的状态时，均宜标本同治。如气虚感冒，气虚为本，感冒为标，一味解表可使正气更虚，单纯扶正则可留邪，当益气解表，标本同治，宜补足三里、关元，泻合谷、风池、列缺。又如热病中有高热、神昏，又见小腹胀满，小便闭时，应标本同治，既要泻热开窍，又要通利小便，才能标本双解，病证自愈。

第五节　同病异治与异病同治

同病异治，是指同一疾病，用不同的方法治疗。异病同治，是指不同的疾病，用相同的方法治疗。这一原则的运用，是以病机的异同为依据的，即《素问·至真要大论》"谨守病机，各司其属"之意，其实质是辨证论治的灵活运用。

一、同病异治

同一疾病，由于疾病的病因不同，病人的体质不同，疾病的发展阶段不同，其病机也不同，所以其治病方法也不同。如，同是胃痛，肝气横逆犯胃者，治宜疏肝和胃，取期门、章门、太冲、中脘、足三里、梁门，针用泻法；脾胃虚寒者，治宜健脾益胃，温中散寒，取脾俞、胃俞、中脘、足三里、三阴交，针用补法，并灸。

二、异病同治

不同的疾病，由于病因相同或疾病发展到某一阶段，其病机相同，就可采用相同的方法进行治疗。如久泄、久痢、脱肛、崩漏、遗尿、胃下垂、子宫脱垂等，尽管它们的发病部位和具体症状迥然不同，但它们的病机相同，均属气虚下陷，治宜益气升陷，取百会、中脘、脾俞、胃俞、气海、足三里等穴，针用补法，并重灸。

第三章

针灸辨证论治

辨证论治是祖国医学的基本特点之一，亦是中医诊治疾病的主要手段之一。针灸临床常用的证治方法主要有八纲证治、脏腑证治、气血证治、经络证治。针灸治病就是在整体观念的指导下，根据脏腑经络学说，运用四诊八纲理论，将临床证候进行分析归纳、辨证论治。分析病性的阴阳、寒热、虚实，确定病位的在表、在里、在经、在络、在脏、在腑。然后确定治疗方法，配穴处方，按方施术。通其经络，调其气血，使脏腑、气血、阴阳调和，经络恢复平衡，达到"阴平阳秘，精神乃治"。此乃针灸临床八纲、脏腑、气血、经络证治的全过程。

第一节　八纲证治

八纲，即表、里、寒、热、虚、实、阴、阳。八纲证治就是将四诊所获得的临床资料，运用八纲进行分析综合，辨别病变位置的深浅、病情性质的寒热、邪正斗争的盛衰和病证类别的阴阳，从而进行针灸治疗的一种方法，是各种辨证论治的总纲。在八纲中，其他六纲又可用阴阳两纲来概括，即表、热、实为阳，里、虚、寒为阴。

一、表里证治

表里是辨别病位内、外、深、浅的一对纲领。表与里是相对的概念。病在肌肤、经络为表，病在脏腑、筋骨为里。

1. 表证　六淫之邪侵犯体表，症状反映在外的称为表证。往往具有起病急、病程短、病位浅、变化快、病情轻的特点，多见于外感病初起阶段。

表证治宜疏散表邪，通经活络。取督脉、手太阴、手阳明、足太阳等经腧穴为主（大椎、合谷、曲池、外关、列缺、风池、肺俞等），宜浅刺，根据寒热虚实施行针灸补泻。表寒可加灸，表热少留针，表虚用补法，表实用泻法。

2. 里证　病邪侵入体内，症状表现在内的称之为里证。往往具有起病缓、病程长、病位深、变化慢、病情重的特点，多见于内伤病或外感病的中后期。就其疾病性质和邪正盛衰而言，里证可分为里寒、里热、里实、里虚证。

里证治宜通调脏腑、行气活血。多与脏腑辨证论治结合，取相关脏腑所属的经脉腧穴，一般宜深刺。里寒证宜深刺久留针，并用灸法，补泻兼施，温中散寒；里热证，针用泻法，清热泻火；里虚证针用补法，并可用灸；里实证用泻法，通调腑气。

3．半表半里证　半表半里证是指病邪由表如里的过程，邪客少阳，邪正相争，少阳枢机不利，处于表里进退变化之中的证候。治宜取足少阳、足厥阴经穴为主，补泻兼施，以扶正祛邪、和解少阳、疏解少阳经气。

二、寒热证治

寒热是辨别疾病性质的两个纲领，并用以概括机体的阴阳偏盛与偏衰。

1．寒证　寒证是感受寒邪或阴气过盛或阳气不足致使机体功能活动衰弱所表现的证候，临床表现具有寒、凉的特点。病位有表里之分，病情有虚实不同。

根据"寒者热之"，"寒者留之"的原则，寒证宜温经通络，助阳散寒，针灸并用，补泻兼施。多取任脉穴和手足三阴经穴为主，宜久留针。

2．热证　热证是感受热邪或阳气过盛或阴气不足致使机体功能活动亢盛所表现的证候，其临床表现有温热的特点。有表热、里热、虚热、实热之分。

根据"热者寒之"、"热者祛之"的原则，热证宜清热解毒、滋阴降火。多取督脉和三阳经穴，针刺宜浅，可不留针或点刺出血。里热证因热邪深伏，也可深刺留针，并施以"透天凉"法。

三、虚实证治

虚实是辨别邪正盛衰的纲领。《素问·通评虚实论》曰："邪气盛则实，精气夺则虚。"实主要是在指邪气盛实，虚主要是指正气不足。

1．虚证　虚为正气不足，是指机体脏腑、经络、卫气营血的不足以及阴阳偏衰的一系列证候。其临床表现以虚弱、衰退、病程较长为特点，有阴虚、阳虚、气虚、血虚等不同，多见于慢性病。

虚证，应本着"虚则补之"、"陷下则灸之"的治则。取任脉、三阴经、背俞穴为主，针用补法，并用灸。临证根据阴阳气血脏腑的不同，分别采用滋阴、补阳、益气、养血和调补脏腑的方法治疗。阴虚火旺者，一般多针少灸，平补平泻。

2．实证　实为邪气有余，是对人体感受外邪，或脏腑功能失调，代谢障碍，以致痰饮、水湿、瘀血等病理产物蓄积所形成的各种临床证候的概括，多见于急性病。

对于实证，在正气不虚的情况下应本着"实则泻之"、"菀陈则除之"的治则，宜取督脉、三阳经、募穴为主，针用泻法或点刺出血，根据气血寒热的不同，分别采用行气、活血、温寒、清热的方法治疗。

四、阴阳证治

阴阳是指病证的类别，是八纲辨证的总纲。

1. **阴证** 阴证反映了人体机能衰退的病理变化，凡不及的、抑制的、衰退的，以及里证、虚证、寒证皆属阴证，以里虚寒证最有代表性。

阴证治宜温阳散寒补虚，多取任脉经穴，宜深刺、久留针，并重用灸法。

2. **阳证** 阳证反映了人体机能亢进的病理变化。凡太过的、旺盛的、亢进的、兴奋的，以及表证、热证、实证属阳证。以里实热证最具代表性。

阳证治宜清泻实热，多取督脉和三阳经穴，用泻法，浅刺疾出或点刺出血。

第二节 脏腑证治

脏腑证治，是以脏腑学说为基础，根据病人的症状和体征，辨别疾病所在脏腑、性质以及正邪的盛衰，并制定相应治法的一种辨证论治方法。

一、肺病证治

肺主气司呼吸，主治节朝百脉。其病变可归纳为虚实两大类，凡外邪客表，肺气不宣，或邪热壅肺，湿痰内阻，影响肺之宣降的，多属实证，如因脾不养肺，或肾虚影响到肺的，多属虚证。

1. **外感风寒** 风寒袭于肺卫，肺气失宣，症见恶寒发热，咳嗽，痰白清稀，鼻塞流清涕，无汗，头身酸痛，苔薄白，脉浮紧。治宜祛风散寒，宣肺解表，取手太阴、手阳明、足太阳经穴为主，针用泻法，并可用灸。

2. **邪热蕴肺** 邪热犯肺，蕴遏不解，肺失清肃。症见咳嗽，气喘，痰黏色黄，胸痛胸闷，身热口渴，或鼻流黄涕，咽喉肿痛，舌红，苔黄，脉数。治宜祛风清热，宣肺止咳。取手太阴和阳明经穴为主，毫针泻之，或点刺出血，禁灸。

3. **痰浊阻肺** 痰湿内阻，影响肺之清肃，症见咳嗽气喘，喉中痰鸣，痰稠量多，胸膈满闷。治宜肃肺降气、除湿化痰。取手足太阴和阳明经穴为主，针用泻法，寒痰可施灸。

4. **肺阴虚** 肺阴亏虚，虚热内生则见干咳少痰，痰中带血，潮热，盗汗，口燥咽干，声音嘶哑，舌红少苔，脉细数。治宜养阴清热。取手太阴、足少阴和背俞穴为主，针用补法，不灸。

5. **肺气虚** 肺气耗伤，则见咳而无力，声息微弱，气短，面色㿠白，痰液清稀，形寒自汗，倦怠懒言，舌淡苔白，脉象虚弱。治宜健脾补肺。取手足太阴经、任脉及背俞穴为主，针灸并用，补法。

二、大肠病证治

大肠为传导之官，职司传导糟粕，与肺相表里。因脾胃为受纳运化水谷的脏腑，故其在生理上与肺脾胃关系最为密切，大肠的病变主要是传导功能的失常。

1. **大肠寒证** 多因外受寒邪或内伤生冷，而致传导失常，症见腹痛肠鸣，大便泄泻，苔白滑，脉沉迟。治宜散寒止泻。取本腑募穴及下合穴为主，针灸并用。

2. **大肠湿热证** 邪热侵于大肠，血气壅滞，症见肛门灼热，便泻黄糜，臭秽异常，腹痛，甚则里急后重，痢下赤白，身热口渴。若热结血腐而为肠痈，则腹痛拒按，舌苔黄，脉滑数。治宜清热燥湿。取本腑募穴、下合穴及手足阳明经穴为主，针用泻法，不灸。

3. **大肠虚证** 多因久泻不止，或下痢久延，气虚下陷，而致大便不禁，肛门滑脱，舌淡苔薄，脉细弱。治宜补气升阳固脱。取足太阴、阳明及任脉经穴为主，针用补法，重灸。

4. **大肠实证** 多因积滞内停，壅塞大肠所致，症见大便秘结，或下痢不爽，腹痛拒按，苔厚，脉沉实有力。治宜行气通腑，消积导滞。取手足阳明经穴为主，针用泻法，不灸。

5. **大肠津亏** 多由素体阴虚，或热病伤津，久病伤阴所致。症见大便干燥，难以排出，数日一行，状如羊矢，口燥咽干，舌红少津，苔黄燥，脉细。治宜滋阴润肠通便。取手足阳明、足少阴经穴及背俞穴为主，针用补法。

三、脾病证治

脾司运化，统血，以升为顺，主肌肉四肢，与胃相表里，为后天之本，气血生化之源。其病变主要表现在运化失常、统摄无权两方面，其病证有寒、热、虚、实之分。

1. **脾阳虚衰** 症见腹痛隐隐，泄泻，完谷不化，小便清长，四肢清冷，或白带清稀，舌淡苔白，脉沉迟。治宜温运脾阳。取足太阴、足阳明、任脉经穴和本脏俞、募穴为主，针灸并用，补法。

2. **湿热困脾** 症见脘腹痞满或疼痛，口腻而黏，不思饮食，体倦身困，或头重如裹，身热不扬，便溏黏滞。若因湿热熏蒸，则见肤黄溺赤。苔厚腻而黄，脉濡数。治宜清热利湿。取足太阴、足阳明经穴为主，针用泻法，不灸。

3. 脾气虚弱 证见面色萎黄，少气懒言，倦怠无力，肌肉消瘦，呕吐纳呆，腹胀便溏，气虚下陷则伴久泄、久痢、脱肛、内脏下垂；气不摄血，则见月经过多，或崩漏、皮下出血、便血。舌淡苔白，脉弱无力。治宜补中益气。取足太阴、足阳明经穴和本脏俞、募穴为主，针用补法，重灸。

四、胃病证治

胃主受纳和腐熟水谷，为水谷之海，以降为和，与脾相表里。其病变主要是胃腑功能失常，有寒、热、虚、实之分。

1. 胃寒证 证见胃脘冷痛，泛吐清涎，喜热饮，或伴呕吐、呃逆，苔白滑，脉沉迟或弦紧。治宜温中散寒。取足阳明、足太阴和本腑俞、募穴为主，针灸并用，酌情补泻。

2. 胃热证 证见身热，口渴引饮，善饥嘈杂，或食入即吐，喜冷恶热，或大便燥结，苔黄燥，脉洪大有力。治宜清泻胃热。取手、足阳明经穴为主，针用泻法，不灸。若伤及胃阴，则见舌红少津，少苔或无苔，治宜养阴清热，取手、足阳明经穴及胃募穴为主，平补平泻。

3. 胃虚证 证见胃脘隐痛，痛而喜按，得食痛减，旋即胃痞，气馁无力，面色少华，舌淡红，脉缓细弱。治宜健脾和胃。取足阳明经穴或本腑俞、募穴为主，针用补法，多灸。

4. 胃实证 系食滞伤胃。证见脘腹胀闷，甚至疼痛拒按，嗳腐吞酸，舌红苔黄，脉滑实。治宜消食化积。取足阳明经穴或本腑募穴为主，针用泻法。

五、心病证治

心主血脉，藏神。其病变主要表现在血脉功能和精神思维活动失常，可分为虚、实两类。虚证主要有心阴阳不足；实证则主要包括痰火扰心、心火上炎、心血痹阻。

1. 心阳（气）不足 症见心悸，胸闷，气短，面色㿠白，舌淡或夹瘀点，苔白，脉弱无力或结代。治宜温通心阳，调和气血。取手少阴、厥阴经穴和本脏俞、募穴为主，针灸并用，补法。

2. 心阴（血）不足 症见心悸，心烦，少寐多梦，甚或健忘、盗汗，舌干质红、苔少，脉细数。治宜滋阴养血安神。取手少阴、厥阴、足少阴经穴及相应俞、募穴为主，针用补法，不灸。

3. 痰火扰心 症见心悸，不寐，心胸烦热，或为癫狂，或为痴呆，语无论次，哭笑无常，舌绛红，苔黄腻，脉滑数。治宜豁痰宁神。取手少阴、手厥阴，甚者并用手足阳明经穴和督脉穴，针用泻法，或点刺出血。

4. 心火上炎　症见心烦失眠，口舌生疮，咽痛，口渴，或吐血，或鼻衄，小便赤少，舌红苔黄，脉数。治宜清心泻热。取手少阴、厥阴、太阳及足少阴经穴为主，针用泻法。

5. 心血瘀阻　症见心悸不宁，左胸作闷，甚则刺痛，痛甚时连及左背与肩胛部，发作时大汗，四肢厥冷，口唇爪甲青紫，舌质紫暗，或有瘀斑，脉多结代。治宜活血通络止痛。取手厥阴、手少阴经穴和本脏俞募穴为主，针用泻法。

六、小肠病证治

小肠主化物，职司分清泌浊。其病变主要表现在对肠中水液不能充分泌渗吸收，以致水谷不分，清浊混淆，其病性有寒热之分。

1. 小肠寒证　症见小腹隐痛喜温喜按，肠鸣泄泻，小便频数，舌淡苔白，脉细而缓。治宜温通小肠。取本腑俞、募穴及其下合穴为主，针灸并用。

2. 小肠热证　症见心烦，口舌生疮，咽痛，小便短赤，甚或溺血，茎中痛，小腹胀痛，舌红苔黄，脉滑数。治宜清心火，利小便。取手足少阴、手太阳经穴为主，针用泻法。

七、肾病证治

肾主水藏精，主骨，为先天之本，藏真阴寓元阳，其病多虚。

1. 肾阳不足　症见面色淡白，腰膝酸软，形寒肢冷，遗精、阳痿、早泄，小便清长，或遗尿，头晕耳鸣，听力减退，舌淡苔白，脉沉弱无力。肾不纳气者，伴气短喘逆，动则尤甚。阳虚水泛者伴尿少、身肿，下肢尤甚。治宜温补肾阳，化水纳气。取本脏俞穴和任、督、足少阴经穴为主，针灸并施，补法。

2. 肾阴亏虚　症见形体虚弱，头晕目眩耳鸣，多梦遗精，少寐健忘，腰酸腿软，或潮热盗汗，口干咽燥，或咳嗽痰中带血，舌红少苔，脉细数。治宜滋阴养血，清热。取背俞穴和足少阴经穴为主，针用补法，不灸。

八、膀胱病证治

膀胱具有贮尿和排尿的功能，其病变主要为膀胱启闭失常，临床上多分为虚寒证和实热证。

1. 膀胱虚寒证　症见小便频数清长或小便不利，或遗溺，舌淡苔白滑，脉沉细。治宜温阳化气。取本腑俞、募穴和相应背俞穴、足少阴经穴为主，针灸并用，补法。

2. 膀胱实热证 症见小便短涩不利，溺黄赤而混浊，或淋涩不畅，或闭而不通，或兼见脓血砂石，茎中热痛，舌红苔黄，脉滑数。治宜清热利湿。取足太阴、足太阳经穴和任脉经穴为主，针用泻法。

九、心包病证治

心包为心之宫城，有护卫心脏的作用，故凡病邪内传入心，多是心包代受其邪。由于心包代心行令，为神明出入之窍，其主宰思维活动的生理功能与心是一致的。其病变主要表现在神志失常方面，故临床以神昏谵语，癫狂躁扰等症为主，其具体证治与心病大致相同，故不复赘言。

十、三焦病证治

三焦主司一身之气化，气血津液的运行布化，水谷的消化吸收，水液的代谢等，都有赖气化的作用而维持正常的活动。所以三焦的气化功能概括了人体上、中、下三个部分所属脏器的整个气化作用，但就其病理机制而言，关键在于气化功能失司、水道通调不利两方面。

1. 三焦虚证 症见肌肤肿胀，腹中胀满，气逆腹冷，或遗尿，小便失禁，脉沉细。治宜温通经气。取本腑俞穴、募穴、下合穴和任脉经穴为主，针灸并用，补法。

2. 三焦实证 症见身热气逆，肌肤肿胀、小便不利，舌红，苔黄腻，脉滑数。治宜行气利湿。取本腑俞穴、募穴、下合穴任脉为主，针用泻法。

十一、肝病证治

肝为风木之脏，内寄相火，主疏泄，性喜条达，具有储藏血液的功能。其病证主要表现为肝气郁结、肝火上炎、肝风内动、肝阴亏虚。

1. 肝气郁结 症见胁肋疼痛或走窜不定，胸闷不舒，气逆，干呕，或呕吐吞酸，或腹痛泄泻，苔薄黄，脉弦。治宜疏肝理气。取足厥阴为主、兼取足少阳、阳明、太阴经穴，针用泻法。

2. 肝火上炎 症见头目胀痛，或头晕目眩，或目赤红肿，心烦易怒，不寐，耳鸣耳聋或吐衄，舌红苔黄，脉弦而有力。治宜清泻肝火。取足厥阴、少阴经穴为主，针用泻法，或三棱针点刺出血。

3. 肝风内动 症见突然昏倒，不省人事，或高热，神昏，谵语，四肢抽搐，角弓反张，或口㖞，半身不遂，语言謇涩，或舌体歪斜颤动，苔白腻或黄腻，脉弦。治宜熄风止痉。取足厥阴经、督脉腧穴和十二井穴为主，针用泻法，或三棱针点刺出血。

4. **肝阴亏虚** 症见眩晕头痛，耳鸣耳聋，视物不明或雀盲，肢体麻木，口燥咽干，午后潮热，舌红少津，苔少，脉细弦或弦数。治宜滋补肝肾。取足厥阴、少阴经腧穴为主，单针不灸，补法。

十二、胆病证治

胆能够储藏、排泄胆汁，附于肝而为表里，其病变主要表现在胆液疏泄失常和情志变化方面。

1. **胆火亢盛** 症见头痛目赤，口苦咽干，耳鸣耳聋，胁痛，呕吐苦水，舌红起刺，脉弦数。治宜清热利胆。取足少阳、厥阴经腧穴为主，针用泻法，不灸。若湿热蕴结，导致胆汁分泌不循常道，则出现往来寒热，黄疸，舌红，苔黄腻等症，治宜疏肝利胆，清利湿热。取本腑俞穴、募穴和足少阳、足太阴经穴为主，针用泻法。

2. **胆气虚怯** 症见易惊善恐，胆怯，善叹息或夜寐不安，视物不清，苔薄滑，脉弦细。治宜宁心壮胆。取本腑背俞和足少阳、手厥阴经穴为主，针用补法，并灸。

第三节 气血证治

气血证治，是用气血理论，分析气血的病理变化，对其所表现的不同证候进行辨证论治的一种方法。

一、气病证治

气的病证一般分为虚实两类。"虚"指气之不足，有气虚、气陷之分，"实"指气的有余，有气滞、气逆之别。

1. **气虚证** 是指脏腑组织机能衰退所表现的证候。常由久病体虚，劳累过度，年老体弱等因素引起。证见少气懒言，神疲乏力，头晕目眩，自汗，活动时诸症加剧，舌淡胖嫩，苔白，脉虚无力。治宜健脾益气为主。取穴以气海、膻中、关元、足三里、脾俞、胃俞等为主，针用补法，可灸。

2. **气陷证** 是指气虚无力升举而反下陷的证候。系气虚证的进一步发展所致。证见头晕目眩，少气倦怠，久痢久泄，遗尿，崩漏不止，腹部有坠胀感，脱肛或子宫脱垂等。舌淡苔白，脉弱。治宜补中益气，升阳举陷。取百会、神阙、关元、气海、中脘、脾俞、胃俞、肾俞、足三里等，针灸并用，针补重灸。

3. **气滞证** 指人体某一脏腑、某一部位气机阻滞，运行不畅所表现的证候。证见某部位的胀闷，疼痛，攻窜阵发，苔薄黄，脉弦。治宜理气、行气。取穴以气海、膻中、内关、合谷、太冲、支沟、阳陵泉、足三里为主，针用泻法。

4. **气逆证** 是指气机升降失常，逆而向上所引起的证候。证见肺气上逆，肾不纳气，则咳嗽喘息；胃气上逆，则见呃逆、嗳气、恶心、呕吐；肝气上逆，则见头痛，眩晕，昏厥，呕血等。治宜通降为主。取穴以足三里、内关、太冲、公孙、天突、尺泽等为主，肺气上逆加太渊、膻中、肺俞，胃气上逆加胃俞、膻中，肾不纳气加气海、关元、太溪、肾俞，虚补实泻。

二、血病证治

血的病证很多，其临床表现可概括为血虚、血瘀、出血三个方面。

1. **血虚证** 是指血液亏虚，脏腑百脉失养而产生的证候。多由禀赋不足，或脾胃虚弱，生化乏源，或各种急慢性出血；或久病不愈，或思虑过度，暗耗阴血；或瘀血阻络，新血不生；或因患肠道寄生虫病而致。证见面色苍白或萎黄，唇色淡白，爪甲苍白，头晕目眩，心悸、失眠，手足发麻，月经量少、色淡，经期错后或闭经，舌淡苔白，脉细无力。治宜益气补血。取气海、血海、太冲、足三里、三阴交、脾俞、膈俞、胃俞为主，针用补法，可灸。

2. **血瘀证** 是指因外伤、寒凝、气滞、气虚等导致。血行不畅、血液瘀滞所引起的证候。证见局部肿胀、刺痛，痛有定处，拒按，常在夜间加剧。面色黧黑，肌肤甲错，口唇爪甲紫暗，或皮下紫斑，或肤表有血丝如缕，或腹部青筋外露，或下肢青筋胀痛等。妇女常见经闭。舌质紫暗，或见瘀斑瘀点，脉象细涩。治宜活血化瘀。取膻中、膈俞、血海、合谷、太冲、三阴交等穴为主，针用平补平泻，或用三棱针放血。

3. **出血证** 凡血液溢出脉道，谓之出血。除创伤外，引起出血的原因主要有三：一是血热妄行，或阴虚火旺伤及脉络，二是气不摄血，三是瘀血内积，阻碍血液正常运行。

(1) 血热妄行 证见血色鲜红，兼发热、心烦、口渴、大便干结、小便短赤、舌红绛，脉细数。治宜凉血止血。取郄门、孔最、太渊、太溪、太冲、三阴交、内庭、膈俞等穴为主，针用泻法。阴虚火旺 以肺部出血为多见，证见咳血或痰中带血，兼咽干口燥，五心烦热，舌红少津，脉细数。治宜养阴清热止血。取中府、鱼际、尺泽、太溪、肺俞等穴为主，平补平泻。

(2) 气不摄血 证见血色多淡而持续不止，兼神疲少气，面色苍白，舌淡，脉细弱无力。治宜益气摄血。取隐白、足三里、气海、关元、脾俞、膈俞等穴为主，针灸并用，补法。

(3) 瘀血内积 证见血色紫暗成块，常伴有刺痛，舌色暗紫或有瘀点、瘀斑，脉涩。治宜活血化瘀。取膈俞、膻中、气海、血海等穴为主，针用泻法。

三、气血同病证治

气为血帅，血为气母，气和血具有相互依存，相互资生，相互为用的密切关系，因而在发生病变时，气血常可相互影响，而为气血同病。

1. **气滞血瘀证** 是指由于气滞不行以致血运障碍，证见气滞证和血瘀证的共同表现。治宜行气活血，化瘀。宜取膻中、合谷、太冲、委中、期门、膈俞、阿是穴等，针用泻法，并施三棱针点刺出血，或行刺血拔罐术。

2. **气虚血瘀证** 是指气虚运血无力而逐渐形成瘀血内停。证见气虚证和血瘀证的共同表现。治宜益气，活血化瘀。宜取气海、膻中、足三里、合谷、脾俞、胃俞、膈俞、阿是穴等，针灸并用，平补平泻，可用皮肤针局部叩刺出血。

3. **气血两虚证** 多由久病不愈，气虚不能生血。或血虚无以化气所致。证见气虚证和血虚证的共同表现。治宜益气补血，宜取气海、血海、膻中、脾俞、胃俞、肝俞、膈俞、悬钟、足三里等，针灸并用，针用补法。

4. **气不摄血证** 又称气虚失血证，是指因气虚而不能统血，气虚与失血并见的证候。多因久病气虚，失其摄血之功所致。证治同出血证的"气不摄血"。

5. **气随血脱证** 是指大出血时所引起阳气虚脱的证候。证见大出血时突然面色苍白，四肢厥冷，大汗淋漓，甚至晕厥，舌淡，脉微细欲绝，或浮大而散。治宜大补气血，回阳救逆。宜取素髎、内关、神阙、气海、关元、百会、足三里、三阴交等，针灸并用，针用补法，重用灸法。

第四节 经络证治

经络在生理上可以运行气血，协调阴阳，抗御病邪，保卫机体；在病理上可以传注病邪，反映病候；在诊断上可以辨别病证的部位和虚实；在治疗上可依据部位定经选穴，这是经络证治的基础。

经络证治是以经络为基础，以病变的部位及临床证候表现为依据，确定疾病的经络归属。及其病变性质，从而选择相应的经络腧穴治疗的一种辨证施治方法，是针灸临床辨证论治的核心。

一、经络辨证

明代张三锡《经络考》曰："脏腑阴阳，各有其经，四肢筋骨，各有其主，明其部以定经。"围绕经络这个核心进行辨证，复杂的证候即有所归属，并能指导循经取穴，选择归经药物，增强治病效果。

（一）辨位归经

即根据病痛发生的不同部位来判断是何经的病症，这在经络辨证中是至关重要的一环。例如头痛，根据经脉在头部的分布，前额为阳明之位，侧头部为少阳之位，后枕部为太阳之位，巅顶为厥阴之位。再如牙痛，手阳明经入下齿，足阳明经入上齿，故上牙痛归为手阳明经，下齿痛归足阳明经。如果风寒湿邪闭阻某一经络，则可沿该经出现肌肉酸楚疼痛、关节屈伸不利等症状。

（二）辨证归经

主要是根据《灵枢·经脉》篇所载十二经脉病候（即"是动病"，"所生病"）予以归经，例如见"嗌干心痛，渴而欲饮"或"目黄胁痛，臑臂内后廉痛厥，掌中热痛"等就归入手少阴心经。

（三）腧穴压诊

《灵枢·官能》有"察其所痛，左右上下，知其寒温，何经所在"。腧穴压诊就是用切按和循揣的方法，在经络和腧穴上寻找异常的变化，如压痛、结节、皮疹等，来诊断和治疗疾病，其又称"经穴触诊"、"经穴按压"。其检查方法为用拇指指腹沿经脉循行路线轻轻滑动，或揉动；或者用指腹在特定的穴位上按压，以寻找皮下组织是否有结节、条索状物，脊柱的棘突是否有突出和凹陷，上下棘突之间的距离有无增大或缩小，脊柱有无偏移；是否有压痛、循经痛、敏感、麻木等阳性反应。

腧穴压诊有利于疾病的诊断，特别是在特定穴上阳性反应表现得尤其明显。例如 肺、支气管病可在肺俞、中府有压痛；心胸疾病可在巨阙、郄门出现压痛；胃痛可在巨阙、中脘、梁门、梁丘、足三里出现压痛；肝胆病可在期门、日月处有压痛；脾病可在章门、肓门有压痛；肾病可在京门、志室出现压痛；大肠病可在天枢、大横、腹结、上巨虚有压痛；膀胱及生殖系统的疾病则在关元、中极、三阴交、筑宾出现阳性反应；阑尾炎患者常在足三里与上巨虚之间的阑尾穴有压痛。

（四）经穴电测定

利用经穴测定仪探测经络、腧穴皮肤导电量（或电阻值）的变化来诊断脏腑经络病变的一种方法。后来演变为在经络、腧穴的皮肤上观察引出的电流（或电位）变化，来判断病变脏腑、经络气血的盛衰虚实。其代表性穴位，一般采用原穴，此外为井穴、郄穴及背俞穴等。皮肤电测定法还用于耳穴的探查。按测定结果，分析左右两侧的数字的高低和差数，高数表示病情属实，低数表示病情属虚。如某经左右相差数在一倍以上者，即表示该经有病变。

（五）知热感度测定

即以线香点火烘烤两侧十二经井穴或背俞穴，测定其对热的敏感度，并比较左右的差别，从而分析各经的虚实和左右不平衡的现象。以感热的时间（秒）为计数，从某经左右两侧的差数，分析各经虚实。数字高者一般为虚的现象，数字低者为实的现象。或两侧均高，或两侧均低，则为左右经俱虚或俱实。现已将知热感度测定法演变为对穴位温度的测量，即用特定的探穴测温仪测定各经井穴的温差（或左右对称井穴、背俞穴的温差）。

二、十二经脉证治

其临本表现有三：一是经脉所在脏腑病变，二是经脉循行部位病变，三是相应组织器官病变。

1. 手太阴肺经　症见恶寒发热，咳嗽、喘息，气短，胸闷，鼻塞，咽痛，上肢内侧前缘酸楚疼痛、麻木。治宜宣肺调气，通经活络。实泻虚补，寒则加灸。取本经穴为主，配以手阳明、足太阳经穴。

2. 手阳明大肠经　症见上肢外侧前缘酸楚、疼痛、麻木、上肢酸软无力、肌肉萎缩、瘫痪失用，颈肿，肩痛，鼻塞，鼻衄，下齿疼痛，喉痹，面痛，面瘫，面痉挛，腹痛，泄泻，下痢，痔疮，便秘等。治宜疏通经络，调理肠道。实泻虚补，寒则加灸。取本经穴为主，配以手太阴、足阳明经穴。

3. 足阳明胃经　症见胃脘胀痛，纳减，呕吐，腹痛，泄泻，痢疾，便秘，下肢外侧前缘沿经酸楚、疼痛、麻木、下肢酸软无力、肌肉萎缩、瘫痪失用，颈肿，咽喉疼痛，上齿疼痛，面痛，面瘫，面痉挛，前额疼痛等。治宜通经活络，调理胃肠。实泻虚补，寒则加灸。取本经穴为主，配以足太阴经穴及本腑的募、俞穴。

4. 足太阴脾经　症见脘腹胀满，泄泻，纳呆，黄疸，水肿，身重乏力，月经不调，崩漏，下肢内侧前缘沿经酸楚、疼痛、麻木，舌本强。治宜通经活络，健脾和胃。实泻虚补，寒甚加灸。取本经穴为主，配以足阳明经穴及本脏的募俞穴。

5. 手少阴心经　症见胸胁痛，心悸，心痛，心烦，失眠，神志异常，咽干，口舌生疮，上肢内侧后缘沿经酸楚、疼痛、麻木，手心热痛。治宜宁心安神，通经活络。实泻虚补，寒则加灸。取本经和手厥阴经穴为主，配以本脏的募俞穴。

6. 手太阳小肠经 症见上肢外侧后缘酸楚、疼痛、麻木,肩胛痛,咽喉疼痛,颊肿,目黄,耳鸣,耳聋,少腹疼痛,肠鸣,腹泻,小便短赤。治宜疏通经络,调理肠腑。实泻虚补,寒则加灸。取本经穴为主,配以足阳明经穴和本腑的募俞穴。

7. 足太阳膀胱经 症见遗尿,小便不利,小腹胀满,神志异常,癫、痫、狂,下肢后缘沿经酸楚、疼痛、麻木、项背、腰骶部疼痛,恶寒,发热,头项强痛。治宜疏通经络,调理膀胱。实泻虚补,寒则加灸。以本经取穴为主,配以本腑募穴。

8、足少阴肾经 症见遗尿,小便不利,遗精,阳痿,月经不调,男子不育,女子不孕,虚咳,咳血,失眠,多梦,视物昏花,耳鸣,耳聋。下肢内侧后缘沿经酸楚、疼痛、麻木、腰痛、足心热,咽干喉燥.治宜补肾,疏通经络。针灸并用,多用补法。取本经穴为主,配以任脉、足太阳经穴。

9. 手厥阴心包经 症见上肢内侧正中酸楚、疼痛、麻木,余同手少阴心经证治。

10. 手少阳三焦经 症见上肢外侧正中酸楚、疼痛、麻木,肩、颈、耳后疼痛,耳鸣,耳聋,偏头痛,咽喉疼痛,腹胀,水肿,遗尿,小便不利。治宜舒经活络,通调三焦。实泻虚补,寒则加灸。取本经穴为主,配以足少阳、足太阴经穴及本腑的募俞穴、下合穴。

11. 足少阳胆经 症见口苦,目黄,身黄,尿黄,惊恐,失眠,胁肋疼痛,偏头痛,目疾,耳鸣,耳聋,下肢外侧正中沿经酸楚、疼痛、麻木.治宜通经活络、疏肝利胆。实泻虚补,寒则加灸。取本经穴为主,配以手少阳、足厥阴经穴。

12. 足厥阴肝经 症见胁肋胀痛,黄疸,口苦,纳差,嗳气呕逆,心烦易怒,下肢内侧正中酸楚、疼痛、麻木,疝气,头晕目眩,头顶痛,近视,夜盲,视物昏花,目赤肿痛。治宜疏肝理气,通经活络。实泻虚补,寒则加灸。取本经穴为主,配以足少阳、足少阴经穴。

第四章

针灸配穴处方

针灸配穴处方，是以阴阳、脏腑、经络、气血等学说为依据，在辨证立法的基础上，根据经络穴位的主治功能，选择适当的腧穴加以配伍，并附以刺灸方法而成。针灸配穴处方是否得当，直接关系着治疗效果的优劣，历来为医家所重视，如《千金翼方·取孔穴法第一》曰："良医之道，必先诊脉处方，次即针灸。"

第一节 经络腧穴的主治功能

每条经络、每个穴位的主治功能都有其共同性和特殊性，我们须掌握经络、穴位主治功能规律性，才能更有效地进行针灸配穴处方。

一、经络主治功能规律

1. 经络主治功能的共性

手、足三阳经均可主治发热病；手三阴经可治胸部疾病；足三阴经可治泌尿生殖系统疾病；足三阳和手厥阴、手少阴经可治神志病；手、足三阳可治头部疾病。

2. 经络主治功能的特殊性

手足阳明经可治口、齿病；手、足少阳经可治胁肋病；足厥阴经可治前阴病；手太阳经可治肩胛病；足太阳经可治腰背部病（背俞主治脏腑病）；任脉有回阳固脱作用；督脉有急救作用；各经可治相应脏腑的疾病。

十四经主治功能表

经名		主治		
		本经特点	二经相同	三经相同
手三阴	手太阴 肺经	肺、喉病		胸部病
手三阴	手厥阴 心包经	心、胃病	神志病	胸部病
手三阴	手少阴 心经	心病		
手三阳	手阳明 大肠经	前头、鼻、口齿病		眼、咽喉、发热病
手三阳	手少阳 三焦经	侧头、胁肋病	耳病	眼、咽喉、发热病
手三阳	手太阳 小肠经	后头、肩胛、神志病		
足三阴	足太阴 脾经	脾胃病		经带病、泌尿系统病
足三阴	足厥阴 肝经	肝病、前阴病		经带病、泌尿系统病
足三阴	足少阴 肾经	肾、咽喉、肺病		
足三阳	足阳明 胃经	前头、口齿、咽喉、胃肠病		神志、发热病
足三阳	足少阳 胆经	侧头、耳病、胁肋病	眼病	神志、发热病
足三阳	足太阳 膀胱经	后头、腰背病（背俞主治脏腑病）		
任督脉	督脉	昏迷急救、中风、热病、头痛病	神志病、口齿、咽喉、胸、肺、脾、胃、肠、肾、膀胱、经带病	
任督脉	任脉	回阳固脱、有强壮作用		

二、穴位主治功能规律

1. 局部主治功能

所有穴位均有局部的主治功能。即"腧穴所在，主治所在"，如眼部穴位可治眼病，鼻部穴位可治鼻病，耳部穴位可治耳病，每一关节、肌肉局部的穴位均可治该部的疾病，某一内脏器官所在体表的穴位可治该内脏器官的疾病，如中脘穴治胃病，中极穴治膀胱病，肾俞治肾病。

2. 邻近主治功能

某些穴位可兼治其附近器官和组织的疾病。如印堂穴可治前额病和鼻病，天枢穴可治胃肠病和月经病。痔症取次髎或秩边等。

3. 远隔主治功能

某些穴位有治疗远离自身所在部位、组织器官疾患的功能。如五脏病取十二原穴，六腑病取下合穴，头面五官及脏腑疾患皆可取五输穴及八脉交合穴，灸百会可治脱肛，合谷、内庭可治胃痛。

4．整体主治功能

有些穴位具有整体主治功能。如关元、气海、足三里、三阴交、命门等穴，有扶正作用，可用治体质虚弱之疾；丰隆、阴陵泉有祛痰作用，可用治痰湿过盛之疾；血海、曲池、隔俞、三阴交，可用治瘀血性疾患；百会、鸠尾、人中可用治癫狂类疾病。

5．特殊治疗作用

在长期临床实践中，发现人体某些穴位对某些疾病有独特的治疗作用。如人中救昏厥；至阴矫正胎位；大椎退热；百会治脱肛；十三鬼穴治癫狂。

第二节　选穴原则

选穴原则是指选取腧穴的基本法则，它是配穴处方的基础和前提。一般有近部取穴、远部取穴、辨证取穴、按腧穴的特殊作用取穴、结合现代医学知识选穴五种选穴方法。

一、近部取穴

近部取穴即在病变的脏腑、组织、肢体、器官的部位，就近选取腧穴进行针灸。这一方法体现了"腧穴所在，主治所及"的规律，如头痛取太阳、百会；面瘫取颊车、地仓；膝病取梁丘、阳陵泉；胃病取中脘、梁门；肾病取肾俞、志室。

此外，还有压痛点选穴，即以压痛点作为取穴和施术的部位，此即"以痛为输"法。应用时又分为穴位压痛选穴和非穴位压痛选穴。穴位压痛点既可以用于疾病的诊断，又可以用于疾病的治疗，常用的有募穴、背俞穴，四肢部的腧穴等。非穴位压痛点亦称"阿是穴"，临床多用于跌仆、扭伤、痹证等。

二、远部取穴

远部取穴，亦称远道取穴，即在距病变较远的部位选穴。这种选穴方法体现了"经脉所过，主治所及"的治疗规律，特别适用于在四肢肘膝关节以下选穴，用于治疗头面、五官、躯干、内脏病证。如《灵枢·终始》曰："病在上者，下取之；病在下者，高取之；病在头者，取之足；病在足者，取之腘"即是远部取穴。此法具体运用时，有本经取穴和异经取穴之分。

1．本经取穴　当诊断病变属何经后，即可选该经有关穴位治疗。如胃病取足三里；脾病取太白、三阴交；急性腰痛取人中；前额痛为阳明头痛，取合谷、解溪，后头痛为太阳头痛，取中脉、后溪；偏头痛为少阳头痛，取中渚、侠溪等。

2. **异经取穴** 人体是一个统一的有机整体，各脏腑、组织、器官在生理功能上相互制约、相互为用，在病理上相互影响。因此治疗必须统筹兼顾。如胃痛属胃腑病变，当取胃脘、足三里。若因肝气横逆犯胃所致，则当同时取太冲、肝俞，疏肝解郁，使胃不受侮，而胃痛可止。如腹胀属脾经病症，常取本经穴太白、公孙、配足阳明经穴足三里。

三、辨证取穴

症状是疾病的病理反应，而不是疾病的本质，一种疾病可以出现多种症状，一个症状也可以在多种疾病中出现。因此，必须根据病证的性质进行辨证分析，将病证归属某脏腑或经脉，然后按经选穴。如胃脘痛，若属肝气犯胃者，归肝、胃两经，在肝、胃两经选穴；属胃热炽盛，归属胃经，在胃经选穴；属脾胃虚寒，归属脾经，在脾经选穴。如带下病，若属脾虚湿困者，归脾经，在脾经、任脉选穴；属肾阴、阳亏虚者，归肾经，在肾经、任脉选穴。

四、按腧穴的特殊作用取穴

这种选穴法是长期临床经验的结晶，故又称为经验用穴，可结合临床症状，按穴位的特殊治疗作用选择有效的穴位。如发热选大椎、曲池、合谷；痰涎壅盛者选丰隆、中脘；便秘者选支沟、天枢；贫血者选膈俞、足三里；昏厥病人可取人中、十宣；胎位不正可取至阴；脱肛之疾可取百会。

五、结合现代医学知识选穴

在辨证论治的基础上，尚可结合现代医学知识选取穴位，可以提高疗效。

1. **结合现代医学的病、生理学选穴**

脑源性疾病，如脑血管病、脑炎后遗症、大脑发育不全、帕金森病等，其病变表现症状多在肢体，现代医学则认为病变在脑，故这些病可结合头部穴位进行治疗，如头针、百会、四神聪、风池。如神经衰弱、癔病、精神分裂症等，中医认为与心、肝有关，现代医学则认为病变在脑，故治疗时可在辨证基础上加用头部和督脉穴位，如百会、四神聪、本神、风池、大椎等穴。

2. **结合解剖部位选穴**

在病变脏腑器官的附近选取穴位。如头痛、头晕和脑内的病变，可选百会、四神聪、风府、风池等头部穴位；眼病可选取眼周围的穴位，如睛明、攒竹、瞳子髎等；耳病可取耳周围的穴位，如耳门、听宫、听会、翳风；心肺疾病可取胸部和上背部的腧穴，如哮喘取天突、膻中、肺俞；腹部病变，可选腹部和腰骶部穴位，如胃溃疡，可选中脘、梁门、肝俞、胃俞等。

3. 按神经节段取穴

由于夹脊穴恰位于脊神经所在之处，临床上根据病变的脏器、组织，针刺相应脊神经节段的神经根部，确有良效。如夹脊穴可治疗脊柱病、脊髓病、脊神经病、内脏疾病。颈夹脊主治头颈部、肩部、上肢疾患，如后头痛、枕神经痛、肩关节周围炎、臂神经痛、上肢瘫痪等，胸夹脊，胸 1～2 夹脊穴可治上肢疾患；胸 1～5 夹脊穴可治呼吸及心血管疾病、胸部疾病；胸 5～12 夹脊可治消化系统疾病、腹部疾病。腰夹脊，腰 1～5 可治下肢疾病；胸 5～腰 1，可治腹部疾患，如腹痛、腹泻。骶夹脊，即八髎穴，可治生殖泌尿系统疾患，如阳痿、遗尿、遗精、脱肛、子宫脱垂、月经不调等。

第三节 配穴方法

配穴方法，是在选穴原则的基础上，针对疾病的病位、病因病机，选择具有协调作用的两个或两个以上的穴位加以配伍应用的方法。具体配穴方法很多，现将常用的五种配穴方法介绍如下：

一、远近配穴法

远近配穴法是远部取穴与近部取穴相配合的方法。可取本经经穴，亦可取表里经、同名经经穴，或辨证取穴均可。这种方法实际包括了近部取穴、远部取穴和辨证取穴三部分。如胃病取中脘、胃俞等是近取法，取内关、足三里、公孙是远取法，亦可将远近两者配合使用。又如前额痛取印堂、阳白、合谷、内庭；眼疾取睛明、风池、光明、太冲。

二、上下配穴法

上，指上肢和腰部以上；下，指下肢和腰部以下。上下配穴法即指人体上部腧穴与下部腧穴配合使用的方法。此法在临床应用中最广。如胃病，上肢取内关，下肢取足三里；牙痛，上肢取合谷，下肢取内庭；子宫脱垂，上取百会，下取气海；头项强痛，上取大椎，下取昆仑。

三、前后配穴法

是以身体前后部位所在腧穴相互配合应用的方法，又称"腹背阴阳配穴法"，《内经》中称为"偶刺"，含俞募配穴法。如胃脘痛，前取中脘梁门，后取胃俞、胃仓；遗尿，前取关元、中极，后取次髎、会阳；哮喘，前取天突、膻中，后取肺俞、定喘。

四、左右配穴法

十二经脉的分布是对称的，有的还具有左右交叉的特点，故左右配穴法包括左右交叉取穴（左病取右或右病取左）和左右对称取穴（左右同取）。左右交叉配穴一般多用于头面部疾患，如左则面瘫取同侧地仓、颊车，配右侧合谷，右侧面瘫选取同侧地仓、颊车，左侧合谷；左侧头痛取同侧太阳、头维，配右侧阳陵泉、侠溪。左右对称配穴多用于治疗内脏病，如胃病取两侧胃俞、中脘、足三里。亦可舍患侧而取健侧，如痹痛发作针对侧，痿证后期刺健侧。

五、表里经配穴法

本法是以脏腑、经脉的阴阳表里关系为依据的配穴方法。即某一脏腑经脉有病，可同时在其相表里的经脉取穴。如胆绞痛以阳陵泉配太冲，胃痛以梁丘、足三里配公孙。

第四节　特定穴的临床应用

特定穴是指十四经中具有特殊治疗作用，并有特定称号的腧穴。包括在四肢肘膝以下的五输穴、原穴、络穴、郄穴、八脉交会穴、下合穴；在胸腹、背腰部的背俞穴、募穴；在四肢躯干部的八会穴以及全身经脉的交会穴。

一、五输穴

是指十二经的井、荥、输、经、合等穴。是人体经络之气出入之所，因此各脏腑经络有病，均可取五输穴。五输穴功能各不相同，临床应用各有特点。

1. 按五腧穴主病应用

井穴可用于治疗神志昏迷；荥穴可用于治疗热病；输穴可用于治疗关节痛；经穴可用治喘咳；合穴可用于治六腑病证。

2. 按"补母泻子"法应用

根据五输穴与五行的配属关系，结合疾病的虚实，虚则补其母，实则泻其子。临床应用有两种方式。

（1）本经补泻法：选取病变经脉上的五输穴进行补泻。如肝（经）五行属木，曲泉五行属水，而为其母穴，行间五行属火穴为其子穴，故肝之虚证宜补曲泉，肝之实证宜泻行间。

（2）异经补泻法：选取病变经脉的母经母穴或子经子穴进行补泻。如肝经五行属木，肝之实证可泻心经少府（子经子穴），肝虚证可补肾经阴谷（母经母穴）。

阴经经脉五输穴　表1

经脉	五输				
	井（木）	荥（火）	输（土）	经（金）	合（水）
手太阴肺经	少商	鱼际	太渊	经渠	尺泽
手厥阴心包经	中冲	劳宫	大陵	间使	曲泽
手少阴心经	少冲	少府	神门	灵道	少海
足太阴脾经	隐白	大都	太白	商丘	阴陵泉
足厥阴肝经	大敦	行间	太冲	中封	曲泉
足少阴肾经	涌泉	然谷	太溪	复溜	阴谷

阳经经脉五输穴　表2

经脉	五输				
	井（金）	荥（水）	输（木）	经（火）	合（土）
手阳明大肠经	商阳	二间	三间	阳溪	曲池
手少阳三焦经	关冲	液门	中渚	支沟	天井
手太阳小肠经	少泽	前谷	后溪	阳谷	小海
足阳明胃经	厉兑	内庭	陷谷	解溪	足三里
足少阳胆经	足窍阴	侠溪	足临泣	阳辅	阳陵泉
足太阳膀胱经	至阴	足通谷	束骨	昆仑	委中

五输穴子母补泻取穴法　表3

经脉	虚实	本经取穴	异经取穴	经脉	虚实	本经取穴	异经取穴
手太阴肺经	虚	太渊	太白	足太阴脾经	虚	大都	少府
	实	尺泽	阴谷		实	商丘	经渠
手少阴心经	虚	少冲	大敦	足少阴肾经	虚	复溜	经渠
	实	神门	太白		实	涌泉	大敦
手厥阴心包经	虚	中冲	大敦	足厥阴肝经	虚	曲泉	阴谷
	实	大陵	太白		实	行间	少府
手阳明大肠经	虚	曲池	足三里	足阳明胃经	虚	解溪	阳谷
	实	二间	足通谷		实	厉兑	商阳
手太阳小肠经	虚	后溪	足临泣	足太阳膀胱经	虚	至阴	商阳
	实	小海	足三里		实	束骨	足临泣
手少阳三焦经	虚	中渚	足临泣	足少阳胆经	虚	侠溪	足通谷
	实	天井	足三里		实	阳辅	阳谷

二、原、络穴

1. 原穴

（1）用于诊断脏腑病。《灵枢·九针十二原》曰："五脏有疾也，应出于十二原，而原各有所出，明之其原，睹其应，而知五脏之害矣。"故临床上可根据十二原穴脉气的盛衰以确定脏腑经络的虚实，并可取其原穴进行治疗。

（2）用于治疗脏腑病。脏腑病，尤其是五脏病可取其原穴治疗。《灵枢·九针十二原》指出："十二原者，主治五脏六腑之有疾者也。"

2. 络穴　络穴对表里经有相互联系和调节的作用，因此络穴的主治特点，在于治疗表里两经的有关病证。如足太阴脾经络穴公孙，既可治脾经的腹胀、泄泻，又可治胃经的胃脘痛；手太阴肺经络穴列缺，既可治本经的咳嗽、胸痛，又可用于面瘫、牙痛等手阳明大肠经病变。

3. 原络配合使用　临床上原穴和络穴常配合使用，二经相配可起协助作用，加强疗效。如肝病导致视力模糊，可取肝经原穴太冲，配胆经络穴光明。

三、俞募穴

俞募穴是脏腑经气输注、结聚于背腰部、胸腹部的腧穴。

1. 用于脏腑病变的诊断：当脏腑发生病变时，在相应的背俞穴、募穴处可出现阳性反应点，表现为压痛或敏感等。如胃痛，在中脘和胃俞处常有压痛。

2. 用于治疗脏腑病：某一脏腑有病，可用其所属之俞穴和募穴治疗。如胃病取胃俞和中脘，也可单独使用。背俞穴是脏腑之气输注之处，分布于腰背部足太阳经上，根据"阴病引阳"的原则，背俞穴多用于五脏病的治疗。如肺病取肺俞，肝病取肝俞。募穴是脏腑之气汇聚的穴位，分布在胸腹部的多条经脉上，根据"阳病引阴"的原则，募穴多用于治疗六腑病，如泄泻取天枢，癃闭取中极。

背俞穴还可治五脏所主组织、器官的病证。如肝开窍于目，肝俞可治目疾；肾开窍于耳及二阴，肾俞可治耳疾和二阴病。

3. 俞募配合使用：临床上同一脏腑的俞穴和募穴常配合使用。寓"从阳引阴，从阴引阳"之义。为前后配穴法的代表。如癃闭，前取中极，后取膀胱俞；咳喘，前取中府，后取肺俞；心绞痛，前取巨阙，后取心俞。

六脏六腑俞、募穴

脏腑	俞穴	募穴	脏腑	俞穴	募穴
肺	肺俞	中府	胆	胆俞	日月
心包	厥阴俞	膻中	胃	胃俞	中脘
心	心俞	巨阙	三焦	三焦俞	石门
肝	肝俞	期门	大肠	大肠俞	天枢
脾	脾俞	章门	小肠	小肠俞	关元
肾	肾俞	京门	膀胱	膀胱俞	中极

四、下合穴

下合穴主要是六腑之气汇注的腧穴。根据《内经》"合治内腑"的原则，下合穴主要用于六腑病的治疗。临床上按照疾病所属的内腑不同，而取其所属的下合穴治疗。如胃痛取足三里；痢疾、肠痈取上巨虚，癃闭取委中。

手足三阳经下合穴表

经名	穴位	
手三阳	太阳	下巨虚
	少阳	委阳
	阳明	上巨虚
足三阳	太阳	委中
	少阳	阳陵泉
	阳明	足三里

五、郄穴

郄穴是各经经气深聚之处。临床应用有两个方面。

1. **诊察疾病**　当脏腑病变时，在其郄穴上有反应点。如胃的急性疼痛，在梁丘上有压痛；胆腑病在外丘有压痛。

2. **治疗疾病**　临床上用于治疗本经脉、本脏腑的急性病症。阴经郄穴多治血证，如孔最治咳血，中都治崩漏，便血取地机。阳经郄穴多治急性疼痛，如颈项痛取外丘，胃脘痛取梁丘，肩背痛取养老。

十六郄穴表

经 名		穴 位
手 经	肺手太阴经	孔最
	心手少阴经	阴郄
	心包手厥阴经	郄门
	大肠手太阳经	温溜
	小肠手太阳经	养老
	三焦手少阳经	会宗
足 经	脾足太阴经	地机
	肾足少阴经	水泉
	肝足厥阴经	中都
	胃足阳明经	梁丘
	膀胱足太阳经	金门
	胆足少阳经	外丘
奇经八脉	阳维	阳交（足少阳经）
	阴维	筑宾（足少阴经）
	阳蹻	跗阳（足太阳经）
	阴蹻	交信（足少阴经）

六、八会穴

八会穴是指脏、腑、气、血、筋、脉、骨、髓等精气会聚的八个穴。凡脏、腑、气、血、筋、脉、骨、髓的病变，均可取其所会聚的腧穴进行治疗。如腑病取中脘，气病取膻中，筋脉拘急取阳陵泉，余依此类推。

八会穴表

会 名	穴 位
脏会	章 门
腑会	中 脘
气会	膻 中
血会	膈 俞
筋会	阳陵泉
脉会	太 渊
骨会	大 杼
髓会	悬钟（绝骨）

七、八脉交会穴

八脉交会穴是奇经八脉与十二经脉脉气相通的八个腧穴。由于奇经与正经的经气以八穴相会通，所以八会穴既能治奇经病，又能治正经病。如公孙通冲脉，故公孙既可治足太阴脾病，又能治腹部气逆而拘急的冲脉病；内关通阴维脉，故内关既能治手厥阴心包病，又能治心痛、忧郁的阴维病。

为增强疗效，临床常采用上下相应的配穴法，如公孙配内关治疗胃、心、胸部病证，后溪配申脉治内眼角、耳、项、肩胛部病证。

八脉交会穴表

经 名	穴 位	主 治 范 围
冲	公 孙	心、胸、胃
阴 维	内 关	
带	临 泣	目外眦、耳后、肩、颈、颊
阳 维	外 关	
督	后 溪	目内眦、颈、项、耳、肩
阳 跷	申 脉	
任	列 缺	肺系、喉咙、胸膈
阴 跷	照 海	

八、交会穴

交会穴指两条或数条经脉相交会的腧穴。交会穴可治疗本经和与其交会的经脉及其所属脏腑的病证。如中极、关元属任脉，又是足三阴经的交会穴，故既可治任脉病，又可治足三阴经及其脏腑病证；大椎是督脉经穴，又与手足三阳相交会，故既可治督脉疾患，又可治诸阳经的全身性疾患。

各 论

<table>
<tr><td>第一章</td><td>急 症</td></tr>
</table>

第一节 高 热

高热是临床上的一个常见症状。一般以体温在39℃以上者称为高热。主要因外感热邪疫毒而引起。祖国医学所说的实热、壮热、身大热均属高热。

本病常见于现代医学的急性感染、急性传染病、寄生虫病,以及中暑、风湿热、恶性肿瘤等疾病。

【病因病机】

1. **外感风热** 热邪犯肺、肺失清肃,卫失宣散,出现发热。
2. **外感暑热** 感受暑热,内陷心包,出现壮热。
3. **外感疫毒** 疫毒郁于肌肤,内犯人体脏腑,引起壮热。
4. **温邪内陷** 温邪在表不解,内入气分,或内陷营血,引起高热。

【辨证】

1. **风热犯肺** 发热咳嗽,汗出头痛,鼻塞流浊涕,咽喉红肿,口干而渴,或咳吐稠痰,舌红苔薄黄,脉浮数。
2. **暑热蒙心** 壮热心烦,口唇干燥,口渴欲饮,肌肤灼热,神昏谵语,舌红绛,脉洪数。
3. **疫毒熏蒸** 发热面红,头痛身重,烦躁不安,咽喉红肿疼痛,舌红苔黄,脉数。
4. **温邪内陷** 陷气分者,壮热,面红目赤,口渴喜冷饮,咳嗽胸痛,大便秘结，腹痛拒按，舌苔黄燥，脉洪数。陷营血者，高热夜甚，烦躁小安，神昏谵语，口燥不渴，或斑疹隐隐，可见衄血，吐血，便血，舌红绛而干，脉细数。

【治疗】

1. 基本治疗

治则：疏风清热祛邪。取手阳明经穴为主。

处方：大椎、曲池、合谷。

方义：大椎为督脉经穴，又是诸阳之会，可散邪清热；曲池为手阳明经之合穴，能祛风清热；肺与大肠相表里，针刺合谷能清肺退热。

随证配穴：风热犯肺加尺泽、列缺、外关；暑热蒙心加曲泽、内关、十二井穴；疫毒熏蒸加委中、陷谷、内庭；温邪内陷气分加丰隆、关冲；内陷血分加血海、中冲；咽喉肿痛加少商。

刺灸方法：单针不灸用泻法，每日 1～2 次至热退为止。大椎、曲泽、委中、十二井穴可点刺出血。

2. 其他疗法

（1）耳针：取神门、肾上腺、耳尖，针刺强刺激，留针 30 分钟，每日 1 次。

（2）皮肤针：叩刺大椎、曲池、肺俞，并拔罐放血。

（3）刮痧：在背脊两侧、颈项、胸胁部及腋窝等处用牛角板蘸清水刮至皮肤出现紫红色为度。

（4）三棱针：点刺十宣、印堂、少商出血。

【按语】

针灸对高热有一定疗效，但需查明原因，严密观察。对于退热不显著者，可配合物理降温或药物降温，并针对病因采取相应措施。

【古方选辑】

发热汗不出：取天柱、风池、商阳、关冲、液门。（《甲乙经》）

大热不退：取曲池、绝骨、三里、涌泉、合谷。（《针灸易学》）

大烦热昼夜不息：刺十指间出血。（《针灸逢源》）

【医案举例】

杜某，男，26 岁。发热一天，头痛、骨节酸痛，恶寒无汗，呕逆欲吐，鼻塞、咽痛。检查心肺（—），体温 39℃，扁桃体红肿，苔黄质红，脉浮数。治法：针大椎，风池、太阳、曲池、天容。除大椎短促行针不留针外，余穴均留针1小时，每15分钟捻针一次。留针至1小时，头痛消失，已不恶寒，体温降至37.8℃。次日复诊，除咽喉微痛外，别无明显自觉症状。体温36.8℃，又针天容、合谷，留针1小时，余法同上，诸症消失。（《针灸临证集验》）

第二节　痉　证

痉证是以颈项强直，角弓反张，口噤不开，四肢抽搐为主要表现的一种病证。临床可见于多种疾病的发展过程之中。

本病常见于现代医学的流行性脑脊髓膜炎、流行性乙型脑炎、破伤风、癫痫、癔病、颅脑外伤等病。

【病因病机】

1. 高热消烁津液，肝木失于濡养而致肝风内动，动风而痉。
2. 热邪内传营血，血热炽盛，引动肝风而痉。
3. 津血内伤，筋脉失养，血虚生风而痉。

【辨证】

1. **高热伤阴**　高热不解，口噤不开，角弓反张，颈项强直，手足挛急，口燥欲饮，舌红苔黄，脉弦数。
2. **热入营血**　壮热神昏，头胀头晕，四肢抽搐，角弓反张，心烦躁扰，舌红苔黄燥，脉弦数。
3. **津血内伤**　头晕目眩，神疲乏力，自汗气短，肢体挛急抽搐，舌淡少津，脉细弱。

【治疗】

1. 基本治疗

治则：熄风止痉，泄热救阴。取督脉足厥阴经穴为主。

处方：百会、大椎、合谷、太冲。

方义：太冲为肝经的原穴，配百会能平肝熄风；大椎、合谷有退热止痉的作用。

随证配穴：高热伤阴加行间、涌泉；热入营血加委中、劳宫；津血内伤加血海、肝俞、脾俞、膈俞。烦燥不安加神门、内关；角弓反张加筋缩；咽干口燥加廉泉、照海。

2. 其他治疗

（1）耳针：取肝、皮质下、神门，针刺强刺激，留针30分钟。

（2）电针：在合谷、太冲、阳陵泉、足三里针刺基础上，针具接通电极用连续波快频率刺激穴位。

（3）拔罐：津血内伤者在背部肝俞、脾俞、膈俞，用闪火法拔罐5～10分钟。

（4）皮肤针：用皮肤针叩刺大椎、曲池、肺俞，并拔罐放血，以泄热邪。

（5）三棱针：高热不解，热邪内传营血者，用三棱针点刺十宣穴出血。

【按语】

针灸对痉证治疗具有一定的效果，临床应及时针刺，痉止之后，要针对病因进行治疗，严重者应综合抢救，防止延误病情。

【古方选辑】

脊反折：取哑门、风府。（《针灸大成》）

角弓反张：取天突、膻中、太冲、肝俞、委中、昆仑、大椎、百会。（《针灸集成》）

【医案举例】

患者戴某，男，2岁，住泰安城鼓楼南街。经泰山县人民医院诊断为"乙型脑炎"，治疗未效。该院内科主治医师沈子宁嘱我用针灸治疗。其症四肢抽搐，角弓反张，两眼斜视，鼻翼扇动，高热神昏而口噤。症情殊甚危急，我即采用水沟穴，下针少顷即张口啼哭而苏（但无眼泪，可因高热，劫伤体液之故）。继取大椎、间使、关冲等穴以泄热邪，仅针2次即愈。（《中国针灸处方学》）

第三节 厥 证

厥证又称晕厥。是以突然昏倒，不省人事，四肢厥冷为主要表现的一种病证。轻者昏厥后短时间苏醒，醒后无任何后遗症；重者可一厥不复而致死亡。

本病常见于现代医学的休克、昏厥、中暑、低血糖昏迷、肝硬化昏迷和癔病性昏迷等病。

【病因病机】

厥证是由于气机突然逆乱，阴阳失调，气血运化失常所引起。

1. **气厥** 多因恼怒惊骇，致气机逆乱，蒙闭清窍而昏仆；或因元气素弱、遇劳、悲恐而气虚下陷、清阳不升、突然昏厥。

2. **血厥** 因肝阳素旺，突遇暴怒而气上，血随气逆，清窍闭阻而昏倒；或因失血过多、气随血脱发生晕厥。

3. **痰厥** 素体肥胖，过食肥甘，运化失常，聚湿生痰，适逢恼怒，痰随气升，上蒙清窍而突然昏倒。

4. **热厥** 外感热邪，邪热亢盛，内陷脏腑，深入营血，清窍闭塞，扰乱神明而昏厥。

5. **寒厥** 元阳亏损，寒邪入里，经脉闭阻，气血不能上充，清窍受扰而突然昏倒。

【辨证】

1. **气厥** 患者素体健壮，偶因恼怒，突然昏倒，口噤握拳，呼吸急促，四肢厥冷，舌苔薄白，脉沉弦；或素体虚弱，疲劳受惊，而致眩晕昏厥，面色苍白，呼吸微弱，汗出肢冷，舌质淡，脉沉弱无力。

2. **血厥** 肝火怒起，突然昏仆，不省人事，牙关紧闭，面赤唇紫，舌红，脉沉弦；或失血过多，突然昏厥，面色苍白，口唇无华，四肢震颤，目陷口张，自汗肤冷，呼吸微弱，舌质淡，脉细数。

3. **痰厥** 突然昏厥，喉中痰鸣，或呕吐涎沫，呼吸急促，舌苔白腻，脉沉滑。

4. **热厥** 身热头痛，胸腹灼热，口渴欲饮水，便秘尿赤，烦燥小安，神志昏厥，手足厥冷，脉沉浮而数。

5. **寒厥** 面青身冷，寒颤不止，卷曲而卧，口不渴，下利清谷，四肢厥逆，意识朦胧，舌苔薄白，脉沉细。

【治疗】

1. **基本治疗**

治则：醒神开窍，回阳救逆。取督脉、任脉及手厥阴经穴为主。

处方：水沟、印堂、百会、素髎、内关、足三里、气海、劳宫。

方义：水沟为督脉经穴，督脉入络于脑，针刺水沟有醒脑开窍之功，又有泄热启闭之效；内关为心包经络穴，可醒神宁心；百会能醒脑启闭；劳宫能泻热清心，印堂能通络开窍；素髎能回阳救逆；气海、足三里能调节阴阳，补益气血。

随证配穴：气厥加太冲、膻中；血厥加行间、涌泉；热厥加十二井穴、合谷；寒厥加神阙、中脘；痰厥加巨阙、丰隆。

刺灸方法：实证针用泻法，虚证针用补法并重灸，苏醒为度。

2. 其它疗法

(1) 耳针：取心、脑、神门、交感、下屏尖，实证强刺激，虚证轻刺激。

(2) 三棱针：实证点刺十二井穴出血。

(3) 拔罐：虚证取神阙、关元、气海，用闪火法拔罐5～10分钟

(4) 水针：用4ml维生素B_{12}分别注入足三里、涌泉双侧穴。

【按语】

厥证是临床常见的危重急症，多为疾病发展至严重阶段的一种表现，针灸确有应急的救治效果。但在针灸救治的同时，应辨病求因，治病求本，了解发病诱因和病前身体状况，重视原发病和诱因的诊治。

【古方选辑】

尸厥：取隐白、大敦。(《甲乙经》)

气厥：灸中脘五百壮。(《扁鹊心书》)

尸厥、头痛：取中极、仆参。(《甲乙经》)

【医案举例】

张某，男，38岁。因在烈日下劳累过度而突然昏倒，面色苍白，口唇青紫，手足厥冷。检查：血压70/40毫米汞柱。脉细微。诊断为休克。针人中、内关。人中用提插捻转手法，内关用捻转手法，持续行针约15分钟，血压升至100/60毫米汞柱，手足转温，神志清醒。(《针灸临症集验》)

第四节 脱 证

脱证是以汗出如珠，四肢厥冷，口开目合，手撒遗尿，脉微欲绝为主要表现的病证。其发病急暴，证候凶险，以亡阴亡阳为特征。临床分暴脱与虚脱两种，因中风、大汗、剧泻、大失血等导致阴阳离决者，称为暴脱；久病阳气亏耗，精气逐渐消亡所引起者，称为虚脱。

本病常见于现代医学的心力衰竭、呼吸循环衰竭、肝肾功能衰竭等病。

【病因病机】

脱证主要是在高热大汗、剧烈呕泻、失血过多的情况下，精气耗损而致阳气与阴精迅速亡失。汗血同属阴，大汗、大失血，则阴随汗、血而亡。又阴阳互根，阴竭则阳亡，精乃气血所化，血脱则精亡，阳亡则阴无以化而告竭，出现亡阴亡阳之候。

【辨证】

1. **亡阴证** 汗出黏而热，肌肤热，手足温，口渴喜冷饮，甚则昏迷，脉细数无力。

2. **亡阳证** 大汗淋漓，清稀而冷，肌肤凉，手足冷，口不渴或渴喜热饮，甚则昏不知人，脉微欲绝。

【治疗】

1. 基本治疗

治则：回阳固脱，滋阴补血。取督、任二脉经穴为主。

处方：气海、关元、水沟、内关、涌泉、百会、足三里。

方义：任脉维系一身之阴，督脉总统一身之阳，取二经之穴，激发阴阳互生互长的互根功能，达到阳护阴，阴敛阳，挽救阴阳之离决。气海、关元同属任脉，均位于下焦，气海为人之元气汇聚之处，关元为元阴元阳交关之所，灸之能振奋阴阳。水沟有醒脑和振奋阳气的作用。百会能提升阳气，调神醒脑。内关为心包经之络穴，联络三焦，宣上导下，调和内外，宁神定志。涌泉为肾经井穴，可引上越之浮阳下归其宅。取足三里能益气补血，固表止汗。

随证取穴：亡阴加太溪；亡阳者灸神阙。

刺灸方法：重用灸法，针则用补法。以证情好转为度。

2. 其他疗法

（1）耳针：取肾上腺、心、皮质下、枕，针宜轻刺激，间歇运针，留针30分钟。

（2）水针：用三磷酸腺苷注射液或黄芪注射液，注入双侧足三里。

（3）火罐：用闪火法在气海、关元、神阙等穴拔罐5～10分钟。

【按语】

脱证是一种危重病证，应及时抢救，针灸对此证有一定的救治效果，但应针对脱证的原因进行综合治疗。

【古方选辑】

久冷伤惫脏腑，泄利不止，中风不省人事：灸神阙。(《针灸资生经》)

尸厥卒倒气脱：取百会、人中、合谷、间使、气海、关元。(《类经图翼》)

休克：取主穴素髎、内关、足三里，配穴：少冲、少泽、中冲、人中、涌泉、人迎、劳宫。(《中国针灸处方学》)

【医案举例】

患者翁某，女，28岁。因子宫破裂急诊入院。在乙醚麻醉下施行子宫全切除手术，腹腔内出血1500ml。于手术将终时，病情突变呈潮式呼吸，全身发绀，四肢冰冷，脉细如丝，血压不能测得。即施行人工呼吸，加速输液，连续用急救药，并无好转。半小时后瞳孔散大，口吐泡沫，心跳缓慢无力。于是针灸百会、内关。不久颜面口唇转红，脉搏逐渐加强，瞳孔收缩，呼吸深长，呈叹息声。3小时后脱险。(《针灸临床经验辑要》)

第五节　剧痛证

剧痛证是指人体不同脏腑器官出现的剧烈疼痛。是许多内脏疾病的变化过程之中常见的症状之一。

本病常见于现代医学的心绞痛、胃痉挛、胆绞痛、急性肠胃炎、急性胰腺炎、急性阑尾炎、急性肠梗阻、急性腹膜炎、溃疡病急性穿孔、泌尿系结石等。

【病因病机】

1. **心剧痛**　多由情志郁结、思虑过度、气滞血瘀，闭阻心脉；或过食肥甘、体形肥胖、痰湿内阻、致心脉阻滞不通；或胸阳不振、疲劳过度、无力推动气血运行，血脉不充，心脉失养而发疼痛。

2. **胆剧痛**　多与情志不畅，肝失调达，胆失疏泄，肝胆气滞而作痛；或痰湿壅盛，郁而化热或形成结石，阻滞胆道，不通则痛；或因肠中蛔虫妄动，误入胆道，钻顶而痛。

3. **胃剧痛**　多由暴饮暴食，进食太急而致食滞不化，湿热内生；或因饮食不洁，过食生冷寒凉之品，又复感寒邪，而致寒积胃中，胃寒偏盛而致疼痛。

4. **肾剧痛**　平素喜好饮酒，又过食肥甘辛辣之品，伤及脾胃，损其运化功能，而致湿热蕴结下焦，尿液排泄不畅，尿中杂质聚为砂石，湿热与砂石互结，交阻于水道，则尿液通降不利；或因情志不畅，肝气郁结，郁而化火，结于下焦，以致膀胱气化失利，水道不畅，尿中杂质渐聚成石，闭阻尿道，气滞血瘀，脉络不通而痛；或因肾气虚弱，膀胱失于温煦，致气化无力，尿液停聚，又受膀胱湿热煎熬，结成砂石，引发尿道刺痛、腰痛和血尿。

【辨证】

1. **心剧痛** 胸痛彻背，背痛彻胸，痛有定处，胸闷气短，心悸自汗，惊恐不安，重则喘息不止，面色苍白，四肢厥冷，口唇青紫，舌质紫黯或见瘀斑，脉弦涩而沉。

2. **胆剧痛** 突发性右季肋区持续性剧烈疼痛，并向右侧肩胛区放射，疼痛局部拒按，有明显压痛、叩击痛，胸胁满闷不舒并伴有恶心、呕吐，恶寒发热，冷汗淋漓，手足发凉，口苦咽干，食欲减退，目黄身黄尿黄，舌苔黄腻，脉弦数或弦紧。

3. **胃剧痛** 胃脘剧烈疼痛，喜暖喜按，呕吐清水，面色苍白，身出冷汗，四肢逆冷；或痛如针刺刀绞，或胃脘胀满，疼痛拒按，恶心呕吐，嗳腐吞酸，胃中嘈杂，苔白，脉弦。

4. **肾剧痛** 腰痛突然发作，痛如针刺，痛连少腹，或小便突然中断，尿道刺痛、涩痛，上连腰腹，尿频尿急，尿混浊或血尿，夹杂砂石，短涩不利，灼热疼痛，舌红苔黄腻，脉弦紧而数。

【治疗】

心剧痛

1. **基本治疗**

治则：行气通阳，化瘀止痛。取手少阴、厥阴经腧穴和相应的俞、募穴。

处方：内关、膻中、心俞、巨阙、足三里。

方义：内关属手厥阴心包经与阴维脉的交会穴，能宽胸理气，活血通络；膻中为气会穴，能调气行血化瘀；足三里能通调胸阳；巨阙为心之募穴和心俞穴相配，可宁心安神。

随证配穴：胸部刺痛加膈俞；胸闷气短加天突、孔最；面色苍白、四肢厥冷加关元、气海。

刺灸方法：针刺以泻为主，体虚者用补法。

2. **其他治疗**

（1）耳针：取心、脑、神门、交感，针刺强刺激，留针 30 分钟，每日一次。

（2）电针：在针刺的基础上，将电极接于膻中、巨阙、足三里，快频连续波刺激 20 分钟。

（3）拔罐：用闪火法在膻中、巨阙、心俞、心包俞、膈俞、厥阴俞拔罐 5 ~ 10 分钟。

（4）穴位注射：用复方丹参注射液和复方当归注射液在郄门、心俞、厥阴俞等穴分别注射，每穴 1 ~ 2ml。每日或隔日一次。

胆剧痛

1. 基本治疗

治则：疏肝利胆，清热化湿，行气止痛。取足厥阴、足少阳经穴和相应的募穴为主。

处方：日月、期门、中脘、阳陵泉、太冲、阴陵泉、胆囊穴。

方义：日月、期门为胆、肝经之募穴，又位于肝胆近区，可疏肝利胆；中脘为腑会穴，可通调腑气；阳陵泉为胆经的下合穴，又属筋会，与阴陵泉相配，可疏肝理气，清热化湿；太冲为肝经原穴可调肝行气；胆囊穴为治胆道病证的经验效穴。

随证配穴：呕恶加内关；目黄身黄加三阴交；胆道蛔虫加迎香透四白、胆俞。

刺灸方法：针刺用泻法。

2. 其他治疗

（1）耳针：取耳穴肝、胆、神门、交感，针刺强刺激，留针 30 分钟，每日一次。

（2）电针：日月、期门、阳陵泉、阴陵泉，针刺后接电极，快频连续波强刺激 30 分钟，每日一次。

（3）拔罐：用闪火法在日月、期门、中脘、胆俞、肝俞拔罐 5 ~ 10 分钟，每日一次。

（4）穴位注射：用七叶莲注射液分别注于日月、期门、阳陵泉、阴陵泉、胆囊穴、每次选用 2 ~ 3 穴，每穴注入 1ml，每日一次。

胃剧痛

1. 基本治疗

治则：和胃降逆，理气止痛。取足阳明经穴及其俞、募穴为主。

处方：中脘、内关、梁丘、足三里、胃仓、胃俞、脾俞。

方义：中脘为胃募、腑会穴，又居胃脘部，能通调腑气而和胃止痛；足三里为足阳明胃经的下合穴，能和胃降逆；内关为手厥阴心包经穴，与阴维脉相通，可疏通胃气；梁丘为胃经郄穴，有解痉止痛的作用，用于治疗胃病急性发作性疼痛等证；胃仓、胃俞、脾俞能健脾和胃，理气止痛。

随证配穴：嗳腐吞酸加建里、中脘，痛连两胁加阳陵泉，痛如针刺加膈俞。

刺灸方法：针用泻法，脾胃虚寒可加灸。

2. 其他疗法

（1）耳针：针刺耳穴胃、神门、交感，强刺激，留针30分钟。

（2）电针：在针刺基础上，将电针输出电极连接于梁丘、足三里、阳陵泉等肢体远端腧穴针具上，快频持续刺激20~30分钟，每日一次。

（3）拔罐：用闪火法在中脘、上脘、下脘、四俞、脾俞、足三里拔罐5~10分钟，每日一次。

（4）穴位注射：用654-2注射液1ml和维生素B_{12}注射液2ml混合，分别注入中脘或双侧足三里。

肾剧痛

1. 基本治疗

治则：益肾调气，化湿通淋。取任脉、足少阴、太阳经穴为主。

处方：肾俞、照海、膀胱俞、阴陵泉、中极、关元、三阴交。

方义：肾俞、照海有益肾调气之功效；膀胱俞、中极、关元能调理膀胱气化，清利下焦湿热；三阴交、阴陵泉助脾运化水湿，清泻中、下焦湿热，通淋利尿。

随证配穴：出现血尿加血海；尿中有结石加志室、然谷；肾气不足加命门、关元。

刺灸方法：针刺用泻法，肾气虚时可施灸。

2. 其他疗法

（1）耳针：取耳穴肾、膀胱、输尿管、三焦强刺激，留针30分钟，每日一次。

（2）电针：在肾俞、膀胱俞、水道、中极的穴位针刺，将电极接于针具上，快频连续强刺激30分钟，每日一次。

（3）穴位注射：用复方当归注射液配地塞米松注射液，注入中极、关元、肾俞、命门、三阴交、阴陵泉，每次选2~3穴，每穴注入1~2ml，每日一次。

（4）拔罐：用闪火法在中脘、天枢、关元、肾俞、腰阳关、腰眼穴处拔罐5~10分钟。

【按语】

1. **心剧痛** 证情危急，必须及时治疗，慎重处理，并配合其他急救措施，要安静休息，避免劳累，食物要清淡，烟酒要戒除，心情要舒畅，不可有激动情绪，注意保暖。

2. **胆剧痛** 要查明病因，对病情严重，针刺疼痛减轻效果不明显，或有较大结石者配合其他药物治疗，或施行手术治疗。

3. **胃剧痛** 针灸治疗效果良好，见效较快。对于多次反复发作者，应查明原因，并且可以配合其他治疗，注意饮食不当加重病情。

4. **肾剧痛** 针灸有镇痛和排石两种作用，排石效果与结石的部位、大小、形态有直接关系。在针刺治疗期间要多饮水，多做跑跳运动。对于绞痛持续发作不能缓解，应进行综合治疗，结石较大时可考虑碎石或手术治疗。

【古方选辑】

心痛：取间使、内关、手三里、支沟、太溪、少冲、膈俞。(《针灸集成》)

胆痛：取支沟、章门、外关、行间、中封、期门、阳陵泉。(《针灸大成》)

胃脘痛：取太渊、鱼际、三里、两乳下（各一寸，各三十壮）、膈俞、胃俞、肾俞（随年壮）。(《针灸大成》)

肾痛：取列缺、中封、膈俞、肝俞、脾俞、肾俞、气海、石门、间使、三阴交、复溜、涌泉。(《神灸经纶》)

【医案举例】

邹某，女，13 岁。清早饱食，又吹冷风，上课时突然胃脘部剧痛，由同学背到内科诊治，"以急性胃痉挛"转针灸科治疗。当时患者面色苍白，汗出肢冷，手按胃部，弯腰屈背，哭号不已。首先重刺双侧梁丘穴，然后轻刺局部中脘穴，当即痛止，破涕为笑。〔吉林中医药.1988；(1)：11〕

第六节　出血证

凡络脉损伤，血液不循常道，上溢于口鼻诸窍，下泄于前后二阴，或渗出于肌肤等统称为出血证。

出血证的范围较为广泛，可见于因气管、支气管、肺组织病变引起的咯血，胃十二指肠溃疡病变和肝硬化病变等引起的呕血，热病、血液病、高血压、肝硬化、尿毒症及鼻腔病变引起的衄血，痔疮、脱肛、肛裂、直肠和结肠肿瘤、息肉等引起的便血，肾结核、尿路结石、肾炎等引起的尿血。

【病因病机】

人体气与血相互依赖，循环运行于脉中，周流不息，濡润全身，和调五脏，洒陈六腑。或胃热肺燥，心肝火盛，迫血妄行，致血液不循常道而出血；或阴虚火旺，络伤血溢，或气虚不能摄血，导致血液外溢而出血。临床常见出血证有咳血、衄血、呕血、便血、尿血等。

【辨证】

1. **实热证** 热盛而致出血有咳血、衄血、吐血、便血、尿血等。临床可见面红耳赤，壮热喜冷饮，烦燥易怒，便秘口臭，小便灼热短赤，舌质红，苔黄腻、脉滑数。

2. **阴虚证** 阴虚则火旺，火旺迫血妄行。常见咳血、尿血等。临床可见两颧潮红，形体消瘦，五心烦热，潮热盗汗，口燥咽干，唇红欲饮，舌质红绛少苔，脉细数。

3. **气虚证** 因气虚不能统血摄血，常见于吐血、便血、皮肤紫斑、妇科崩漏等出血，患者多见面色㿠白，神疲乏力，气怯懒言，胸闷气短，形寒肢冷，心悸汗出，食欲减退，精神萎靡，舌淡苔白，脉沉细。

【治疗】

1. **基本治疗**

治则：清热止血，滋阴宁血，益气摄血。

处方：咳血取肺俞、尺泽、鱼际、劳宫。

衄血取神庭、天府、中脘、委中。

吐血取上脘、足三里、梁丘、内庭。

便血取关元、太白、上巨虚、长强。

尿血取阴谷、太溪、然谷、三阴交。

方义：肺俞、尺泽、鱼际能益肺阴清肺热，劳宫可凉血止血，合用以止咳血；神庭为督脉经穴，有泄热止衄之功；天府为肺经穴，能清泻肺热，中脘为胃经募穴，可清胃热，委中为血之郄穴可清血热而止血；吐血取上脘为任脉经穴，位于胃之上口，可降逆止血，足三里能补中益气以摄血，梁丘能和胃止血，内庭为胃经的荥穴，能清泄胃热，降逆止血；便血取关元益气摄血，太白健脾统血，上巨虚为大肠下合穴，泻之可清泻大肠湿热，长强为督脉经穴，可治肠风下血；

尿血取阴谷滋阴泻火，太溪为肾经之原穴，以针补之，能滋肾阴，清虚火，达到宁血止血的目的，然谷为肾经荥穴，有益阴清热的作用，三阴交为脾经、肝经和肾经的交会穴，有补脾泻肝养肾的作用。

随证配穴：实热出血，加太冲、曲池、涌泉；阴虚出血加行间、曲泉、曲泽、大陵；气虚出血加脾俞、膈俞、三焦俞、肾俞。

针灸方法：实热出血用泻法，一般不灸；气虚出血用补法，并可施灸；阴虚出血补泻兼施，或平补平泻。每日一次，至血止为止。

2. 其他治疗

（1）耳针：针对出血的脏腑，五官，取相应的耳穴、加肾上腺、皮质下针刺 3~5 穴，留针 30 分钟，每日一次。

（2）拔罐：根据出血的脏腑及五官，取相应募穴和俞穴拔罐，留罐 5~10 分钟。每日一次。

（3）穴位注射：取黄芪注射液 2ml，复方当归注射液 2ml 及维生素 B_{12} 2ml 分别注入脾俞、血海、足三里、中脘、三阴交。每日或隔日一次。

【按语】

针灸对出血证有一定作用，如出血严重者应及时输血，并查明原因，积极消除和控制病因，并给予止血，选择综合治疗的有效措施来控制病情，防止失血性休克危及生命。

【古方选辑】

血崩，气海、大敦、阴谷、太冲、然谷、三阴交、中极。(《神应经》)

大便出血，天枢、大肠俞、上巨虚、长强、承山。又方：脾俞、小肠俞、太白、足三里、关元、三阴交。(《中国针灸处方学》)

五脏结热，吐血不已，外关，取五脏俞穴并血会治之。心俞二穴，肝俞二穴，脾俞二穴，肺俞二穴，肾俞二穴，膈俞二穴。(《针灸大全》)

尿血症，任择大敦、涌泉、委阳一穴并留针，血止后再治其本病。(《针灸易学新法》)

虚劳吐血，上气咳逆，灸肺俞随年壮。吐血呕逆、灸大陵、穴在掌后两骨间是。口鼻出血不止，名脑衄、灸上星五十壮，入发际一寸。衄不止，灸足大指节横理三毛中十壮，剧者百壮。(《世医得效方》)

【医案举例】

朱某，男，52 岁。主诉肛门出血，约一月余。大便脱肛，出血呈喷射状，大便不秘结，肛门小痛。便后压迫肛门，可以还纳。体检：精神不振、贫血、无痔疾。治疗经过：曾用维生素 K 及仙鹤草素等止血药物，均未收效。后灸命门 7 壮。脱肛情况有所改变，但大便时仍然出血如注，因此，除灸命门外，加灸百会 7 壮，4 次而愈，迄今未再发。(《针灸临床经验辑要》)

第二章
内科病证

第一节 感 冒

感冒是以鼻塞、流涕、恶寒、发热、头痛、苔薄、脉浮为主症的外感疾病。四季均可发病，尤以冬、春两季气候骤变时为多。轻者称"伤风"，重者称"重伤风"，若同时在某一地区内暴发流行，则称为"时行感冒"。

本病多见于现代医学的上呼吸道感染和流行性感冒等疾病。

【病因病机】

1. **风寒证** 因正气不足，风寒外邪乘虚侵入机体，肺卫不宣，毛窍闭塞而发本病。

2. **风热证** 因正气不足，风热犯肺，肺失宣肃，而发本病。

3. **暑湿证** 暑湿伤表，阻遏清阳，肺卫不和，留恋难解而发本病。

【辨证】

1. **风寒证** 恶寒重，发热轻，无汗，头身疼痛，鼻流清涕，咳痰清稀，苔薄白，脉浮紧。

2. **风热证** 发热重，微恶风，有汗热不解，头痛，鼻流浊涕，咽喉肿痛，咯吐黄痰，面红目赤，苔薄黄，脉浮数。

3. **暑湿证** 身热不扬，汗出不畅，肢体酸重，头重如裹，咳嗽痰黏，胸脘痞闷，纳呆便溏，小便短赤，苔薄黄腻，脉濡数。

【治疗】

1. **基本疗法**

治则：风寒证宜祛风散寒、宣肺解表，取手太阴肺经、手阳明大肠经穴、足太阳膀胱经穴为主；风热证宜疏风散热、清利肺气，取手太阴肺经、手阳明大肠经穴、手少阳三焦经穴和督脉穴为主；暑湿证宜祛风清暑、解表和里，取手太阴肺经、足阳明胃经穴为主。

处方：风池 肺俞 大椎 列缺 合谷 外关

方义：风池是足少阳与阳维脉之会，功擅疏散风邪；肺俞是肺之背俞穴，长于宣肃肺气，止咳平喘；大椎是诸阳之会，系泻热要穴，与手少阳之络穴、通于阳维脉的外关同用，可加强其泻热作用；列缺通于任脉，又是手太阴之络穴，可宣肺利咽和通利鼻窍；合谷是手阳明之原穴，与列缺同用属主客原络配穴法，可加强祛风、宣肺、解表之功。

随证配穴：风寒证加风门；风热证加曲池、尺泽；暑湿加中脘、足三里；阳虚、气虚加灸足三里、膏肓；阴虚、血虚加血海、复溜；咳甚者加天突、膻中；鼻塞流涕加迎香；头痛加印堂、太阳；咽喉肿痛加少商、商阳。

刺灸方法：风寒证，针灸并用，泻法；风热证、暑湿证，只针不灸，泻法。

2. 其他疗法

（1）耳针：取肺、内鼻、咽喉、耳尖、肾上腺、神门、胃、脾、三焦，每次选2~3穴，取双侧穴强刺激，每日1次，留针10~20分钟。

（2）拔罐：选取大椎、身柱、大杼、风门、定喘、肺俞等穴拔火罐，每次选2~3穴，留罐10分钟，或在膀胱经背俞穴施行走罐法。

（3）三棱针：取耳尖、尺泽、委中、太阳、少商、商阳。每次选1~2穴，点刺出血。适用于风热证。

（4）穴位注射：风寒证选肺俞、风门、定喘等穴，每次选1~2穴，用板蓝根注射液，每穴注入0.5~1.0ml药液；风热证选肺俞、曲池、外关等穴，每次选1~2穴，用柴胡注射液，每穴注入0.5~1.0ml药液；暑湿证选脾俞、肺俞、曲池、丰隆等穴，每次选1~2穴，用板蓝根注射液，每穴注入0.5~1.0ml药液。

【按语】

1. 针灸治疗本病疗效肯定，但若出现高热持续不退、咳嗽加剧、咯吐血痰等症时，应采取综合治疗措施。

2. 感冒流行期间应少去公共场所，并保持室内空气流通。还可采用艾灸足三里、大椎、关元等穴进行预防。

3. 平时若能做到合理膳食，生活有节，锻炼有恒，心态平和，则能增强体质而有效地预防感冒。

【古方选辑】

背痛恶寒，脊强俯仰难，食不下，呕吐多涎，膈俞主之。(《针灸甲乙经校释》)

发热时行：陶道复求肺俞理(《针灸大成校释》)

汗不出，悽悽恶寒，取玉枕、大杼、肝俞、膈俞、陶道。(《针灸聚英》)

【医案举例】

1927年，澹安寓苏州皮市街，同宅孔氏，二十九岁，生活艰苦，于四月十四日外出归，头痛甚，恶寒发热。余与内子往诊之，脉浮而舌白。为针风池二穴，头痛立愈。又针风门二穴，并灸之。逾二时许，遍身汗出而愈。并未服药，仅饮生姜红糖汤，由内子煮赠之。(《中国百年百名中医临床家丛书》)

第二节 咳 嗽

咳嗽是指以咳嗽为主要表现的病证。因外感或内伤等多种病因，致使肺失宣肃、肺气上逆而发病。古代将有声无痰称为"咳"，有痰无声称为"嗽"，但临床上两者多同时并见，难以截然分开，故并称咳嗽。

本病多见于现代医学的上呼吸道感染，急、慢性支气管炎，支气管扩张，肺炎，肺结核等疾病。

【病因病机】

咳嗽有外感六淫之邪犯肺和脏腑功能失调伤肺两大病因。一般外感六淫致病者多起病急、病程较短；而内伤致病者多起病缓、病程较长。本病多表现为秋冬加重，而春夏减轻，若反复发作日久则可以发展成为咳喘重症。

1. **外感咳嗽** 六淫外邪（尤其是风、寒、燥、热之邪）从肌表、口鼻侵入，伤及于肺，致肺清肃失常，肺气上逆而咳嗽。因风善兼夹他邪，故外感咳嗽有风寒、风热、风燥之别。

2. **内伤咳嗽** 虽然五脏六腑皆令人咳，但与肝、脾、肾关系最为密切。肝火烁肺、脾湿浸肺、房劳伤肾致虚火灼肺或水饮内停犯肺，均可致肺失宣肃、肺气上逆而咳嗽。

【辨证】

1. 外感咳嗽

风寒束肺：咳嗽声重，咳痰稀白，恶寒发热，头身酸痛，苔薄白，脉浮紧。

风热犯肺：咳嗽气粗，咯痰色黄，头痛身热，口干咽痛，苔薄黄，脉浮数。

燥热伤肺：干咳少痰，咯痰不爽，甚则痰中带血，鼻燥咽干，便秘尿赤，舌红少津，苔薄白，脉细数。

2. 内伤咳嗽

痰湿阻肺：咳嗽痰多，色白易咯，胸脘痞闷，胃纳减少，苔白腻，脉濡滑。

肝火烁肺：咳嗽胸胁引痛，气逆作咳，痰少质黏，口苦咽干，便秘尿赤，苔黄而少津，脉弦数。

肺肾阴虚：干咳少痰，甚则痰中带血，潮热盗汗，五心烦热，两颧潮红，形体消瘦，舌红少苔，脉细数。

脾肾阳虚：咳嗽气喘，动则尤甚，痰稀色白，形寒肢冷，或尿少浮肿，舌质淡，苔薄白微腻，脉沉细。

【治疗】

1. 基本治疗

治则：外感咳嗽宜宣肃肺气、祛邪止咳。取手太阴、手阳明经穴为主；内伤咳嗽宜采取益肺、健脾、补肾、泻肝、化痰止咳等措施，以调整脏腑功能，取手足太阴、足阳明、足厥阴、足少阴、足太阳经穴为主。

处方：肺俞、中府、天突、膻中、丰隆、尺泽、列缺

方义：肺俞长于宣肃肺气，止咳平喘；中府是肺之募穴和手、足太阴交会穴，与肺俞同用属俞募配穴，能加强宣肺降气止咳之功；天突为任脉和阴维脉之会，可宣肺降气、化痰止咳；膻中为心包募穴、气会穴和足太阴、足少阴、手太阳、手少阳、任脉交会穴，能宣肃肺气、化痰止咳；丰隆是足阳明络穴，为祛痰利湿要穴；尺泽系手太阴合穴，能肃降肺气、滋阴润肺；列缺通于任脉，为手太阴络穴，能宣肺利咽、通利鼻窍，诸穴合用能加强宣肃肺气，化痰止咳之功。

随证配穴：风寒束肺加风门、外关；风热犯肺加曲池、大椎；燥热伤肺加太溪、照海；痰湿阻肺加脾俞、足三里、水分；肝火烁肺加肝俞、太冲、足窍阴；肺肾阴虚加肾俞、太溪；脾肾阳虚加脾俞、肾俞、命门；咽喉肿痛加少商、商阳。

刺灸方法：虚补实泻。风寒束肺针用泻法或温针灸或针后在背部肺俞等穴拔罐。风热犯肺可疾刺或针用泻法或点刺出血；燥热伤肺针用平补平泻；痰湿阻肺

针用补法或灸法；肝火烁肺针用泻法或点刺出血；肺肾阴虚针用平补平泻法；脾肾阳虚针用补法或补泻兼施或灸法。

2. 其他疗法

（1）耳针　取肺、气管、咽喉、耳尖、肾上腺、神门、胃、脾、肝、肾、三焦，每次选2~3穴，取双侧穴强刺激，每日1次，留针10~20分钟。

（2）拔罐

选取定喘、肺俞、风门、脾俞、肝俞、肾俞、中脘、膻中、关元、命门、大椎等穴拔火罐，每次选3~5穴，留罐10分钟，或适当选用贮药罐。或在膀胱经背部腧穴施行走罐法。适用于风寒束肺。

（3）三棱针　取耳尖、尺泽、大敦、足窍阴、少商、商阳。每次选1~2穴，点刺出血。适用于风热犯肺、肝火烁肺。

（4）穴位注射

风寒束肺、痰湿阻肺选肺俞、脾俞、三焦俞、丰隆、风门、定喘等穴，每次选1~2穴，用板蓝根注射液，每穴注入0.5~1.0ml药液；风热犯肺、肝火烁肺选肺俞、肝俞、胆俞、曲池、外关等穴，每次选1~2穴，用防风或柴胡注射液，每穴注入0.5~1.0ml药液；燥热伤肺选肺俞、曲池、丰隆等穴，每次选1~2穴，用板蓝根注射液，每穴注入0.5~1.0ml药液；肺肾阴虚选肺俞、肾俞、风门、脾俞等穴，每次选1~2穴，用当归注射液，每穴注入0.5~1.0ml药液；脾肾阳虚则选用黄芪注射液，选穴和注射方法同肺肾阴虚型。亦可用盐酸林可霉素注射液或硫酸小诺霉素注射液等抗生素进行穴位注射，但是每次注射药液的总量不能超过一次的肌肉注射量。

（5）天灸

选用斑蝥、白芥子或大蒜等，研粉或捣泥制成米粒大，置于肺俞、脾俞、肝俞、肾俞上，以胶布固定，约12~20小时，揭去胶布，见小水泡则任其自然吸收，若已溃破则涂上龙胆紫药水，覆以消毒纱布防止感染。此法适用于慢性咳嗽发作期。

【按语】

1. 针灸治疗本病疗效肯定，但应嘱病人忌食辛辣厚味，注意保暖，远烦戒怒。

2. 慢性咳嗽可施行伏灸法，选用足三里、大椎、关元等穴。

3. 戒烟对本病的康复有重要意义。

4. 久病患者或对针灸治疗不敏感者当其他疗法治疗。

5. 患者若能做到积极锻炼身体、生活乐观有节则能促进疾病康复。

【古方选辑】

咳逆上气，魄户及气舍、噫嘻主之。(《针灸甲乙经校释》)

久嗽不愈：肺俞、三里、膻中、乳根、风门、缺盆。(《针灸大成校释》)

咳嗽列缺与经渠，须用百壮灸肺俞，尺泽鱼际少泽穴，前谷解溪昆仑隈，膻中七壮不可少，再兼三里实相宜。(《针灸聚英》)

【医案举例】

1929年，余治一望亭殷埂上钱氏之痰饮咳嗽，病起于产后著寒，咳嗽经年不愈。咯痰稀白，夜甚于昼，终年不得安枕。为针肺俞、天突、中脘、气海、足三里、丰隆六穴，并灸之。经四次针治，未药而愈。(《中国百年百名中医临床家丛书》)

第三节 哮 喘

哮喘，是一种常见的反复发作性疾患。哮与喘都具有呼吸急促的特点，喉间可闻及哮鸣音者称"哮"；呈现呼吸困难、甚则张口抬肩者称"喘"。本病可发于任何年龄和任何季节，尤多发于寒冷季节和气候骤变之时。

本病多见于现代医学的支气管哮喘、慢性喘息性支气管炎、肺炎、阻塞性肺气肿、心源性哮喘、矽肺等疾病。

【病因病机】

哮喘的基本病因为痰饮内伏。小儿每因反复感受时邪而引起；成人多由久病咳嗽而形成。本病成因虽多，但不外乎邪实、正虚两类。外感六淫、粉尘异味等刺激均可使肺失宣肃致气道阻塞、凝津成痰；或饮食不当致脾虚酿痰；或因肝失疏泄致气郁蕴痰；或过劳、久病伤肺、肾，肺失宣肃、肾不纳气而致哮喘。本病每因气候、情志、饮食等因素引伏痰而诱发。

【辨证】

1. 寒饮伏肺 遇寒触发，呼吸困难，喉中痰鸣，咯痰稀白，胸膈满闷，形寒无汗，苔白滑，脉浮紧。

2. 痰热壅肺 咳喘气粗，喉中痰鸣，痰黏色黄，咯吐不爽，身热口渴，苔黄腻，脉滑数。

3. 肺脾气虚 咳喘气短,动则加剧,咳声低怯,痰稀色白,自汗畏风,食少便溏,苔薄白,脉濡细。

4. 肺肾阴虚 咳喘气短,痰少质黏,腰膝酸软,头晕耳鸣,潮热盗汗,舌红少苔,脉细数。

5. 心肾阳虚 咳喘气短,呼多吸少,气不得续,畏寒肢冷,心悸神昏,唇甲青紫,舌质紫暗,脉沉细。

【治疗】

1. 基本治疗

治则:寒饮伏肺者宜温化寒痰、止哮平喘;痰热壅肺者宜清热化痰、止哮平喘;肺脾气虚者宜培土生金、止哮平喘;肺肾阴虚者宜滋阴润肺、固肾平喘;心肾阳虚者宜补益心肾、温阳平喘。取手太阴肺经腧穴及肺的俞、募穴为主。

处方:肺俞 中府 天突 膻中 定喘 孔最 丰隆

方义:肺俞长于宣肃肺气,止咳平喘;中府是肺之募穴及手、足太阴交会穴,与肺俞属俞募相配,能加强宣肺、降气、止咳之功;天突为任脉和阴维脉之会,可宣肺降气、止咳平喘;膻中是心包募穴、气会穴和足太阴、足少阴、手太阳、手少阳、任脉交会穴,能宣肃肺气、止咳平喘;定喘为止咳平喘之要穴;孔最是手太阴郄穴,能肃肺平喘;丰隆系足阳明络穴,为祛痰利湿之要穴,全方共奏宣肺降气,平喘止咳之功。

随证配穴:寒饮伏肺者宜于背部腧穴加灸,或采取温针灸;痰热壅肺者宜加阴陵泉、水分、曲池、大椎;喘甚者加肺俞、定喘、膻中等穴拔火罐;肺脾虚加脾俞、足三里;肺肾虚加肾俞、太溪、气海;心阳虚加内关、神门、关元。

刺灸方法:虚补实泻,寒则加灸,虚亦可灸。

2. 其他疗法

(1)耳针:取肺、气管、肝、神门、交感、皮质下、肾上腺、对屏尖等穴,每次选2~3穴,发作期选用毫针强刺激,留针5~10分钟。每日1~2次;缓解期选用毫针弱刺激或采用耳穴压籽法,5~10次为1个疗程。

(2)拔罐:取肺俞、心俞、膈俞、风门、膏肓、定喘等穴。每日1次,留罐15分钟。亦可在膀胱经背部第一侧线上施行走罐法。

(3)伏灸:取肺俞、风门、大椎、膻中、膏肓、脾俞、肾俞。每穴取似枣核大的艾炷,施行隔姜灸3~5壮,不发泡,皮肤微红为度。每日一次,在三伏天施灸。适用于缓解期。

(4)穴位注射:发作期选天突、定喘、膻中,每穴注入0.1%肾上腺素0.1~0.2ml,每日1次;缓解期选肺俞、脾俞、肾俞、定喘、胸1~7夹脊,每次选用2~3

穴,用黄芪注射液或卡介菌多糖核酸注射液(又名斯奇康注射液)每穴注入0.5~1.0ml,每周2~3次。

(5)穴位敷贴:取肺俞、定喘、膻中、脾俞、肾俞、膏肓等穴。用白芥子、甘遂、细辛、肉桂、天南星等药制成膏药,在"三伏"期间敷贴。适用于缓解期。

【按语】

1. 平常要积极锻炼身体,注意保暖,预防感冒;要养成良好的生活习惯,戒除烟酒;忌食辛辣、肥腻之品。

2. 属过敏体质,应避免接触过敏源和进食易导致过敏的食物。

3. 病情严重或哮喘呈持续状态时,应采取综合治疗措施。

【古方选辑】

胸中膨胀气又喘:合谷期门乳根善。(《针灸聚英》)

哮吼嗽喘:俞府、天突、膻中、肺俞、三里、中脘。(《针灸大成校释》)

咳,胁下有积聚,喘逆,卧不安席,时寒热,期门主之。(《针灸甲乙经校释》)

【医案举例】

陈某,男,50岁。门诊号32110。

患者有慢性咳嗽病史,不时复发,天寒为甚。日前因外出受寒,宿恙又作,咳嗽频,气急而喘,喉中痰鸣,痰稀多为白色泡沫状,胸中塞闷,伴有轻度寒热,咳甚则汗出,入夜难于平卧,口不渴,食欲差,舌质淡苔白腻而滑,脉细弦。诊断为慢性支气管炎急性发作。辨证为素有痰饮伏于肺系,因感风寒而触发,痰饮阻于肺中,肺气失于宣展,以致寒热咳逆。治当温宣肺气,化痰涤饮。刻下,表证未除,宜酌加解表。取穴:肺俞、天突、膻中、尺泽、丰隆、合谷、外关。用轻泻法,肺俞、膻中针后加灸,每日1次,连治3天,寒热去,咳逆减,痰浊仍多,胃纳尚呆,舌苔未化,原方去合谷、外关,加中脘、足三里以调脾胃。连治5次,咳减痰少,纳食见增,已基本好转,嘱自灸气海、足三里两穴,每天1次,以巩固疗效。(《中国百年百名中医临床家丛书》)

第四节 中 暑

中暑是一种突发于夏季烈日或高温环境下,以高热、汗出、心慌、头晕、烦躁、甚则神昏、抽搐为主症的急性病症。仅见头晕、头痛、懊侬、呕恶者称"伤暑"；猝然昏倒者称"暑厥"；兼见抽搐者称"暑风"。

本病多见于现代医学的中暑。

【病因病机】

本病多因体质虚弱，在盛夏或高温环境下，感受暑热、湿浊之邪而骤然发病。轻者暑热挟湿，郁于肌表；重者暑热内陷心包蒙蔽心窍。若热盛则可致气阴两竭的危重证候。

【辨证】

1. 轻症

中暑阳证见头晕头痛，身热多汗，胸闷恶心，心烦口渴，神疲乏力，面红溲赤，舌质红，苔黄少津，脉洪大；中暑阴证见身凉无汗，胸闷气短，渴不欲饮，体倦便溏，恶心呕吐，舌淡苔白，脉洪缓。

2. 重症

高热汗出或壮热无汗，胸闷烦躁，口干呕恶，甚则猝然昏倒，神昏谵语，四肢抽搐，舌红绛而干，脉洪数或脉伏欲绝。若热盛伤及气阴，则不省人事，呼吸短促，面色苍白，烦躁不安，汗出如珠，四肢厥冷，舌绛少苔，脉细数。

【治疗】

1. 基本治疗

治则：轻症宜解表清暑，化湿和中；重症宜清泄暑热，宁心开窍。取督脉、手足阳明、足太阳、手厥阴经穴为主。

处方：大椎　百会　合谷　陷谷　曲池　曲泽　委中　足三里

方义：大椎是诸阳之会，系临床泻热要穴；百会能通阳泄热、醒神开窍；合谷是手阳明原穴，陷谷是足阳明输穴，两穴合用能疏泄阳明，有解暑清热之效；曲池是手阳明合穴，擅长清泄阳明邪热；曲泽是手厥阴合穴，委中是足太阳合穴，两穴点刺放血可清暑泄热；足三里是足阳明合穴，能健脾运湿，扶助正气，阻邪内犯。

随证配穴：中暑阳证加内庭、陷谷；中暑阴证加关元、气海；中暑重症加十宣、人中；头痛头晕者加头维、太阳、印堂；呕吐者加公孙、内关、中脘；抽搐瘛疭者加阳陵泉、悬钟；汗出肢冷，脉微欲绝者加关元、气海、太渊。

刺灸方法：轻症、重症均可用针刺泻法，实证可刺络放血。

2．其他疗法

（1）耳针：取耳尖、神门、心、皮质下、肾上腺、枕等穴。耳尖放血，余穴采用毫针强刺激，留针 30 分钟，或耳穴埋针。

（2）穴位注射：取合谷、足三里、丰隆、太冲、阳陵泉、曲池、三阴交等穴，每次选用 2～3 穴，用柴胡注射液，每穴注药 0.5～1.0ml。

【按语】

1．中暑起病急，变化快，必须及时将病人移到阴凉通风处进行抢救。

2．中暑危重病者，应严密观察病情变化，采取综合治疗措施。

3．夏季或高温环境下，应做好防暑工作，如备好清凉消暑饮料，保持室内通风，注意劳逸结合等。

4．若见高热无汗者可采用酒精浴；若面色苍白，四肢厥冷者可用温水擦身或热毛巾敷关元、气海等穴。

【古方选辑】

热病汗不出，天柱及风池、商阳、关冲、液门主之。（《针灸甲乙经校释》）

大热：曲池、三里、复溜。（《针灸大成校释》）

热无度不止。陷谷。血以泻热。（《针灸聚英》）

【医案举例】

杨某，男，40 岁。

天时炎热，皓日当空，烈阳之下奔走，暑气侵袭，以致脉络闭塞，气机窒滞而突然昏厥，不省人事，脉伏。治拟通其闭，泄其暑。

处方：

（1）取穴：人中刺出血 中冲刺出血 少商刺出血 气海针刺补法 百会针刺泻法

（2）手法：提插补泻。

针后苏醒，复与玉枢丹少许吞下，即欢喜而去。（《陆瘦燕朱汝功针灸学术经验选》）

第五节　疟　疾

疟疾是由感受疟邪，以寒战、高热、汗出热退、休作有时为主要临床特征的传染病。其好发于夏秋季节。根据休作时间分为每日疟、间日疟、三日疟等。

本病多见于现代医学的疟疾。

【病因病机】

疟疾的主要病因是疟邪。若正气不足，疟邪乘机袭入，潜伏于半表半里，出入于营卫之间，正邪相争，虚实更作，阴阳相移。阴盛阳虚则出现寒战、腰脊疼痛；阳盛阴虚则出现高热喘渴，渴欲冷饮。正邪相离则发作休止。发作时，寒热往来者称"正疟"；但寒不热者称"牝疟"；但热不寒者称"瘅疟"；热多寒少者称"温疟"；发于岭南寒热不清者称"瘴疟"；久治不愈，左胁下形成痞块者称"疟母"。

【辨证】

本病发作时，先出现呵欠乏力，寒战鼓颌，肢体酸痛；继则内外俱热，头痛欲裂，面赤唇红，烦渴引饮，汗出后则热退身凉。凡发作时间逐次提早者，是疾病向愈的转归；如逐次推迟者，则疾病有加重的趋势。若疟邪深重，内陷心包，引动肝风，则出现高热、神昏、谵语、痉厥等危症。

疟原虫检查是确诊本病的主要依据。

【治疗】

1. **基本治疗**

治则：和解少阳，祛邪截疟。取督脉、手三阳经穴为主。

处方：大椎　后溪　中渚　间使　曲池

方义：大椎为督脉与手足三阳经之会，为截疟要穴；后溪通于督脉，又是手太阳之输穴，能宣发太阳经气，导邪外出；中渚是手少阳输穴，间使是手厥阴经穴，两穴配用以和解少阳；曲池是手阳明合穴，长于清泻阳明之热。

随证配穴：热重加关冲、商阳、外关、十宣；寒重加至阳、期门；久疟加脾俞、足三里、胃俞、三阴交；胁下有痞块加章门、脾俞、痞根。

刺灸方法：毫针刺用泻法。一般于发作前 1～2 小时针刺。亦可每日针刺 2～3 次。

2. **其他疗法**

（1）耳针：肾上腺、内分泌、皮质下、肝、脾等穴。取双侧，于发作前 1～2 小时施治，毫针强刺激，间歇行针，留针 1 小时。

（2）三棱针：大椎、十宣、耳尖、委中等穴，发作时点刺放血。

（3）穴位敷贴：取独头大蒜适量捣烂，于发作前敷贴内关、间使，胶布固定，留药至发作后2小时。

【按语】

1. 针灸治疗间日疟，疗效较好。一般认为发作前1～2小时施治疗效较好，但针刺治疗时间并非一定要拘泥于此。
2. 恶性疟疾，病情危重，应采取综合措施进行救治。
3. 应用青蒿素疗效较好，必要时应及早采取针药并用措施。
4. 嘱发作期患者，注意休息，进食清淡而富有营养的食物。

【古方选辑】

假如疟疾发寒热，合谷液门商阳别。(《针灸聚英》)

久疟：中渚、商阳、丘墟；热多寒少：间使、三里。(《针灸大成校释》

疟疾大热不退：间使二穴、百劳一穴、绝骨二穴；疟疾先寒后热：后溪二穴、曲池二穴、劳宫二穴；疟疾先热后寒：曲池二穴、百劳一穴、绝骨二穴。(《针灸大全》)

【医案举例】

吕某，男，27岁，病志号：919，1971年9月13日诊。

患疟疾已经一月之久，每发作时先寒战鼓颌，冷不可忍，继则壮热渴引，兼有头痛、恶心，寒热之后，渐即出汗，汗出热退，则朦胧入睡，均间日发病1次，一般在午前11时左右发病。

查：急性病容，神疲嗜睡，脉来弦细，舌淡红，有薄白苔，体温37.5℃，心肺正常。血象：白细胞数6.1×10^9/L，血涂片找到疟原虫。乃为之针大椎、间使（双）、后溪（双），间日针陶道、内关（双）、合谷（双），均行泻法，均在发病前2小时施术，外用涂药（脐孔），内服驱疟汤，连治7次，服药5剂，针灸10次，寒热停止，血涂片仍找到疟原虫，继续治疗同上法，5天后又查血，未找到疟原虫，诸症消失而愈。(《中国百年百名中医临床家丛书》)

第六节 呕 吐

呕吐是临床常见病症，可见于多种疾病。有声无物为呕，有物无声为吐，由于呕与吐常同时出现，故并称呕吐。

本病多见于现代医学的胃神经官能症、急（慢）性胃炎、贲门痉挛、幽门痉挛或梗阻、胰腺炎、胆囊炎等疾病。

【病因病机】

因病因不同，体质各异，故本病有虚实之分。

1. 实证 外邪、饮食、痰饮、肝气、瘀血等导致邪气犯胃，胃气上逆。

2. 虚证 久病体弱，胃腑自虚，脾运无力，导致胃失和降。

本病的基本病机是胃失和降、胃气上逆。

【辨证】

临床以呕吐食物、痰涎、水液、胆汁或干呕无物为主症。

1. 实证

呕吐来势较急，病程较短。若外邪犯胃则见突然呕吐，胸闷脘痛，伴恶寒发热，头身不适，苔薄白，脉浮滑；若饮食停滞则见呕吐酸腐，嗳气厌食，脘腹胀满，吐后反舒，苔厚腻，脉滑实；若痰饮内阻，则见呕吐痰涎清水，胸脘痞闷，苔白腻，脉滑；若肝气犯胃则见呕吐吞酸，嗳气频频，脘胁胀痛，情志不畅时诸症加重，舌边红，苔薄腻，脉弦。

2. 虚证

呕吐来势较缓，病程较长。脾胃虚弱则见饮食稍有不慎则吐，食不知味，面色少华，体倦便溏，舌质淡，苔薄白，脉濡弱；胃阴不足则见时作干呕，饥不欲食，舌红少津，脉细数。

【治疗】

1. 基本治疗

治则：调理脾胃、降逆止呕。取足阳明、足太阴、手厥阴、任脉腧穴及背俞穴为主。

处方：中脘 胃俞 足三里 公孙 内关

方义：中脘、与胃俞乃俞募配穴，能加强和胃降逆止呕；足三里是足阳明合穴、下合穴，擅长健脾和胃、降逆止呕；公孙通于冲脉，又是足太阴络穴，能和胃止呕、平冲降逆；内关通于阴维脉，又是手厥阴之络穴，能宽胸利膈、和胃止呕。

随证配穴：外邪犯胃，寒者加肺俞、风门，热者加大椎、曲池、内庭；饮食停滞者加下脘、天枢；痰饮内阻者加丰隆、阴陵泉；肝气犯胃者加太冲、行间、肝俞；脾胃虚弱者加关元、太白；胃阴不足者加三阴交、阴陵泉。

刺灸方法：实证针用泻法，虚证针用补法或平补平泻，寒证、虚证加灸，热证可点刺放血。

2. 其他疗法

(1) 耳针：胃、幽门、贲门、神门、交感、皮质下、脾、肝、胆、心。每次选 2 ~ 3 穴，采用毫针刺法或耳穴压丸法。

(2) 穴位注射：取足三里、中脘、胃俞、上脘等穴。每穴注射生理盐水 1.0 ~ 2.0ml。

(3) 穴位敷贴：晕车、晕船者，于乘车船前半小时，取生姜片敷贴涌泉、神阙、内关等穴，亦可只用伤湿止痛膏贴穴；寒性呕吐者取吴茱萸研细末醋调敷贴涌泉、神阙、内关等穴。

【按语】

1. 针灸治疗急性呕吐疗效显著。

2. 癌肿、上消化道严重梗阻引起的呕吐以及脑源性呕吐，针灸仅能作对症处理，必须重视原发病的治疗。

3. 平时重视调理脾胃、合理膳食。忌暴饮暴食，少食生冷、辛辣、油腻之品。

【古方选辑】

呕吐：曲泽、通里、劳宫、阳陵、太溪、照海、太冲、大都、隐白、通谷、胃俞、肺俞。（《针灸大成校释》）

伤寒热盛，烦呕，大椎主之。（《针灸甲乙经校释》）

脾胃虚冷，呕吐不已，内庭二穴、中脘二穴、气海一穴、公孙二穴。（《针灸大全》）

【医案举例】

余曾在刘卓佑教授指导下治一呕吐病例。患者男性,27 岁。自述三月余脘腹胀痛,恶心呕吐,日三至五次,甚则饮水进食即吐,所吐为酸水痰涎并夹杂食物,大便二三日一行,小便黄,渐见消瘦。诸治无效,遂来住院治疗。经查:舌质偏红,苔黄腻,脉弦细滑,上腹部压痛,胃肠钡餐显示:胃黏膜脱垂。经云:"诸逆上冲,皆属于火;诸呕吐酸,皆属于热。"肝热犯胃,胃失和降,治宜清肝和胃,降逆通腑。取穴:中脘、胃俞、足三里、内关、太冲。法用平补平泻。每日治疗一次。用上法治疗三次后,脘痛、恶心、呕吐均有减轻,但食后仍吐,加用穴位注射法,于午餐后在一侧内关穴注射维生素 C 50 毫克后,呕止。师曰:既合效机,毋庸更法。坚持治疗月余,诸症消失。再予调理脾胃,治疗 2 月,胃纳大进,体重增加而出院。(《南方医话》)

第七节 呃 逆

呃逆是以气逆上冲，喉间呃呃连声，声短而频，难以自忍为特征的一种病症。古称为"哕"或"哕逆"，俗称"打呃"。现代医学称"膈肌痉挛"。呃逆可单独发生，其症轻微，多持续数分钟至数小时后不治自愈。亦可续发于其他急、慢性疾病的过程中，其症多重，可昼夜不停，或间歇发作，迁延数日至数月不愈。

本病多见于现代医学的胃肠神经官能症、胃癌、胃扩张、胃炎、肝硬化晚期、脑血管疾病、尿毒症及其他胃、肠、腹膜、纵隔、食管等疾病所引起的膈肌痉挛发生呃逆。

【病因病机】

呃逆是由胃气上逆动膈而成。或因饮食不节，或因情志不和，肝气犯胃，或因正气亏虚，耗伤中气，损及胃阴，均可使胃失和降而致呃逆。

【辨证】

呃逆一症，辨证当辨清虚、实、寒、热。临床上呃逆初起多呃声响亮有力，形神未衰，多属实证；久病则呃声低弱无力，神疲形枯，多属虚证。

1. **实证** 胃寒者呃声沉缓有力，胃冷不舒，得热则减，舌苔白润，脉迟缓；胃热者呃声响亮有力，喜得冷饮，口臭心烦，便秘溲赤，舌红苔黄，脉滑数；肝郁气滞者呃逆每于情志波动时诱发或加重，伴有胸胁胀满，嗳气，舌苔薄腻，脉弦。

2. **虚证** 脾胃阳虚者呃声低弱，气不持续，面色少华，食少困倦，舌淡苔白，脉沉细；胃阴不足者呃声断续而急促，口燥咽干，烦躁不安，舌红少苔，脉细数。

【治疗】

1. 基本治疗

治则：通腑降气、补虚泻实、协调阴阳。取任脉、足阳明、手厥阴经穴为主。

处方：中脘 天突 内关 足三里 膈俞

方义：中脘是腑会，又是胃之募穴，擅长通腑降气；天突为任脉和阴维脉之会，善于肃降逆气；内关通于阴维脉，又是手厥阴之络穴，能宽胸利膈；足三里是足阳明合穴与下合穴，能健脾益气，和胃降逆；膈俞是血会，能利膈镇逆。

随证配穴：胃寒灸梁门、胃俞、关元；胃热针泻内庭、陷谷；肝郁者针泻太冲、肝俞；阴虚者，针补太溪、三阴交。

刺灸方法：胃寒、阳虚者，针灸并用，虚补实泻；肝郁、胃热者只针不灸，泻法；阴虚者只针不灸，平补平泻。

2. 其他疗法

（1）耳针：膈、交感、胃、脾、肝、神门、皮质下。每次选 2~3 穴，毫针强刺激、耳穴埋针或耳穴压籽法。

（2）穴位敷贴：吴茱萸研细末，醋调敷贴双侧涌泉。

【按语】

1. 针灸治疗呃逆，对病程短的实证疗效好，而病程长的虚证疗效差。

2. 若危重病后期出现呃逆者，预后较差。

3. 健康人若偶因进食吞咽过猛而出现呃逆者，可通过纸捻触鼻引嚏，或猝然惊吓病人，或嘱病人深呼吸屏气，或手指按压攒竹、天突、翳风等穴，一般可制止呃逆。

4. 呃逆停止后，要尽早查明原发病，以免病情贻误。

【古方选辑】

烦心咳，寒热善哕，劳宫主之。（《针灸甲乙经校释》）

哕，以草刺鼻，嚏，嚏而已，无息而疾迎引之，立已；大惊之，亦可已。（《灵枢经校释》）

哕……灸中脘、关元百壮；未止，肾俞百壮。（《针灸资生经》）

【医案举例】

患者罗某，1984 年因长期便血，曾切片检查诊断为直肠癌。1985 年复查：直肠指诊，距肛门 2 厘米处，可触及菜花样肿块，住院手术，术后化疗，用药第三天，突发呃逆，连声不止，痛苦不堪，呕吐频频，呕吐物始为饮食物，继则吐水汁，色呈土红、间有瘀血块。经用中西药，仍不能阻止呃逆呕吐，证候渐趋恶化。病人面色萎黄，精神疲倦，少气懒言，昏沉欲寐，呃声低沉无力，气不得续。问其痛苦，以手比划，胸脘闷乱，手足欠温，舌淡苔白中厚，脉沉、细弱无力。余用宽膈和胃、降逆调气法，取足三里（双）直刺 2 寸，内关（双）直刺 1 寸，天突向下斜刺 1.5 寸，巨阙向下斜刺 1 寸。进针得气后，留针 1 小时，其中间歇行针（每10分钟1次）保持一定的刺激量，以增强疗效。其具体手法：足三里（补泻兼施）、内关（补法）、天突（泻法）、巨阙（补法），针后约40分钟，患者呃逆止，吃稀面条一小碗，安然入睡，次日未再呃逆、呕吐。后以中药调理脾胃，体力渐复。11天后，偶又复发呃逆，仍以前法施治，针后即止。（《长江医话》）

第八节　胃　痛

胃痛又称胃脘痛。是以上腹部近心窝处经常发作疼痛为主症的病证。古代文献中的心痛、心下痛、心气痛，一般即指胃痛。与"真心痛"有显著区别。

本病多见于现代医学的急、慢性胃炎，胃或十二指肠溃疡，胃痉挛，胃神经官能症，胃下垂等疾病。

【病因病机】

胃脘痛的病因主要与情志不畅、饮食不节、劳累、受寒等因素有关。

1. **寒邪犯胃**　外感寒邪或过食生冷，使胃气失和、寒凝气滞。
2. **食积伤胃**　饥饱失常、暴饮暴食致脾运失调，宿食停滞，胃失和降。
3. **肝气犯胃**　情志失常、忧思恼怒，气郁伤肝，横逆犯胃。
4. **胃热炽盛**　气郁化火或过食辛辣肥甘，湿热内郁，气机阻滞。
5. **瘀阻胃络**　气滞则血瘀，瘀阻于胃，络脉不通。
6. **脾胃虚寒**　脾阳素虚，或久病、劳倦伤脾，或饮食不慎致脾阳不足，胃失温煦。
7. **胃阴亏虚**　素体阴虚，胃阴不足，或胃火内炽，灼伤胃阴，胃失所养。

【辨证】

1. **寒邪犯胃**　胃脘冷痛暴作，呕吐清水痰涎，畏寒喜暖，舌苔白，脉弦紧。
2. **食积伤胃**　胃脘胀痛，嗳腐吞酸，不思饮食，或呕吐不消化食物，舌苔厚腻，脉弦滑。
3. **肝气犯胃**　胃痛胀满，攻痛连胁，嗳气频频，或呕吐酸苦，舌苔薄白，脉沉弦。
4. **胃热炽盛**　胃痛急迫或痞满胀痛，嘈杂吐酸，口苦心烦，舌质红，苔黄，脉数。
5. **瘀阻胃络**　胃脘刺痛，或痛如刀割，痛处拒按，舌质紫黯或有瘀点瘀斑，脉涩。

6. 脾胃虚寒 胃脘隐痛,喜温喜按,泛吐清水,神疲乏力,手足欠温,舌苔薄白,脉细弱。

7. 胃阴亏虚 胃脘灼痛,饥不欲食,食少口干,大便干燥,舌红少津,脉细数。

【治疗】

1. 基本治疗

治则:寒邪犯胃及脾胃虚寒者,均宜温中散寒,和胃止痛;食积伤胃者宜消食导滞,行气止痛;肝气犯胃者宜疏肝理气,和胃止痛;胃热炽盛者宜清胃泻火,和胃止痛;瘀阻胃络者宜活血化瘀,通络止痛;胃阴亏虚者宜滋养胃阴,和胃止痛。取胃的俞、募、合穴、手厥阴和足太阴经穴为主。

处方:中脘 胃俞 足三里 内关 公孙

方义:中脘、胃俞是胃的俞募穴配用,能和胃止痛;足三里是胃的合、下合穴,宗"合治内腑"之旨,能治疗胃疾;内关通阴维脉,是手厥阴络穴,公孙通冲脉,是足太阴络穴,内关、公孙是八脉交会配穴法,擅长治疗胃、心、胸疾患。

随证配穴:寒邪犯胃者加关元、气海、神阙;脾胃虚寒者加脾俞、三阴交;食积伤胃者加天枢、梁门、大横;肝气犯胃者加太冲、行间、肝俞;胃热炽盛者加内庭、厉兑、合谷;瘀阻胃络者加膈俞、三阴交、期门;胃阴亏虚者加脾俞、血海、章门。

刺灸方法:实证针用泻法,虚证针用补法,寒证可加用灸法。

2. 其他疗法

(1) 耳针:取胃、十二指肠、脾、肝、交感、神门、皮质下、腹等穴。每次选 3 ~ 5 穴,采用毫针刺法或用耳穴压丸法。

(2) 穴位注射:取胃俞、脾俞、中脘、内关、足三里、梁丘等穴,每次选 2 ~ 3 穴,选用红花注射液、川芎注射液、当归注射液等,每穴注药 1.0 ~ 2.0ml;或盐酸山莨菪碱注射液(盐酸 654 - 2 注射液),每穴注药 0.3 ~ 0.5mg(可用灭菌注射用水 1.0ml 稀释,以增加刺激量)。

(3) 皮肤针:华佗夹脊穴和膀胱经背俞穴。重点叩打胸 5 ~ 12,中度或较重刺激。

(4) 拔火罐:虚寒性胃痛多在针刺治疗完毕后,于上腹部、脊柱两侧加拔火罐 10 ~ 15 分钟。

(5) 穴位埋线:溃疡病可选用上脘透中脘、脾俞透胃俞、足三里三组穴,交替埋植羊肠线，每周一次，3 周 1 个疗程。

【按语】

1. 针灸治疗胃痛疗效显著，坚持治疗还有较好的远期疗效。

2. 平时应注意饮食调养，饮食定时，少食多餐，勿过饥、过饱，进食易消化食物，忌食生冷、刺激性食物，力戒烟酒。

3. 胃痛者要注意调节情绪，保持心情舒畅。

4. 本病应与肝胆病、胰腺炎、心肌梗塞等病症相鉴别，以免贻误病情。

5. 本病如属溃疡病出血、穿孔等重症，要及时采取相应措施或转外科治疗。

【古方选辑】

胃脘痛：太渊、鱼际、三里、两乳下（各一寸，各三十壮）、膈俞、胃俞、肾俞（随年壮）。(《针灸大成校释》)

食积血瘕，腹中隐痛，胃俞二穴、行间二穴、气海一穴。(《针灸大全》)

胃脘痛，膈俞、脾俞、胃俞、内关、阳辅、商丘。(《类经图翼》)

【医案举例】

邱某，女，21 岁，因胃痛，腹胀半年，1974 年 5 月 20 日来我院。

患者去年 12 月发现胃痛，腹胀，食欲逐渐减少，嗳气，现在每天食量不足半斤，身体逐渐虚弱，疲乏无力。经服药治疗效果不显。X 线钡餐检查：胃小弯在髂骨嵴下 4 厘米，身体消瘦，腹部松软无压痛，面黄，舌苔薄白，脉沉缓无力。中医辨证系中气下陷，脾胃虚弱。采用补中益气，调整脾胃之法治之。取中脘透下脘、天枢透外陵、气海透关元、足三里，用热补法，留针 10～20 分钟。针治 10 次，胃痛、腹胀减轻。X 线钡餐检查：胃小弯在髂骨嵴下 2 厘米，治疗到同年 7 月 15 日，针达 30 次时，症状完全消失，钡餐检查：胃小弯在髂骨嵴上 1 厘米，已愈停诊。经同年 10 月 23 日随访情况良好。(《针灸集锦》)

第九节 泄 泻

泄泻又称腹泻。是以大便次数增多，粪质稀薄，甚至呈水样为主症的病症。本病四季均可发生，尤多见于夏秋两季。临床上根据病情和病程的不同，将泄泻分为急性和慢性两大类。

本病多见于现代医学的急慢性肠炎、肠结核、胃肠功能紊乱、过敏性结肠炎等疾病。

【病因病机】

各种致病因素引起脾胃功能失调，脾失健运，清浊不分，混杂而下，并走大肠，形成泄泻。

1. **急性泄泻** 多因暴饮暴食，过食生冷、油腻、不洁之物，或感受六淫外邪，损伤脾胃，或肝气横逆乘脾致使运化传导功能失常，清浊不分而成泄泻。

2. **慢性泄泻** 脾胃素虚，或久病气虚，脾失健运，食物难以消磨。或因年老，肾阳不振，命门火衰，不能腐熟水谷，亦能导致泄泻。

【辨证】

1. **急性泄泻**

发病较急，病程较短，便次显著增多。寒湿困脾者则便质清稀，肠鸣腹痛，身寒喜温，食少纳差，舌质淡，苔白滑，脉迟；肠腑湿热者则便下黄糜热臭，腹痛，肛门灼热，身热口渴，小便短赤，舌苔黄腻，脉濡数；食滞胃肠者大便臭如败卵，腹痛拒按，泻后痛减，嗳腐吞酸，苔厚腻，脉滑；肝郁气滞者，每因情志不畅而出现泄泻，舌红，苔薄白，脉弦。

2. **慢性泄泻**

发病势缓，多由急性泄泻迁延而成，病程较长，每日便泄次数较少。如脾气虚弱者则大便时溏时泻，或多食即泻，甚至完谷不化，面色萎黄，神疲肢软，不思饮食，舌淡苔白，脉细弱；肾阳不足者则每于黎明五更之时腹痛泄泻，喜暖喜按，形寒肢冷，舌淡苔白，脉沉细。

【治疗】

1. **基本治疗**

治则：疏调肠胃气机。取大肠的俞、募、下合穴为主。

处方：天枢 大肠俞 上巨虚 丰隆 脾俞 神阙

方义：天枢、大肠俞合用是俞募相配，加上大肠的下合穴上巨虚，能调理肠胃，涩肠止泻；丰隆是足阳明络穴，擅长祛痰利湿，配脾俞能加强健脾利湿之功；神阙施灸，能通调肠腑，涩肠止泻。

随证配穴：寒湿困脾者加阴陵泉、大横；肠腑湿热者加曲池、外关；食滞胃肠者加中脘、胃俞、足三里；肝郁气滞者加肝俞、太冲；脾气虚弱者加足三里、阴陵泉；脾气下陷者加百会、关元；肾阳不足者加肾俞、命门、关元。

刺灸方法：实证用针刺泻法，虚证用针刺补法，寒证可加灸法，神阙用隔盐灸或隔姜灸。

2. 其他疗法

（1）耳针：取大肠、小肠、胃、脾、肾、交感、神门等穴。每次选 3～5 穴，采用毫针刺法或耳穴压丸法。

（2）拔火罐：虚寒性泄泻者，取天枢、大肠俞、关元、小肠俞、足三里、脾俞、胃俞、上巨虚、命门等穴拔罐。

（3）穴位注射：取天枢、大肠俞、上巨虚、大横、脾俞、胃俞等穴，每次选 1～2 穴，选黄连素注射液或维生素 B_1，每穴注药 0.5～1.0ml。

（4）脐疗：久泻者，用醋调五倍子末敷贴神阙穴。

【按语】

1. 针灸治疗泄泻疗效较好。

2. 若泄泻是由恶性病变引起，或泄泻引起严重脱水者，应采取综合治疗措施。

3. 发病期间要注意饮食卫生，忌食生冷、油腻、辛辣、不洁之品。

【古方选辑】

肠鸣而泻：神阙、水分、三间；食泄：上廉、下廉……溏泄：太冲、神阙、三阴交；泄不止：神阙（《针灸大成校释》）。

小儿泄泻，胃俞、水分、天枢、神阙腹痛乳癖甚妙（《类经图翼》）。

泄泻不止，里急后重。下脘一穴、天枢二穴、照海二穴（《针灸大全》）。

【医案举例】

王某，女，34 岁，教师。1970 年 7 月 5 日初诊

大便黏薄，一日数行已 5 年。患者经常消化不良，大便黏稠，一日 3～4 次，伴少腹冷痛胀滞，四肢畏寒。有情志抑郁史，常易恼怒，平时喜食生冷之品。脘腹时而作胀，得嗳气或矢气后乃舒。面无荣色，肢体消瘦，脉搏细滑、尺弱，苔薄白质淡两边微红。胃为水谷之海，脾主运化精微。患者情志不扬，木郁而实，横侮脾土；喜食生冷，寒湿内滞，脾阳不振，因而运化失常，兼以久病，损及肾元，阴中少火，中焦生寒，转相因果，而成此证。拟温补脾肾，和胃理气，针灸两施为治。

处方：

（1）针刺：手三里双　足三里双　太冲双　合谷双　平针法，得气后，留针 20 分钟。

（2）隔饼灸穴：①神阙 气海 ②天枢 ③水道 ④关元 4 组穴位，每次针后灸 1 组，每穴灸 7 壮。隔天治疗 1 次，轮流灸治。

上法治疗六次后，大便日行一次，已成形，腹痛腹胀已减。共治 12 次停止治疗。隔一年患者因关节酸痛来门诊治疗，告知大便已经正常。（《陆瘦燕朱汝功针灸学术经验选》）

第十节 痢 疾

痢疾是以腹痛、里急后重、下痢赤白脓血为特征的常见肠道传染病。多发于夏秋季节。临床常将本病分湿热痢、疫毒痢、噤口痢、寒湿痢和休息痢五类。

本病多见于现代医学的急、慢性细菌性痢疾，阿米巴痢疾等疾病。

【病因病机】

本病多因饮食不洁或感受暑湿疫毒所致。外邪与食滞交阻肠腑，大肠传导失职，气血凝滞，络脉破损，遂致痢下赤白脓血。

1. **湿热痢** 外感时邪（暑湿疫毒之气），内伤饮食（误食不洁，或过食肥甘酒炙之物），致湿热内蕴，腑气壅阻，气血凝滞化为脓血。

2. **寒湿痢** 脾胃素虚或暑夏恣食生冷瓜果、不洁之物，脾胃受损，中阳受阻，寒湿内蕴，气血凝滞，与肠中腐浊之气相搏，化为脓血。

3. **疫毒痢** 热毒壅盛，邪陷心包，高热神昏，病情危重为疫毒痢。

4. **噤口痢** 湿热秽浊阻于肠腑，致胃气上逆，则胃不纳食而成饮食不下、痢下不止。

5. **休息痢** 久痢不愈，或痢疾后失治、误治，邪恋正衰，使痢疾时发时止。

【辨证】

1. **湿热痢** 痢下赤白脓血，赤多白少，腹痛，里急后重，肛门灼痛，小便短赤，舌苔黄腻，脉滑数。

2. **寒湿痢** 痢下不爽，白多赤少，或痢下白色黏冻，脘腹胀痛，喜暖畏寒，舌苔白腻，脉濡数。

3. **疫毒痢** 发病急骤，腹痛剧烈，痢下鲜紫脓血，高热神昏，心烦口渴，舌质红绛，苔黄燥，脉滑数。

4. **噤口痢** 痢下赤白脓血，恶心呕吐，不能进食，舌苔腻，脉濡数。

5. **休息痢** 痢疾时发时止，病程较长，发作时见痢下赤白黏冻，腹痛，神疲肢软，舌淡苔腻，脉细弱。

【治疗】

1. 基本治疗

治则：湿热痢宜清利湿热；寒湿痢宜温化寒湿；疫毒痢宜泻热解毒、镇痉安神；噤口痢宜和胃降浊；休息痢宜温补脾肾。取大肠的背俞穴、募穴和手足阳明经穴为主。

处方：大肠俞　天枢　上巨虚　合谷　丰隆　阴陵泉

方义：大肠俞、天枢为俞募相配，上巨虚是大肠的下合穴，合谷是手阳明原穴，四穴合用能通调大肠腑气；丰隆是足阳明络穴，阴陵泉是足太阴合穴，两穴均为祛痰湿的经验穴，且能健脾和胃。

随证配穴：湿热痢加内庭、曲池；寒湿痢加气海、中脘；疫毒痢加大椎、十宣点刺放血；噤口痢加中脘、内关；休息痢加脾俞、肾俞、关元。

刺灸方法：实证用针刺泻法，虚证用针刺补法，寒湿痢、休息痢可行温和灸、温针灸或隔附子饼灸。

2. 其他疗法

（1）耳针：大肠、小肠、直肠下段、胃、脾、肾、腹、肾上腺、神门。采用毫针刺法或耳穴压丸法。

（2）穴位注射：用黄连素注射液或维生素 B_1 注射液，注入天枢、上巨虚、足三里、大肠俞，每穴注射药液 0.5～1.0ml。

【按语】

1. 针灸治疗本病疗效较好，尤以湿热痢（急性菌痢）为著。
2. 疫毒痢和噤口痢（中毒性菌痢）病情危重，应采取综合治疗措施。
3. 本病发作期应严格控制饮食或禁食，并实行床边隔离。
4. 平时要注意饮食卫生，不吃不洁或变质食物。
5. 在流行季节可吃生大蒜或药物预防。

【古方选辑】

气海石门腹痛，关元久痢冷痢腹痛，三阴交腹满泄泻。（《类经图翼》）

痢疾：曲泉、太溪、太冲、丹田、脾俞、小肠俞。（《针灸大成校释》）

赤白痢疾，如赤：内庭、天枢、隐白、气海、照海、内关。如白，里急后重，大痛者：外关、中脘、隐白、天枢、申脉。（《针灸大成校释》）

泻痢，气虚兼寒热、食积、风邪、惊邪、热湿、阳气下陷、痰积，当分治。

泻轻痢重，陷下则灸之，脾俞、关元、肾俞、复溜、腹哀、长强、太溪、大肠俞、三里、气舍、中脘。白痢，大肠俞。赤，小肠俞。（《针灸聚英》）

【医案举例】

李某，男，43 岁，职员。门诊号：753329。

患者以腹痛下痢黏冻 3 天而就诊。据称入秋以后，多吃瓜果，开始胃口不好，饮食减少，于前天起，腹中隐隐作痛，腹泻，先是便溏，后是稀水，连续几次，即见便出白色黏冻，稍夹红色，每日 10 余次，时觉形寒，但不发热。就诊时腹痛阵作，痛即欲便，便下白多赤少，里急后重，口不渴，神倦思卧，纳呆口黏，舌苔白腻，脉濡。检查：腹柔软，肝脾未及，右少腹轻压痛，体温正常。大便镜检：见黏液、脓细胞、少量红细胞。大便细菌培养为佛氏痢疾杆菌。西医诊断：急性菌痢。属寒湿证。因时属深秋，多进生冷瓜果，中阳受损，运化失权，湿浊阻滞，伤及阳明气分，故见痢下白色，兼及血分，故微夹红色，湿邪未从热化，故无身热口渴等症。治当温运化湿，参以导浊。取上巨虚、合谷，用捻转泻法，取阴陵泉以运脾利湿，行平补平泻法，均留针 30 分钟，并于天枢、气海两穴用艾条灸 5 分钟，每日 2 次。第 2 天，便泻减为 1 日 3 次，腹痛减轻。原方续用 2 天，至第 4 天，症状消失，便次与镜检均正常，乃单灸足三里一穴，直至大便培养连续 3 次转阴而停止治疗。（《中国百年百名中医临床家丛书》）

第十一节　便　秘

便秘是指大便干燥，排便困难，秘结不通的病症。

本病多见于现代医学的功能性便秘、肠道易激综合征、直肠及肛门疾病、药物性便秘、内分泌及代谢性疾病。

【病因病机】

便秘多由大肠传导失职，以及津液不足所致。由于其病因不同、体质各异，故便秘有虚、实、寒、热之别。

1. **热秘**　素体阳盛，嗜食香燥辛辣，少食蔬菜瓜果，阳明积热，灼伤津液。
2. **冷秘**　老年肾阳不足，温煦无权，阴寒凝结，不能化气布津。
3. **气秘**　情志不畅，肝气郁结，疏泄失职。
4. **虚秘**　病后、产后气血未复，气虚则转运无力，血虚则肠失润下。

【辨证】

本病以排便困难为主要临床表现。有出现粪质干燥坚硬，排出困难者；也有表现粪质不干硬，有便意而排便困难者。

1. 热秘 大便干结，腹部胀痛，烦热面赤，口渴口臭，小便黄赤，舌苔黄燥，脉滑数。

2. 冷秘 大便秘结，腹中冷痛，腰冷痠软，小便清长，四肢欠温，舌苔薄白，脉沉迟。

3. 气秘 大便秘结，欲便不得，腹部胀痛，痛连两胁，目眩口苦，苔薄白，脉弦。

4. 虚秘 大便秘结，虽有便意但临厕努责乏力，腹无胀痛，但觉小腹不舒，心悸气短，面色少华，舌质淡，脉细弱。

【治疗】

1. 基本治疗

治则：通调腑气，润肠通便。取大肠的俞、募穴和足阳明经穴为主。

处方：大肠俞 天枢 上巨虚 足三里 支沟

方义：大肠俞、天枢是俞募相配，能通调腑气，润肠通便；上巨虚是大肠下合穴，足三里是足阳明合穴和下合穴，两穴合用可润肠通便；支沟是手少阳经穴，能宣通三焦气机而通调腑气，其中天枢和支沟又是润肠通便的经验穴。

随证配穴：热秘加曲池、外关、合谷；冷秘加灸神阙、关元、肾俞、命门；气秘加肝俞、太冲、中脘；虚秘加脾俞、胃俞、三阴交；脱肛灸百会、关元。

刺灸方法：实证宜用针刺泻法，虚证宜用针刺补法，冷秘、虚秘可用温针灸、温和灸或隔附子饼灸。

2. 其他疗法

(1) 耳针：取大肠、小肠、直肠、皮质下、脾、腹等穴。每次选 3~5 穴，毫针刺法或耳穴压丸法。

(2) 穴位注射：用 5% 葡萄糖注射液或灭菌注射用水，注入天枢、大横、大肠俞、上巨虚、支沟等穴，每穴注药 1.0~2.0ml，每日 1 次。

(3) 皮肤针：大肠俞、天枢、大横、腹结、次髎等穴，中等刺激量叩击，每日 1 次，10 次 1 个疗程。

【按语】

1. 针灸治疗便秘疗效较好，若针灸治疗多次不效者，须查明原因，采取综合治疗措施。

2. 合理膳食，改变偏食习惯，多吃蔬菜水果，忌食辛辣、香燥之品。

3. 坚持体育锻炼，养成定时排便的习惯。

【古方选辑】

三焦约，大小便不通，水道主之。大便难，中渚及太白主之。大便难，大钟主之。(《针灸甲乙经校释》)

大便不通：承山、太溪、照海、太冲、小肠俞、太白、章门、膀胱俞。(《针灸大成校释》)

大便秘结：章门二七壮，阴交、气海刺。石门、足三里、三阴交、照海刺，太白刺，大敦大都刺。(《类经图翼》)

【医案举例】

李某，男，17 岁，学生。

初诊：1996 年 10 月 5 日。

大便干结不爽 3 年余，开始服麻仁丸尚可取效，近年来便秘日见加重，服麻仁丸也无济于事。2 月前曾求诊于某中医师，给予汤药内服，服后溏泻十余天。停药后 1 周，又见大便不通，且程度较前加重，大便六七日一行，粪便干结难出，靠开塞露维持通便，痛苦异常。西医怀疑结肠占位性病变，建议行乙状结肠镜检，患者心存恐惧，遂前来试治于针灸。诊见面色萎黄，大便干结难下，六七日一行，状如羊粪，纳可，小便如常，舌淡，脉沉迟，尺肤欠温。

诊断：冷秘。

辨证：肾阳不足。

治法：补益肾气，温振元阳，逐寒通腑。

针灸处方：大肠俞 肾俞 支沟 照海 关元。

刺法：补大肠俞、肾俞，直刺 1～2 寸；补支沟、照海，直刺 0.5 寸。留针 20 分钟。灸关元 5～7 壮，每日 1 次。

二诊：1996 年 10 月 8 日。

经针灸 3 次，自觉大便较前省力，质稍变软，仍三四天一行。效不更方，继如前法治疗。

针灸至 11 天，患者大便通畅，量多，成形，日行二三次，无腹痛等不适。

如此持续 3 天后，日行 1 次。遂停灸仅用针刺，每周 2 次，并嘱禁食冰冷，多活动，多吃蔬菜。后经针刺 8 次，疗效稳定，停诊。随访 6 个月未见复作。

按语：此患者因学习紧张，久坐少活动而发病，后反复使用清热通便泻下之剂，戕杀元阳，损伤大肠津液，阳虚则推动无力，津亏则水不浮舟，故大便干结难出。选穴以肾与膀胱相表里配穴为主，辅以三焦经支沟，灸任脉与足三阴之会穴关元，共奏补肾温阳、逐寒通腑之功。(《中国百年百名中医临床家丛书》)

第十二节　黄　疸

黄疸是以目黄、身黄、小便黄为主症的一种病证，其中尤以目睛黄染为确诊的重要特征。一般分阴黄和阳黄两大类。

本病多见于现代医学的急慢性肝炎、胰腺炎、胆囊炎、胆石症、肝硬化等疾病出现黄疸者。

【病因病机】

黄疸的致病因素主要是湿邪，湿邪既可外感，亦可内生。若外感湿热疫疠，蕴结脾胃，熏蒸肝胆，湿郁热蒸，胆汁不循常道，溢于肌肤，发为阳黄；若饮食不节，劳倦过度，以致脾胃虚弱，中阳不振，湿从寒化而内阻，胆汁为湿所遏，溢于肌肤而成阴黄。

阳黄与阴黄，在一定条件下又可相互转化。如阳黄失治、误治、或迁延日久，脾阳受损，湿从寒化，则可转化为阴黄；阴黄复感外邪，湿郁化热又可转化成阳黄，形成虚实夹杂的证候。

【辨证】

1. **阳黄**　目肤色黄，色鲜如橘，发热口渴，渴喜冷饮，胸闷呕恶，腹胀便秘，小便黄少，舌苔黄腻，脉滑数。

2. **阴黄**　目肤色黄，色如烟熏，神疲乏力，脘腹胀满，口淡不渴，食少便溏，舌淡苔白腻，脉沉迟。

【治疗】

1. 基本治疗

治则：阳黄宜疏利肝胆，清热利湿，取督脉、足少阳、足厥阴经穴为主；阴黄宜健脾和胃，温化寒湿，取足阳明、足太阴经穴及背俞穴为主。

处方：胆俞　阳陵泉　脾俞　至阳

方义：胆俞擅长疏肝利胆，清热利湿；阳陵泉是足少阳合穴、下合穴，宗"合治内腑"之旨，与胆俞相配以疏调肝胆，使胆汁循于常道；脾俞能健脾和胃，利湿退黄；至阳属督脉腧穴，针灸并用具温通阳气的作用，且为退黄之要穴。

随证配穴：阳黄加内庭、太冲、曲池；阴黄加阴陵泉、足三里、中脘；热甚加大椎；恶心呕吐加内关；便秘或泄泻者加天枢；黄疸甚加腕骨。

刺灸方法：阳黄，毫针刺用泻法；阴黄，针用泻法或平补平泻，亦可加灸。

2. 其他疗法

（1）耳针：肝、胆、脾、胃、耳尖、神门。每次取2～3穴用，毫针中等刺激。亦可采用耳穴压丸法。

（2）穴位注射：肝俞：胆俞　日月　期门。每次选2～3穴，取板蓝根注射液或田基黄注射液液注入，每穴注射药量0.5～1.0ml，每日1次，5次为1个疗程。

【按语】

1. 针灸治疗急性黄疸性肝炎疗效显著，但必须严格消毒隔离，以防传染。
2. 其他原因引起的黄疸，应采取综合治疗措施。
3. 嘱患者多卧床休息，保持心情舒畅，进食富有营养的食物。

【古方选辑】

黄疸，刺脊中；黄疸善欠，胁下满欲吐，脾俞主之。（《针灸甲乙经校释》）

黄疸：百劳、腕骨、三里、涌泉、中脘、膏肓、大陵、劳宫、太溪、中封、然谷、太冲、复溜、脾俞。（《针灸大成校释》）

黄疸四肢俱肿，汗出染衣，至阳一穴、百劳一穴、腕骨二穴、中脘一穴、三里二穴；黄疸，遍身皮肤及面目小便俱黄，脾俞二穴、隐白二穴、百劳一穴、至阳一穴、三里二穴、腕骨二穴；谷疸，食毕则头眩心中怫郁，遍体发黄，胃俞二穴、内庭二穴、至阳一穴、三里二穴、腕骨二穴、阴谷二穴；酒疸，身目俱黄，心中俱痛，面发赤斑，小便赤黄，胆俞二穴、至阳一穴、委中二穴、腕骨二穴；女痨疸，身目俱黄，发热恶寒，小便不利，关元一穴、肾俞二穴、然骨二穴、至阳一穴。（《针灸大全》）

【医案举例】

蔺某，男，22岁，军人。住院号：129147。

患者纳少，肢体乏力 10 余天，出现眼黄、皮肤黄、尿黄 2 天。刻诊，不欲饮食，脘腹痞胀，胃呆，口干，大便干结。检查：体温正常，巩膜皮肤重度黄染，腹平软，肝上界第 5 肋间，肋下未扪及，肝区轻度叩痛，脾脏未触及。实验室检查：尿胆红素(＋＋＋＋)，尿胆素原定性 (＋)。肝功能检查：黄疸指数为 50U，胆红素定量为 106.02μmol/L，谷丙转氨酶＞1000U。舌质偏红，舌苔黄腻，脉弦滑。西医诊断：病毒型肝炎。中医诊断：黄疸（热重于湿型）。证属湿热内蕴，脾胃运化失职，肝胆气机阻滞，胆液外泄，发为黄疸。针刺治疗以清肝利胆、运脾化浊为主。取穴：行间、阳陵泉、足三里、三阴交。用提插捻转泻法，每日 2 次，留针 30 分钟，10 分钟行针 1 次。针治 2 天后，精神、食欲好转。复查肝功能：黄疸指数已降至 33U，胆红素定量 58.14μmol/L，谷丙转氨酶降至 485U。第 5 天精神、食欲逐渐恢复，第 7 天肝区疼痛等临床症状亦消失，舌苔薄白，脉稍弦。湿热渐退，原方去三阴交，继续治疗，针刺改为每日 1 次。第 9 天肝功能检查：黄疸指数 13U，胆红素定量 18.8μmol/L，谷丙转氨酶 116U。第 18 天，肝功能恢复正常，提示湿热已清，脾运渐复，单取足三里，平补平泻，每日 1 次，又治 7 天，以巩固疗效。共住院 33 天出院。(《中国百年百名中医临床家丛书》)

第十三节　胁　痛

胁痛是临床比较多见的一种自觉症状，以一侧或两侧胁肋疼痛为主要临床表现。

本证多见于现代医学的肝、胆囊、胸膜等急、慢性疾患和肋间神经痛等。

【病因病机】

肝胆位于胁部，其经脉布于两胁，故本证主要责于肝胆。

1. **肝郁气滞**　情志抑郁，或暴怒伤肝，肝气郁结，失于条达，气阻络痹，而致胁痛。

2. **瘀血停留**　跌仆闪挫，胁络受伤，或气郁日久，血流不畅，瘀血停积痹阻，胁络，而致使胁痛。

3. **肝胆湿热**　外感湿热或内伤饮食，脾失健运，痰湿中阻肝胆失其疏泄条达，而致胁痛。

4. **肝阴不足**　久病体虚，精血亏损，肝脉失养，亦可发生胁痛。

【辨证】

1. **肝郁气滞**　以胀痛为主，无定处，疼痛随情志变化而增减，胸闷而胀，嗳气频频，苔薄，脉弦。

2. **瘀血停留**　以刺痛为主，痛有定处，入夜尤甚，胁下可见痞块，舌紫黯，脉沉涩。

3. **肝胆湿热**　胁痛伴有恶心呕吐，口苦，厌食油腻，舌红，苔黄腻，脉弦、滑数，

4. **肝阴不足**　胁肋隐痛，绵绵不休，口苦咽燥，五心烦热，头晕目眩，舌红少苔，脉细弦而数。

【治疗】

1. **基本治法**

治则：疏肝利胆、养阴柔肝、通络止痛。取足厥阴肝经、足少阳胆经穴为主，辅以背俞穴。

处方：期门　支沟　阳陵泉　太冲　肝俞　肾俞　行间

方义：肝胆经之脉布于胁肋，期门为肝经募穴，配肝俞为俞募配穴法，可调理肝气；太冲、行间、支沟、阳陵泉以疏泄肝胆经气，使气血通畅，奏通络止痛之功；肝俞、肾俞滋肝肾之阴。

随证配穴：呕恶者加中脘；瘀血内停、痛有定处者加膈俞、三阴交；湿热重恶心加内关、中脘；头晕加百会；肝阴不足加足三里、三阴交。

刺灸方法：实证针用泻法，虚证针用补泻兼施。

2. **其他疗法**

(1) 耳针：肝、胆、神门、胸。实证强刺激，虚证轻刺激。留针30分钟，或埋皮内针，或王不留行籽贴压。

(2) 穴位注射：适用于肋间神经痛。用10%葡萄糖液10ml，或加维生素B_{12}注射液1ml，注入相应节段的夹脊穴。或取病侧阿是穴、阳陵泉，用维生素B_1注射液100mg（2ml），维生素B_{12}注射液0.1mg（1ml）混合均匀，每穴注入1.5ml，每日1次，10次为一疗程。

(3) 皮肤针：适用于劳伤胁痛。轻叩胁肋部痛点及与痛点相应的背俞穴，并可拔火罐。

【按语】

(1) 针灸对本病有较好的疗效，以迅速止痛见长。

（2）患者应保持心情舒畅，忌食油腻辛辣之品，宜清淡。

（3）如为传染性肝炎，应隔离。

【古文选辑】

胸胁中痛，取大包。胸胁痛无常处，取环跳、至阴。胸胁胀且痛取太白。胸胁痛，取天井、支沟、间使、大陵、三里、太白、丘虚、阳辅（《神应经》）。

胸连胁痛，取期门、章门、丘虚、行间、涌泉（《针灸摘英集》）。

一切游走气攻胸疼痛，语言咳嗽难，不可转侧，取支沟、刺委中出血（《玉龙经》）。

【医案举例】

叶某，女，28岁。左胸胁疼痛已3天，呼吸隐痛，咳则更甚，转侧亦作痛，俯仰不利。左侧第9、10肋骨处，有压痛。舌红苔薄，脉弦。治则：疏肝理气，祛邪通络。支沟左、阳陵泉左、行间左，用泻法，阿是穴艾条灸，并拔火罐。针时疼痛立即缓解，留针半小时，咳唾感亦止，出针后俯仰亦便利（《针灸治验录》）。

第十四节　胸　痹

胸痹是指由邪痹心络、气血不畅而致胸部闷痛，甚则心痛彻背、短气喘息不得卧等为主的一种疾病。

本病多见于现代医学的冠状动脉硬化性心脏病、肺心病、肺气肿等。

【病因病机】

1. **寒邪内侵**　素体阳衰，胸阳不振，寒邪侵袭，寒凝心脉，而成胸痹。

2. **饮食不当**　饮食不节，喜食肥甘生冷，损伤脾胃，脾运失健，聚湿成痰，痰阻胸阳，发为胸痹。

3. **情志失调**　忧思伤脾，脾虚气结，津液失布，聚而为痰；郁怒伤肝，肝郁气滞，痰郁交阻，脉络不利而发为胸痹。

4. **年老气虚**　年老体衰，肾气渐衰，可致心气不足或心阳不振；肾阴亏虚，可致心阴内耗，心阴亏虚，心阳不振，心胸失养而酿成胸痹。

【辨证】

1. **寒凝心脉** 胸痛彻背，遇寒而作，恶寒肢冷，胸闷心悸，其他气喘不得卧，舌淡苔白滑，脉沉细。

2. **心脉瘀阻** 心胸疼痛，痛如针刺、固定不移，面色晦黯，舌紫暗，或有瘀斑，脉沉涩。

3. **痰浊闭阻** 胸闷如窒而痛，气短喘促，痰多口黏，舌淡苔浊腻，脉滑。

4. **心气不足** 胸闷隐痛、时作时止，心悸短气，倦怠懒言，面色少华，舌淡苔薄白，脉细弱。

5. **心肾阴虚** 心胸隐痛，病程日久，心烦少寐，腰酸膝软，舌红少苔，脉细数。

【治疗】

1. 基本治疗

治则：行气通阳、化瘀止痛。取心包经和相应俞募穴为主。

处方：内关 郄门 阴郄 巨阙 膻中 心俞

方义：内关属心包经之穴，为八脉交会穴与阴维脉相通，能宽胸理气、活血通络；郄门、阴郄是心包经和心经的郄穴，可行气通络、化淤止痛；膻中气会、巨阙为心与心包之募穴，能行气化淤、镇痛宁神；心俞补益心气。

随证配穴：气滞血瘀者加太冲、膈俞、血海；寒邪凝滞者加灸神阙、关元；痰湿闭阻者加中脘、丰隆、三阴交；心肾阴虚者加肾俞、太溪；心脾两虚者加脾俞、足三里。

刺灸方法：针灸并用，实者泻法，虚者补法。

2. 其他疗法

（1）指针：取心俞、厥阴俞、膈俞、内关、间使、三阴交、心前区阿是穴，拇指掐按。

（2）穴位敷贴：用少许七厘散撒于麝香虎骨膏上，敷贴于膻中、巨阙、心俞、厥阴俞等穴。两天换一次。

（3）耳针：心、神门、交感、皮质下，强刺激，每次2～3穴，留针 30 分钟，隔日一次。

（4）电针：取阴郄、郄门、膻中、巨阙。连续波、快频率刺激。

（5）穴位注射：取郄门、心俞、厥阴俞、足三里等穴。用复方丹参或川穹嗪注射液，每穴注射0.5～1ml，隔日一次，5次为一疗程。

【按语】

1. 针灸对减轻和缓解心绞痛，对心肌梗死有一定疗效。
2. 心绞痛病情危急，必须及时综合救治。
3. 间歇期坚持治疗，对于减少心绞痛发作大有帮助。
4. 患者应注意饮食起居，忌肥甘厚味，力戒烟酒。
5. 患者平时应调畅情志，不能情绪波动过大，保持平静、愉快的心境。

【古方选辑】

胸痹，取太渊。(《神应经》)

胸膈疼痛，取期门、内关、太冲。(《针灸全书》)

心胸痛，曲泽、内关、大陵。(《神应经》)

心痛手颤少海间，若要除根觅阴市。(《席弘赋》)

心痛掌中热，须当针太渊。(《针灸聚英》)

胸中引胁痛，大陵、期门、膻中、劳宫。(《针灸易学》)

【医案举例】

刘某，患高血压5年，伴心慌、胸闷、胸痛3年。心绞痛发作时胸骨后剧烈疼痛，并发射至左侧肩背部，呼吸困难，面色苍白，大汗淋漓，每次发作时间持续15~30分钟。本次因精神因素诱发，症状同上。针膻中、内关，持续捻转约5分钟，绞痛消失。此后，每次发作均用同法而迅速止痛，后来绞痛完全停止发作。(《针灸临证集验》)

第十五节　心　悸

心悸是指心跳异常、自觉心慌不安的病症，又名"惊悸"、"怔忡"，是由心失所养、邪扰心神所致。

本病常见于现代医学的心神经官能症、风湿性心脏病、冠状动脉硬化性心脏病、肺原性心脏病、贫血、甲状腺功能亢进等。

【病因病机】

1. **心胆气虚**　平素心虚之人，突受惊恐，或遇险临危，使心惊不能自主。
2. **心血不足**　失血过多、忧思过度，劳伤心脾，使气血化生不足，心失所养，发为心悸。

3. **阴虚火旺** 久病体虚，或房室过度，伤及肾阴；或肾水亏虚，虚火妄动；扰乱心神，而致心悸。

4. **心脉瘀阻** 心阳不振，血行不畅，或痹证内舍于心，心脉痹阻，发为心悸。

5. **水饮凌心** 素体阳虚，促使肾阳虚衰，不能温化水液，水液上犯于心，心阳受阻，而发心悸。

6. **心阳不振** 大病久病之后，阳气衰败，不能温养心脉，而发为心悸。

【辨证】

1. **心胆气虚** 常因惊恐而诱发心悸，气短自汗，神倦乏力，少寐多梦，舌淡苔薄白，脉细弦。

2. **心血不足** 心悸不安，头晕乏力，失眠健忘，面色淡白，胸闷纳差，舌淡苔薄白，脉细弱无力。

3. **阴虚火旺** 心悸不宁，心中烦热，少寐多梦，头晕目眩，耳鸣口干，舌红少苔，脉细数。

4. **心脉瘀阻** 心悸怔忡，胸闷心痛，面唇紫黯，舌紫黯或有瘀斑，脉细涩。

5. **水饮凌心** 心悸怔忡，胸闷气喘，不能平卧，目眩，小便短少，面浮足肿，苔白腻，脉弦滑数。

6. **心阳不振** 心悸不宁，动则为甚，面色苍白，胸闷气短头晕，形寒肢冷，舌胖苔白，脉沉细迟。

【治疗】

1. **基本治疗**

治则：养心安神、温补心阳、宁心定悸。取心经、心包经为主配合相应的俞、募穴。

处方：神门 内关 通里 心俞 厥阴俞 巨阙 膻中

方义：神门为心经原穴，内关为心包经之络穴，通里为心经之络穴，功在宁心通络、安神定悸；心俞、厥阴俞、巨阙、膻中为俞募配穴，可调补心气以定悸。

随证配穴：心胆气虚加阳陵泉、胆俞；心阳不振加关元、足三里；心血不足加脾俞、足三里；阴虚火旺加劳宫、太溪；心脉瘀阻加曲泽、膈俞、血海；水饮凌心加关元、水分、阴陵泉、肾俞。

刺灸方法：实证用平补平泻，虚证用针灸并用，补法（阴虚火旺者只针不灸）。

2. 其他疗法

（1）皮肤针：取气管两侧、颌下部、后颈、骶部以及人迎、内关、膻中、三阴交，中度刺激至局部出现红晕为度。

（2）耳针：心、交感、神门、皮质下。毫针轻刺激。

（3）穴位注射：神门　内关　通里　心俞　厥阴俞，用维生素 B_1、B_{12} 注射液，每穴注射 0.5ml，每日 1 次。

【按语】

1. 心悸可继发于多种疾病，针灸治疗的同时应积极治疗原发病。

2. 针灸治疗本病有一定的疗效，但器质性心脏病发展成心衰时，则应及时采用综合治疗。

3. 患者平时应畅达情志，避免忧思、恼怒等刺激。

【古方选辑】

通里，主心下悸。（《备急千金要方》）

惊悸，神门、蠡沟、巨阙。（《针灸资生经》）

怔忡、健忘、不寐，内关、神门、少海主之。（《病机沙篆》）

心中虚惕、神思不安，取内关、百会、神门……心脏诸虚、怔忡、惊悸，取内关、阴郄、心俞、通里。（《针灸大全》）

心惊恐，取曲泽、天井、灵通、神门、大陵、鱼际、二间、液门、少冲、百会、厉兑、通谷、巨阙、章门。（《神应经》）

【医案举例】

李某，男，50 岁，商人。因事业失败，抑郁寡欢，久之得心悸之症，时时悸动，惕惕不能安寐，面色潮红，两脉尺部细弱，寸脉动甚，此气郁而生痰火，干扰心君，神气失宁而致，治拟宽胸解郁，豁痰宁神。处方：心俞、巨阙、关元、内关、丰隆、行间。提插补泻，行气法。以上诸穴，内关穴行泻法后施行气法，使气行至胸中，心俞用阳中隐阴法，余穴均用提插补泻。三诊而心悸大减，不复恐怖，连诊一月而愈。（《陆瘦燕针灸论著医案选》）

第十六节 不 寐

不寐是指脏腑功能紊乱，阴阳失调，经常不能正常睡眠的一种病证。轻者入寐困难或寐而易醒，醒后不寐，或梦多易醒，重者彻夜难眠。又称"失眠"、"目不眠"、"不得眠"、"不得卧"。

本病常见于现代医学的神经官能症、神经衰弱以及贫血等疾病。

【病因病机】

1. **肝火上扰** 抑郁恼怒，肝失条达，气郁不舒，郁而化火，扰动心神，而为不寐。

2. **痰热内扰** 思虑劳倦，伤及脾胃，健运失职，饮食停滞，痰浊内生，郁而化热，上扰心神，而发不寐。

3. **阴虚火旺** 素体虚弱，或大病久病，或房室太过，以致肾阴亏耗，水火不济，心阳独亢，神不得安，发为不寐。

4. **心脾两虚** 思虑劳倦，损伤心脾，心神失养；或病后体虚，年迈血亏，心血不足，心失所养，均可引起不寐。

5. **胆怯心虚** 心胆素虚，暴受惊吓，心神不安，而夜寐不宁。

【辨证】

1. **肝火上扰** 心烦易怒，不能入睡，胸闷胁痛，目赤口苦，尿黄，舌红苔黄，脉弦数。

2. **痰热内扰** 夜不能寐，心烦胸闷，脘痞，头晕目眩，舌红苔黄腻，脉滑数。

3. **阴虚火旺** 心烦不寐，或时寐时醒，心悸健忘，头晕耳鸣，五心烦热，舌红苔少，脉细数。

4. **心脾两虚** 多梦易醒，健忘心悸，神疲乏力，面色少华，舌淡苔薄白，脉细弱。

5. **心虚胆怯** 易恐善惊，多梦易醒，舌淡苔薄，脉弦细。

【治疗】

1. **基本治疗**

治则：清心除烦、宁心安神、补气养血、安神定志。

处方：神门　内关　百会　安眠　四神聪

方义：神门为心经原穴，与心包经之络穴内关相配，可宁心安神，为治疗不寐之要穴；百会穴位于督脉巅顶处，督脉入络脑，可清头目宁神志；安眠为经外奇穴，是治疗失眠的经验效穴；四神聪可镇静安神。诸穴合用，共奏养心安神之效。

随证配穴：心脾两虚加心俞、脾俞、三阴交；心胆气虚加心俞、胆俞、丘墟；阴虚火旺加太溪、太冲、涌泉；肝郁化火加行间、太冲、风池；痰热内扰加中脘、丰隆、内庭。

刺灸方法：心脾两虚、心胆气虚者针灸并用，用补法；阴虚火旺、肝郁化火只针不灸，前者平补平泻，后者用泻法。

2．其他疗法

（1）皮肤针：轻叩印堂、百会及膀胱经第一、二侧线，局部皮肤潮红为度。

（2）耳针：心、神门、皮质下、交感。毫针轻刺激或王不留行籽贴压。每日1次。

【按语】

1．针灸治疗本病疗效较好，但在治疗前应明确病因，如有原发病，应同时治疗原发病。

2．老年人因生理因素引起睡眠时间缩短而易醒觉，如无明显症状，则属生理现象。

3．若由外界环境因素引起，则应排除这些因素。

【古方选辑】

气冲、章门治不得卧。（《资生经》）

隐白、天府、阴陵泉，治不得卧。（《针灸甲乙经》）

气海、阴交、大巨，主惊不得卧。（《备急千金要方》）

神庭，主惊悸不得安寝。（《铜人腧穴针灸图经》）

惊悸不得安卧，取神庭、气海、阴交、大巨……不嗜卧，取公孙……心热不寐，泻解溪，补涌泉。（《针灸经验录》）

【医案举例】

陈某，男性，27岁。患者因疲劳过度而产生疲劳，烦燥，精神恍惚，彻夜不眠。有时只能假寐片刻，头晕而重，耳若蝉鸣，历史两月未愈。出诊针太阳、神门、内关、三阴交，针后症状同前。复诊时仍针前穴，针后略感舒适。三诊时去前穴组中之太阳，加足三里、行间，针后便能入寐，惟在睡眠中有些烦扰不宁。四诊至六诊针神门、足三里、三阴交，针后各症状消失。(《针灸学简编》)

第十七节 癫 狂

癫狂是由于情志所伤，痰气上扰，阴阳失调所致的精神失常性病证。癫证多呆静属阴，以精神抑郁、表情淡漠、语无伦次、静而少动为特征；狂证多躁动属阳，以精神亢奋、躁扰喧狂、骂人毁物、动而多怒为特征。

本病多见于现代医学的忧郁症、强迫症、精神分裂症、躁狂症等。

【病因病机】

1. **痰气郁结** 情志不舒，郁怒伤肝，肝郁乘脾，脾失健运，痰浊内生，痰气郁结，阻闭心窍，发为癫狂。

2. **心脾两虚** 忧思过度，劳伤心脾，生化乏源，心神失于濡养，神明逆乱，亦成癫狂。

3. **阴虚火旺** 五志过极，耗气伤阴，阴不足则虚火上炎，扰动心神，逐成癫狂。

4. **气血瘀滞** 情志失调，气血运行不畅，凝滞于元神之府，发为癫狂。

【辨证】

1. **痰气郁结** 精神抑郁，神志呆钝，不思饮食，自语或不语，苔薄白而腻，脉弦或弦滑。

2. **心脾两虚** 神志恍惚，语言错乱，善悲欲哭，神疲乏力，不寐，纳差，舌淡苔白，脉细弱。

3. **阴虚火旺** 狂躁日久，烦躁不宁，或多言善惊，形瘦面红，舌红少苔，脉细数。

4. **气血瘀滞** 烦躁不宁，善怒，甚则弃衣而走，登高而歌，面色暗滞，胸胁满闷，舌质紫暗或有瘀斑，脉弦或细涩。

【治疗】

1. **基本治疗**

治则：涤痰开窍、养心安神。

处方：水沟 大椎 心俞 神门 大陵 脾俞 丰隆

方义：水沟、大椎均属督脉之穴，与脑相通，二穴合用可醒脑开窍、安神定志；大陵为心包经原穴，可醒神开窍、宁心定志；脾俞、胃之络穴丰隆相配健脾益胃、化痰除湿；心俞和心经原穴神门可调养心神、醒脑开窍。

随证配穴：痰气郁结加中脘、太冲；气滞血瘀加血海、膈俞；心脾两虚加足三里、三阴交；阴虚火旺加肾俞、太溪、涌泉。

刺灸方法：实证以针刺为主，泻法；虚证针灸并用，补法。

2. 其他疗法

（1）耳针：心、皮质下、枕、神门。毫针轻刺激，也可用王不留行籽贴压。

（2）电针：百会、水沟、通里、丰隆，强刺激15~30分钟。

（3）穴位注射：心俞、膈俞、间使、足三里、三阴交，每穴氯丙嗪注入25~50毫克。

（4）三棱针：多用于狂证。大椎、水沟、百会、十宣、十二井，点刺放血。

【按语】

1. 针灸对本病有一定疗效。但在治疗前应明确诊断，与癫病、脏躁相鉴别。

2. 在治疗过程中，家属应积极配合对患者加强护理，防止自杀以及伤人毁物，结合心理治疗，以提高疗效。

【古方选辑】

癫疾，上星主之，先取噫嘻，后取天牖、风池。（《针灸甲乙经》）

癫疾，百会、经渠、前谷。（《针灸大成》）

发狂，取少海、间使、神门、合谷、后溪、复溜、丝竹空。（《神应经》）

发狂，登高而歌，弃衣而走：神门、后溪、冲阳。（《神应经》）

发狂不识人，取巨阙；心悸发狂，不识亲属，取内关、少冲、心俞、中脘、十宣。（《针灸大全》）

身热狂走，谵语见鬼，身柱主之……狂疾，液门主之，有侠溪、丘虚、光明主之。（《针灸甲已经》）

【医案举例】

张某，男，24岁。患者平素性情暴躁，半年前又因工作不顺利，常无故与人吵闹，甚则怒骂叫吼，毁物打人，伴头晕、耳鸣、便秘、口苦等症。诊为"精神分裂症"，与氯丙嗪等药物后情绪略能安稳。因后来拒绝服药，特改针灸治疗。选用肝俞、太冲、阳陵泉、大陵、巨阙、神门、心俞、丰隆，泻法。每日1次。4次后症状减轻。复加三阴交、太溪穴，补法。续针6次，诸症消失，精

神正常。(《针灸治疗学》)

第十八节 痫 证

痫证，又称癫痫，俗称"羊痫风"。以卒然昏仆，强直抽搐，移时自醒，醒后如常为主要临床表现的神志异常性的疾病。本病多见于青少年。

本病相当于现代医学的原发性、继发性癫痫。

【病因病机】

1. **先天因素** 痫病与先天因素密切相关。一是因胎儿母体突受惊恐，胎儿气机逆乱，肝肾受损。二是父母本患癫痫，影响胎儿发育。二者均可导致癫痫发作。

2. **情志失调** 五志过极，七情不调，造成气机逆乱，致使阴不敛阳而生热生风，易致痫病发作。

3. **痰蒙心窍** 喜食醇酒肥甘，脾胃受损，健运失司，湿浊内聚成痰，蒙蔽心窍，壅塞经络，从而发生痫病。

4. **脑部外伤** 跌仆外伤，难产，均可导致颅脑受伤，血流不畅则神明遂失，而发抽搐。

【辨证】

1. **痰火扰心** 卒然仆倒、口吐白沫、痰鸣漉漉，不醒人事、四肢强痉拘挛，舌红或黯红，苔黄腻，脉弦滑。

2. **风痰闭窍** 卒然仆倒、口吐白沫、喉中痰鸣，苔白腻脉滑。

3. **瘀阻脑络** 卒然仆倒，颜面口唇青紫，舌紫黯或有瘀点，脉涩。

4. **血虚风动** 卒然仆倒、两目直视、肢体抽搐、二便失禁，舌淡少苔，脉细弱。

5. **心脾两虚** 病程长久，卒然仆倒，四肢抽搐无力，头部下垂，二便自遗，舌淡苔白，脉弱。

6. **肝肾阴虚** 卒然仆倒，四肢逆冷，手足蠕动，腰膝酸软，失眠健忘，舌红绛，脉弦细数。

【治疗】

1. 基本治疗

治则：豁痰开窍、熄风止痫。取督脉腧穴为主。

处方：水沟　长强　筋缩　鸠尾　丰隆　阳陵泉

方义：水沟可醒脑宁神；长强、鸠尾两穴乃任督之络穴，配合能交通任督、调整阴阳，为治疗痫病的要穴；阳陵泉为筋会，与筋缩合用，可舒缓筋肉、解痉止搐；丰隆为和胃降浊、清热化痰要穴。诸穴共奏豁痰开窍、熄风止痫之效。

随证配穴：痰火扰神加行间、内庭、合谷；风痰闭窍加本神、太冲；血瘀阻络加百会、膈俞；血虚风动加血海、三阴交；心脾两虚加心俞、脾俞；肝肾阴虚加肝俞、肾俞、太溪、涌泉；眩晕加百会。

刺灸方法：实证只针不灸，泻法；虚证以针刺为主，可灸，平补平泻。

2. 其他疗法

（1）耳针：取皮质下、神门、心、枕、脑点。毫针强刺激，也可贴籽按压。

（2）穴位注射：足三里、大椎等。维生素 B_{12} 注射液，每穴注入 0.5ml.

【按语】

1. 针灸治疗癫痫有一定的疗效。

2. 治疗前应明确诊断，可作 CT、核磁共振检查，以与中风、厥证、癔病等相鉴别。对继发作性癫痫，应积极治疗原发病。

3. 在间歇期也应坚持治疗，以治其本，巩固疗效。

4. 持续发作伴高热、昏迷者，必须采取综合疗法。

5. 应避免过度劳累，养成良好的生活习惯，以防复发。

【古方选辑】

痫之为病，目反、四肢不举，灸风府……又灸项上、鼻人中、下唇承浆，皆随年壮。（《备急千金要方》）

癫痫，攒竹、天井、小海、神门、金门、商丘、行间、通谷、心俞（灸百会）、后溪、鬼眼。（《神应经》）

风痫目戴上不识人，神庭、丝竹空。（《针灸资生经》）

癫痫，涌泉、心俞、三里、鸠尾、中脘、少商、巨阙……；风痫，神庭、百会、前顶、涌泉、丝竹空、神阙（一壮）、鸠尾（三壮）……；食痫，鸠尾、中脘、少商……；痫症，鸠尾、中脘、肩髃、曲池。（《针灸大成》）

【医案举例】

张某，女，11 岁。3 岁起患抽搐，时常发作。数天或数月发作 1 次，每次发作抽搐剧烈，口吐白沫，约 10 余分钟才能停止。经精神病院诊断为"癫痫"，常服西药控制症状。患儿在间歇期智力如常。取百会、间使、神门、足三里、丰隆、四神聪、肝俞、太冲、筋缩、照海等穴，每次针 3～5 穴。隔日 1 次，连针 3 个月，其间癫痫竟未发作，家长自动停了西药。又针 3 个月以巩固疗效，遂复学读书。追访 3 年，未见复发。(《针灸治疗学》)

第十九节 郁 证

郁证是因情志不舒、气滞不畅而致抑郁善忧、情绪不宁或易怒善哭的病症。临床较常见，以女性居多，多因郁怒、多虑、悲哀等情志变化所诱发。可兼有精神不振，失眠多梦等多种症状。

本病多见于现代医学的神经官能症、歇斯底里症、癔病等。

【病因病机】

患者常有多种原因的情志因素所诱发。常伴见忧郁不畅，胸闷胁胀，纳差失眠，易怒善哭等。

1. **肝气郁结** 郁怒伤肝，肝失条达，使肝气郁结，则精神抑郁、胸胁作胀、善太息。

2. **忧郁伤神** 五志过极，忧郁不解，心气暗耗，故见神志恍惚、心神不宁、悲忧善哭。

3. **心脾两虚** 劳心思虑，伤及心脾，故善思多虑、心悸失眠及健忘等症。

4. **阴虚火旺** 肝肾阴虚，虚阳上扰，故见烦躁易怒、头晕、心悸少寐。

【辨证】

1. **肝气郁结** 精神抑郁，嗳气频作，胸胁胀痛，或咽中如梗，咯之不出，咽之不下，女子月经不调，舌苔薄白，脉弦。

2. **忧郁伤神** 神志恍惚，心烦胸闷，多梦，喜怒无常，舌尖红苔薄白，脉弦细。

3. **心脾两虚** 胸闷心悸，失眠健忘，面色萎黄，神疲倦怠，纳谷不香，舌淡，苔薄白，脉弦细或细数。

4. 阴虚火旺 头晕心悸，虚烦少寐，烦躁易怒，哭笑无常，手足心热，舌红苔薄，脉弦细或细数。

【治疗】

1. 基本治疗

治则：理气解郁、养心安神。取手、足厥阴经腧穴为主。

处方：神门　大陵　内关　期门　心俞　合谷　太冲

方义：神门、大陵分别为心经、心包经原穴，可宁心安神；与心包经络穴内关相配，可宽胸解郁；心俞补益心气而安神；肝经原穴太冲、募穴期门，可疏肝理气解郁；配合谷"开四关"，以醒脑开窍。

随证配穴：肝气郁结加行间、肝俞；气郁化火加行间、内庭、支沟；心脾两虚加肺俞、三阴交、足三里、中脘；阴虚火旺加三阴交、太溪；梅核气加天突、列缺；意识障碍加水沟、百会。

刺灸方法：实证只针不灸，用泻法；阴虚火旺，只针不灸，平补平泻，心脾两虚，针灸并用，用补法。

2. 其他疗法

（1）耳针：取心、枕、肝、内分泌、神门，毫针浅刺。恢复期可埋针、王不留行籽贴压。

（2）电针：取内关、神门、太冲、三阴交。通电 10～20 分钟，电刺激量缓慢增大至患者耐受为度，每日一次。

（3）穴位注射：取风池、心俞、脾俞、足三里。用丹参或参麦注射液，每穴注入 0.3～0.5ml，每日一次。

（4）穴位埋线：期门、肝俞、心俞、脾俞。埋入肠线，纱布固定。

【按语】

1. 针灸对本病有良好的疗效。
2. 本病属情志病，治疗时应注意心理治疗。
3. 应排除器质性疾病。注意与其他可产生的精神症状的疾病作鉴别。

【古方选辑】

心懊惋，微痛烦逆，灸心俞百壮。(《备急千金要方》)

善悲太息，商丘、日月。(《资生经》)

喜哭，百会、水沟。(《神应经》)

咽中如梗，间使、三阴交。(《针灸大成》)

【医案举例】

王某，女，45岁。因过度悲伤、大怒之后，突然失语1小时就诊。查：神情、精神差，心肺正常。血压110/70mmHg，四肢肌力正常，腱反射正常，未引出病理反射，诊为癔病性失语。予针刺内关（双）、太冲（双）、神门（双）、支沟（双）、水沟、廉泉、百会。水沟、廉泉予中刺激，留针期间，作患者的思想工作，让病人放声大哭，病经过近1小时的治疗，可以轻微说话，然后，嘱病人放松、休息。次日，病人家属告之，病人说话如常。（《中国针灸内科治疗学》）

第二十节　头　痛

头痛，又称头风，是以头部疼痛为主要表现的病证。多因肝阳上亢、痰瘀互结而致清阳不升，或浊邪上犯、清窍失养所致。

本病多见于现代医学的紧张性、血管神经性头痛，及高血压、脑震荡、脑动脉硬化等病造成的头痛。

【病因病机】

头为"髓海"，清阳之府，五脏六腑之气血，皆上汇于头。故外感内伤诸疾导致气血逆乱，清阳不升，清窍失养可致头痛。

1. **外感风湿**　感受风寒湿邪，滞于头部经络，气血痹阻，而致头痛。

2. **肝阳上扰**　情志所伤，或肾阴不足，水不涵木，肝火上炎，肝阳亢逆，上扰清窍，则头目胀痛。

3. **痰浊上犯**　平素喜食肥甘厚腻之品，脾失健运，故痰多，痰浊内生，上蒙清窍，清阳不展，故头痛胀重或兼目眩。

4. **瘀阻脑脉**　久病入络，或外伤，气滞血瘀，瘀血内停，脉络不畅，故头痛经久不愈，痛有定处，且如锥刺。

5. **气血不足**　病后产后体虚，脾胃虚弱，气血生化不足，不能上荣脑髓，脉络空虚而致头痛绵绵。

6. **肝肾亏虚**　房劳过度，大病之后，肾精亏虚，髓海空虚，脑络失养，故头痛眩晕。

【辨证】

按部位辨证：

1. 阳明头痛 即前额痛，包括眉棱骨痛和因眼（如青光眼）、鼻（如鼻窦炎）、上牙病引起的疼痛在内。

2. 少阳头痛 即偏头痛，包括耳病引起的疼痛在内。

3. 太阳头痛 即后枕痛，包括落枕、颈椎病引起的疼痛在内。

4. 厥阴头痛 即巅顶痛，包括高血压引起的疼痛在内。

5. 偏正头痛 即前额及两侧头部的疼痛。

6. 全头痛 即整个头部的疼痛，难以分辨出具体的疼痛部位。

【治疗】

1. 基本治疗

治则：疏经通络、行气活血止痛。取局部取穴为主，配合循经远端取穴。

处方：

（1）阳明头痛：印堂　阳白　攒竹透鱼腰　合谷　内庭

（2）少阳头痛：太阳　丝竹空　率谷　外关　足临泣

（3）太阳头痛：天柱　风池　后溪　申脉　昆仑

（4）厥阴头痛：百会　通天　太冲　行间　涌泉

（5）偏正头痛：印堂　太阳　阳白　合谷　内庭　外关　足临泣

（6）全头痛：百会　印堂　太阳　阳白　合谷　风池　外关

方义：局部取穴为主以疏通头部经络气血，腧穴所在，主治所在，远部取穴为辅，以调理全身气血。诸穴合用，共奏疏经活络、行气活血之功，达到"通则不痛"之效。

随证配穴：外感风邪加风池、风门，风寒加灸大椎，风热针泻曲池，风湿针泻三阴交；痰浊上扰加丰隆、足三里、三阴交；气滞血瘀加合谷、太冲、膈俞、血海；气血不足加气海、血海、足三里；肝肾亏虚加肝俞、肾俞；各部位均可加阿是穴。

刺灸方法：以针为主，虚补实泻。头针进针后应快速捻转。

2. 其他疗法

（1）皮肤针：适用于风寒湿邪侵袭或肝阳上亢头痛。以穴位叩刺为主，取印堂、太阳、阿是穴，重叩直至出血。

（2）三棱针：头痛剧烈时，三棱针点刺放血，印堂、太阳、百会、大椎、攒竹等穴，每穴 3~5 滴。

（3）电针：适用于气滞血瘀型或顽固性头痛。取合谷、风池、太阳、阿是穴等穴，中度刺激。

（4）耳针：取枕、颞、额、皮质下、肝阳、神门。毫针强刺激，也可用王不留行籽贴压；顽固性头痛可耳背静脉刺血。

（5）穴位注射：取太阳、风池、天柱、阿是穴，选用柴胡、当归、丹参、川芎注射液或维生素 B_1 或维生素 B_{12} 注射液，每次取 2~3 穴，每穴 0.5ml。

【按语】

1. 针灸治疗头痛疗效显著。

2. 对功能性头痛能达到治愈效果；对器质性病变者，应同时注意原发病的治疗。

3. 部分患者由于病程日久，在针灸治疗的同时，应给予患者精神上的安慰和鼓励。

【古方选辑】

前顶、后顶、颌厌，主风眩、偏头痛。（《针灸资生经》）

头风：上星、前顶、百会、阳谷、合谷、关冲、昆仑、䐃隙。（《神应经》）

头风顶痛：百会、后顶、合谷。（《针灸大成》）

偏正头风痛难医，丝竹金针亦可施，沿皮向后透率谷，一针两穴世间稀。（《玉龙歌》）

偏正头痛，脑空、风池、列缺、太渊、合谷、解溪，均灸。（《神灸经纶》）

偏正头痛及两额角痛，取后溪、头临泣、丝竹空、太阳、列缺、合谷。（《针灸大全》）

【医案举例】

范某，女，30 岁。左侧偏头痛牵及眉棱骨处，时轻时重，烦躁口渴，欲呕，胃脘不适，苔白脉弦。证系土虚木乘，肝胆虚热挟胃气上逆，累及少阳。治以平肝降逆，疏经止痛。取丝竹空透率谷、风池、合谷、列缺、太冲，施泻法，针患侧，留针 20 分钟。治疗期间，因胃脘部不适而增加中脘、足三里，共治疗八次，痊愈。（《中国针灸内科治疗学》）

第二十一节 面 痛

面痛是指颜面部阵发性、短暂性、抽掣疼痛而言，有时痛连齿龈，故又称"面齿痛"，也称"面风痛"、"面颊痛"。本病多发于一侧，亦有两侧俱痛者。多发于40～60岁，起初疼痛时间较短，间歇期较长，病久则发作次数频繁，疼痛加重，病情顽固，很少自愈。

本病相当于现代医学的三叉神经痛。

【病因病机】

1. **风寒侵袭** 风寒之邪袭面部筋脉，寒邪凝滞筋脉，遂致面痛。
2. **风热浸淫** 风热邪毒浸淫面部筋脉，气血运行不畅，而发面痛。
3. **气血瘀滞** 情志不调或外伤，面部经络气血痹阻，不通则痛。

【辨证】

面部突然疼痛，呈阵发性剧痛，如撕裂、针刺、火灼一样，患者难以忍受。多因说话、刷牙、洗脸、风吹、情绪变化等因素诱发。疼痛数秒钟至数分钟后可自行缓解，但反复发作，间歇期无症状，周期不定。疼痛部位以面颊、上下颌部为多。

1. **风寒侵袭** 面部多有受寒史，遇寒则甚，得热则减，鼻流清涕，舌苔白，脉浮紧。
2. **风热浸淫** 多继发于感冒发热，灼痛，面红流涎，目赤流泪，舌苔薄黄，脉浮数。
3. **气血瘀滞** 多有情志因素，或外伤史，痛处固定不移，舌黯或有瘀斑，脉涩。

【治疗】

1. **基本治疗**

治则：疏通经络，祛风止痛。以局部和手、足阳明经穴为主。

处方：四白 下关 地仓 攒竹 颊车 合谷 内庭 太冲 太阳

方义：以局部取穴为主，远部为辅。四白、下关、地仓、颊车、攒竹、太阳局部取穴，可疏通面部经络，祛风散寒清热，调和气血；合谷为大肠原穴，调气止痛，为止痛要穴，尤善治疗面部疼痛，故有"面口合谷收"之说；太冲为肝经原穴，可调血止痛，与合谷相配，名曰"开四关"，可调理气血、祛风通络、止痛定痉。内庭清泻阳明经风热之邪。

随证配穴：风寒加列缺、风池；风热加风池、外关、大椎；气血瘀滞加三阴交；眼支痛加阳白、丝竹空；上颌支痛加颧髎、迎香；下颌支痛加承浆、翳风。

刺灸方法：针用泻法。面部诸穴宜透刺，但应轻刺激，应柔和适中；风寒证可施灸。

2．其他疗法

（1）耳针：面颊、额、颌、神门，强刺激，或用埋针法。

（2）皮内针：在面部寻找扳机点，将揿针刺入，以胶布固定。

（3）穴位注射：维生素 B_{12} 或 B_1 注射液或 1%普鲁卡因注射液，压痛点注射 0.5ml。

（4）电针：选择面部穴位，尤其是神经干所通过的眶上孔、眶下孔、颏孔，接通电针仪，疏密波较快频率，强度以病人能耐受为度。

（5）穴位敷贴：太阳、四白、下关、颊车、阿是穴，将红矾 9g、荜茇 6g、白芥子 3g 研成细末，另将红辣椒 3 个、透骨草 9g 分别用 75%酒精 50ml 浸泡 24 小时，取其上清液，调上药为糊状，做成黄豆大小药饼，每天点贴 1~3 次。

【按语】

1．针刺治疗本病效果较好。

2．对于继发性面痛要查明原因，根除原发病。

3．面痛是一种顽固性疾病，平素患者应避免情绪激动，忌辛辣刺激性食物，要避风寒，以提高疗效。

【古方选辑】

颞颥痛，中渚；眉间痛、眼昏，攒竹、头维。（《针灸易学》）
两眉角痛不已，后溪、攒竹、阳白、印堂、合谷、头维。（《针灸大全》）
面赤、颊肿痛，攒竹、龈交、玉枕。（《备急千金要方》）

【医案举例】

刘某，女，42 岁。于 1977 年 10 月 18 日初诊。主诉：头右侧及颜面部痛已10 月。10 月前，因受风寒，发烧、头痛，全身不舒服，曾经职工医院给药，以上情况好转。但自此以后，经常头右侧痛，右额角、上下眼眶、阵发性烧灼样痛，且逐日加重，发作频繁，发病与劳累和精神刺激有关系，曾在当地服中西药、封闭未减轻。故来我院神经内科治疗。诊断为三叉神经痛，转针灸科治疗。

查体：右额角、悬颅、太阳穴压痛明显，局部络脉充血，舌质赤、苔黄厚，脉弦紧。辨证：偏头风证。治则：除风活血止痛。选穴：右外关、下关、头临泣、太阳、阳白穴。方法：先针外关，行诱导法，使针感沿上肢向头颈部之颞侧传导，次针头临泣、阳白、太阳、下关，行强刺激，留针30分钟。每10分钟行针一次，以强化针感。起针后，并于阳白穴拔火罐10分钟。

间日治疗一次。按以上方法，共治疗4次。自针刺治疗以后，至今已5个月，疼痛再未复发。(《针灸实验录》)

第二十二节　面　瘫

面瘫俗称口眼歪斜，是以口、眼向一侧歪斜为主要表现的病症，又称"口喝"、"口僻"。本病可见于任何年龄，以20～50岁者多见。发病急速，为单纯性的一侧面颊筋肉弛缓，无半身不遂、神志不清等症状。

本病多见于现代医学的周围性面神经麻痹、周围性面神经炎等疾病。

【病因病机】

《内经》："足阳明之筋……其病……卒口僻，急者目不合，热则筋纵，目不开。颊筋有寒，则急引颊移口；有热则筋弛纵缓，不胜收故僻。"本病多由络脉空虚，风寒或风热之邪，乘虚侵袭面部阳明、少阳经脉，气血阻滞，经筋失于濡养，肌肉弛缓不收而成口眼歪斜。

【辨证】

面瘫以口眼歪斜为主要特点。起病突然，常在睡眠醒来时，发现一侧面部肌肉板滞、麻木、瘫痪，额纹变浅或消失，眼裂变大，露睛流泪，鼻唇沟变浅，口角下垂向健侧歪斜，患者不能做皱眉、蹙额、闭目、露齿、鼓颊等动作；部分患者伴有耳后疼痛，患侧舌前2/3味觉减退或消失，听觉过敏等症。病程迁延日久，部分患者口角歪向患侧，称为"倒错"现象。

1. **风寒证**　有面部受凉史，如迎风睡眠，直对电风扇、空调吹风等，舌淡苔薄白，脉浮紧。

2. **风热证**　多继发于感冒发热、中耳炎、牙龈肿痛，舌红苔薄黄，脉浮数。

3. **气血不足**　病程较长者，伴肢体困倦，神疲乏力，面色淡白，舌淡苔薄白，脉细弱。

【治疗】

1. 基本治疗

治则：祛风活血，疏经通络。取手、足阳明经为主，辅以手、足少阳经。

处方：阳白 四白 颧髎 地仓 颊车 翳风 合谷。

方义：面部腧穴疏调局部经络气血，活血通络。合谷为大肠经原穴，为远端取穴，"面口合谷收"，是治疗面瘫的主穴，与翳风相配，祛风通络。

随证配穴：风寒证加风池；风热证加曲池；恢复期加足三里、气海；抬眉困难加攒竹、鱼腰；鼻唇沟变浅加内、外迎香；人中沟歪斜加水沟；颏唇沟歪斜加承浆。

刺灸方法：急性期，面部取穴宜过少，针刺宜轻浅，平补平泻；远端腧穴，泻法；在恢复期，可灸。

2. 其他方法

(1) 皮肤针：适用于恢复期。穴位叩刺为主，阳白、颧髎、地仓、颊车，以局部潮红为度。

(2) 刺络拔罐：对有"倒错现象"者，效果较好。先用三棱针点刺阳白、颧髎、地仓、颊车，之后火罐吸拔5～10分钟。

(3) 电针：适用于久治无效者。阳白、地仓、颊车、合谷等穴，通电以患者面部肌肉微见跳动而能耐受为度。

(4) 穴位贴敷：太阳、阳白、颧髎、地仓、颊车，将马钱子锉成粉末，撒于胶布上，然后贴于穴位处，5～7日换药1次。或用蓖麻仁捣烂加少许麝香，贴敷穴位上，每隔3～5日更换1次。或用白附子研细末，加少许冰片做面饼，贴敷穴位，每日1次。

【按语】

1. 针灸治疗面瘫疗效显著，是目前治疗本病的首选方法。

2. 平时面部应避免风寒，必要时戴眼罩、口罩。

3. 周围性面瘫的预后与面神经的损伤程度密切相关，若3个月至半年内不能恢复，多留有后遗症。

4. 本病应与中枢性面瘫相鉴别。

【古方选辑】

口㖞眼㖞，颊车、水沟、列缺、太渊、合谷、二间、地仓、丝竹空。(《针灸大成》)

口眼㖞斜，地仓、颊车。(《玉龙歌》)

口㖞，温溜、偏历、二间、内庭。(《普济方》)

【医案举例】

曾某，男，45岁，门诊号33619，

患左面瘫2天，于1964年11月6日初诊。自诉：左口眼㖞斜2天，于1964年11月4日发现左眼不能闭合，流涎，鼓腮漏气，吃饭时食物塞于颊部，饮食二便正常，头晕，曾服苏合丸和针灸治疗有好转。查：发育及营养中等，左口眼㖞斜，左眼不能闭合，眼裂0.7cm，不能皱眉，额纹消失，左口角下垂。左面时有痉挛，舌苔黄薄，脉沉细而无力，血压114/80mmHg，心肺（-），肝脾未触及，膝腱反射正常。诊为风邪中络所致左口眼㖞斜，证属虚邪为患。治以祛风散寒，温经活血为主，用隔姜灸阳白、太阳、颊车（左）各3壮，灸5次后症状减轻，左眼裂缩小到0.2cm，能皱眉、鼓腮。加灸地仓5壮，上巨虚3壮，用上穴灸到12次左眼能闭合，能皱眉，继续灸到18次恢复正常，面瘫治愈（《现代针灸医案选》）。

第二十三节　眩　晕

眩晕，"眩"指眼花，"晕"指头晕，是以头晕目眩、视物旋转为主要临床表现的一种自觉症状，又称"头眩"、"掉眩"、"冒眩"、"风眩"等。

本病多见于现代医学的美尼埃病、颈椎病、脑血管病、椎-基底动脉系统血管病以及贫血、高血压等疾病。

【病因病机】

眩晕是系风阳上扰，痰瘀内阻或脑髓不充，脑窍失养所致。

1. **风阳内动**　素体阳盛，忧郁恼怒，肝阳升动，上扰清窍，发为眩晕。

2. **痰浊上蒙**　嗜酒肥甘，伤及脾胃，运化失职，聚湿为痰，中阻中阳，清阳不升，引起眩晕。

3. **气虚血亏**　久病不愈，或禀赋不足，气血两虚，脑窍失养，发生眩晕。

4. **肝肾阴虚**　年老肾亏，房劳过度，致使肾精亏耗，髓海不足，而成眩晕。

【辨证】

1. **风阳内动**　眩晕耳鸣，头胀痛，烦躁易怒，口苦，舌红苔黄，脉弦数。
2. **痰浊上扰**　眩晕，头重如裹，胸闷纳差，恶心呕吐痰涎，舌淡苔白腻，脉弦滑。
3. **气血不足**　头晕目眩，面色淡白，神倦乏力，胸痞纳呆，舌淡苔薄白，脉弱。
4. **肝肾阴虚**　眩晕病程日久，视力减退，少寐健忘，心烦口干，腰酸膝软，舌红少苔，脉弦细。

【治疗】

1. 基本治疗

治则：平肝潜阳、化痰通络；补益气血、滋阴潜阳。取头部、督脉和足少阳经腧穴为主。

处方：百会　头维　太阳　风池　悬钟

方义：百会位于巅顶，为督脉之穴，入络于脑，可清头目、止眩晕；风池，为足少阳之穴，可熄内风；头维、太阳为近部取穴，调理局部气机；悬钟足少阳之穴乃髓会，充养髓海，为止晕要穴。

随证配穴：风阳内动加行间、太冲、太溪；痰浊上扰加三阴交、中脘、丰隆；气血不足加气海、血海、足三里；肝肾阴虚加肝肾俞、太溪、涌泉。

刺灸方法：实证只针不灸，用泻法；虚证针灸并用，用补法。

2. 其他疗法

（1）三棱针：印堂、太阳、百会、头维，三棱针点刺放血。

（2）耳针：肾上腺、皮质下、枕、脑、神门、额、内耳。毫针中等刺激，可用王不留行籽贴压。

（3）头针：取顶中线、枕下旁线，中等刺激。

（4）穴位注射：百会、头维、悬钟，维生素 B_1、维生素 B_{12} 注射液或当归注射液，每穴 0.5ml。

【按语】

1. 针灸治疗本病疗效较好。眩晕急重者治其标；间歇期治其本。
2. 治疗之前应明确诊断，排除其他器质性疾病。
3. 眩晕发作时，令患者闭目安卧（或坐位），不宜活动。
4. 应避免辛辣食品，戒除烟酒，以防风阳升散之虞。

【古方选辑】

头眩，目窗、络却、百会、申脉、至阴。(《神应经》)

风眩，后顶、玉枕、颔厌。(《针灸资生经》)

眩晕呕吐者，针风府；头眩善呕，烦满者取神庭、承光；头旋耳鸣取络却；头晕面赤，不欲言，泻攒竹、三里、合谷、风池。(《玉龙经》)

痰厥头晕及头目昏沉，外关、大敦、肝俞、百会。(《针灸大全》)

头眩，夹痰气，虚火动其痰，针上星、风池、天柱。(《针灸聚英》)

【医案举例】

患者，男，59 岁。患高血压已有三年，主诉头晕，心悸失眠，血压 184/122 毫米汞柱，诊断为高血压。针三阴交（补），悬钟（泻）。治疗三次，头晕心悸好转，四次自觉症状消失，血压降至 150/80 毫米汞柱。三个月随访未复发。(《针灸学简编》)

第二十四节　水　肿

水肿，又名"水气"，是指人体内水液潴留，泛溢肌肤而引起头面、眼睑、四肢、腹背甚至全身浮肿的疾病。临床上分为阳水和阴水。阳水发病较急，多从头面部先肿，肿势以腰部以上为甚；阴水发病较缓，多从足跗先肿，肿势以腰部以下为剧。

本病多见于现代医学的急慢性肾小球肾炎、慢性充血性心力衰竭、内分泌失调、肝硬化、贫血及营养障碍等疾病所出现的水肿。

【病因病机】

水肿是由肺脾肾三脏对水液运化、输布功能失调，导致体内水液滞留，泛溢肌肤所致。

1. 风水相搏　风邪外袭，肺气失宣降，不能通调水道，以致风遏水阻，风水相搏于肌表之间而发为水肿。

2. 脾虚湿困　饮食不节，劳倦太过，伤及脾胃，运化失职；痰湿内生，困阻脾阳，水湿横溢肌肤而成水肿。

3. 阳虚水泛　生育不节，房劳太过，内伤肾元，气化失职，水液内停而成水肿。

【辨证】

本病以头面、眼睑、四肢、腹背或全身浮肿为主症。

1. **风水相搏** 浮肿先见于眼睑，继则四肢全身浮肿，皮色光亮，按之凹陷易复，伴恶寒发热。偏风寒者，形寒无汗，苔白滑，脉紧；偏风热者咽喉肿痛，伴有发热、咽痛、咳嗽等，苔薄黄，脉浮数；

2. **脾虚湿困** 面浮足肿，劳累加重，伴脘闷纳少，神疲乏力，大便溏薄，苔白滑，脉沉细。

3. **阳虚水泛** 全身高度浮肿，卧则喘促，伴畏寒神倦，腰膝酸软，面色萎黄或苍白，尿少纳减，舌淡胖苔白，脉沉细弱或结代。

【治疗】

1. **基本治疗**

治则：通调三焦，行气利水。取任脉、背俞穴为主，辅以肺经、脾经穴。

处方：水分 气海 三焦俞 足三里 阴陵泉

方义：水分属任脉，为治水效穴。三焦俞以通利三焦，温阳化气，与气海相配助三焦之气化。阴陵泉、足三里乃脾胃经合穴，健脾化湿利水。

随证配穴：风水相搏加肺俞、尺泽、外关、合谷；脾虚湿困加脾俞、三阴交、丰隆；阳虚水泛加肾俞、脾俞；面部肿甚者加水沟；脘闷食少者加中脘、建里；便溏者加天枢、上巨虚、关元。

刺灸方法：风水相搏者，针用泻法；脾虚湿困者，针用平补平泻法，可灸；阳虚水泛者，针用补法加灸。

2. **其他方法**

（1）耳针：肺、脾、肾、皮质下、膀胱。针用中等刺激或用王不留籽贴压。

（2）皮肤针：循经叩刺为主，膀胱经第一、二侧线自上而下轻叩，以皮肤稍有红晕为度。

（3）三棱针：适用于慢性肾炎引起的水肿。腰俞、肾俞、委中、阴陵泉，三棱针点刺出血数滴。

（4）穴位敷贴：车前子10g研细末，与独头蒜5枚、田螺4个共捣成泥，敷神阙穴；或用蓖麻籽50粒、薤白3~5个，共捣烂敷涌泉。每日换药1次。

【按语】

1. 针灸治疗本证在改善症状、减少复发等方面有较好的疗效。若出现胸满腹大、喘咳、心慌、神昏等症状时，应采取综合治疗。

2. 水肿初期，应吃无盐饮食，待病情好转后逐渐增加食盐量。

3. 忌食辛辣、虾、蟹、生冷食品。

4. 生活起居规律，慎防感冒，避免劳倦，节制房事。

【古方选辑】

水肿，水分、建里。(《针灸大全》)

水肿，胃仓、合谷、石门、水沟、三里、复溜、曲泉、四满。(《针灸聚英》)

水肿，灸脾俞、水分、肝俞。(《景岳全书》)

四肢面目浮肿，照海、人中、合谷、足三里、临泣、曲池、三阴交。(《针灸大全》)

腹面肿，中府、间使、合谷。(《神灸经纶》)

【医案举例】

任某，女，21岁，学生。

半年前曾因肾盂肾炎入院治疗，好转后出院，但此后经常复发，受凉后尤甚，1960年2月9日又因面浮足肿、腰痛、尿频、尿急来诊。查：尿常规：蛋白（＋）、白细胞（＋）、扁平细胞（＋）、红细胞1~4个，舌苔薄白，舌质淡红，脉象沉缓。治取肾俞，艾条温和灸，每日1次，每次30分钟。灸1次后症状明显好转，10次后临床症状消失，尿常规正常，嘱其注意卫生防护，一年后随访未再复发。(《现代针灸医案选》)

第二十五节　淋　证

淋证是指小便频数短涩，淋沥不尽，滴沥刺痛，小腹拘急或痛引腰腹为主要特征的病证。根据不同病因病机和症状，临床上分为热淋、石淋、血淋、气淋、膏淋和劳淋六种类型。

本病多见于现代医学的急慢性尿路感染、结石、结核、急慢性前列腺炎、急慢性肾盂肾炎及乳糜尿等疾病。

【病因病机】

热淋：外感湿热或脾湿下注，湿热蕴结下焦，膀胱气化失司。

石淋：湿热蕴积，酿而成石，尿中杂质结为砂石。

血淋：热盛伤络，迫血妄行，或肾阴亏虚，虚火灼络，致尿中夹血。

膏淋：湿热蕴结于下，气化不利，不能分清泌浊，脂液下流；或肾气亏虚，下元不固，脂液下泄。

气淋：气郁化火，滞于下焦，或中气下陷，导致膀胱气化不利。

劳淋：脾肾亏虚，中气下陷，下元不固，遇劳则发。

【辨证】

淋证以尿频、尿急、尿痛为主要表现，常伴有排尿不畅、淋漓不尽、小腹拘急或痛引腰腹等症状。

1. **热淋**　小腹拘急胀痛，小便频急，灼热刺痛，尿黄便秘，舌红苔黄腻，脉滑数。

2. **石淋**　小便艰涩，尿中夹有砂石，或排尿时突然中断，尿道窘迫疼痛，尿中带血，舌红苔薄黄，脉弦数。

3. **血淋**　小便热涩刺痛，尿色深红或夹有血块，伴心烦口渴，便结，舌红苔黄，脉滑数，为实证；尿色淡红，尿痛涩滞，伴腰酸膝软，神疲乏力，舌淡红脉细数，为虚证。

4. **气淋**　小便涩滞，淋沥不畅，少腹胀痛，苔薄白，脉沉弦，为实证；少腹坠胀，小便余沥不尽，面色苍白，舌淡脉虚细无力，为虚证。

5. **膏淋**　小便混浊如米泔水，或混有血液，尿道热涩疼痛，舌红苔黄腻，脉濡数，为实证；病程日久，反复发作，淋出如脂，日渐消瘦，腰酸膝软，舌淡苔腻，脉细弱无力，为虚证。

6. **劳淋**　小便赤涩淋沥不已，反复发作，腰膝酸软，神疲乏力，舌淡，脉虚弱。

【治疗】

1. **基本治疗**

治则：健脾益肾、清热化湿、通调气机、利尿通淋。取足三阴经腧穴为主。

处方：中极　膀胱俞　阴陵泉　三阴交　太溪　行间

方义：膀胱俞、中极，为俞募配穴法，疏利膀胱气机；阴陵泉为脾经合穴，配三阴交，以利湿通利小便，使气化复常，小便通利；肝经荥穴行间，肾经原穴太溪，泻热通淋。

随证配穴：热淋加合谷、外关；石淋加秩边透水道、委阳；气淋加肝俞、太冲；血淋实证加血海、膈俞；血淋虚证加足三里、气海；膏淋实证加蠡沟；膏淋虚证加肾俞、关元、复溜；劳淋加脾俞、肾俞、关元、足三里。

刺灸方法：实证用泻法，虚证用补法；膏淋，劳淋加用灸法。

2. 其他疗法

（1）耳针：膀胱、肾、交感、肾上腺，毫针强刺激，或压籽。

（2）电针：肾俞、三阴交，用高频脉冲电流，中等强度。

（3）皮肤针：适用于慢性前列腺炎。曲骨、归来、水道、腹股沟、第3腰椎至第4骶椎夹脊，叩刺至皮肤红润为度。

（4）穴位敷贴：用于尿道炎。白矾适量，研细末，加小麦面粉或大葱，贴神阙穴。

【按语】

1. 针灸治疗可迅速缓解急性期症状。

2. 针刺对尿路中、下段结石效果较好，而尿路上段和肾盂、肾盏部位的结石则应采取综合疗法。

3. 石淋患者应多饮开水，多做跑跳运动，以促进排石。

4. 若并发严重感染，或结石体积较大，应采取其他疗法。

5. 膏淋、气淋而气血虚衰者，应给予支持疗法。

6. 忌食辛辣肥腻煎炸之品，宜吃藕粉、莲子、苹果等食物。

【古方选辑】

淋，灸三阴交。（《针灸聚英》）

五淋，气海、血海；淋血不止：阴谷、涌泉、三阴交。（《针灸大全》）

淋癃，曲泉、然谷、阴陵泉、行间、大敦、小肠俞、滴泉、气门。（《针灸大成》）

气淋，交信、滴泉、石门、阳陵泉。（《神应经》）

五淋，间使、气海、关元、石门、阴陵泉。（《针灸逢源》）

【医案举例】

李某，女，31岁，干部，初诊于1980年9月10日。自诉：尿频、尿痛、腰痛已6天。

6天前外出劳累受凉后即感腰痛、尿频、尿痛。现每隔半小时至1小时左右即解小便1次，排尿时感到尿道痛，腹部有凉感，手足不温，在某医院服药2剂未见好转，故来我科诊治。查：发育正常，营养尚可，面色㿠白，四肢清冷，脉象沉细，舌质淡、苔薄白。尿常规：蛋白阴性，红细胞5~8，白细胞20。治以益肾温阳之法。取肾俞、中极、三阴交，用温补手法，然后针上加灸，每穴灸3

壮，每天 1 次，第 1 次治疗后，解小便间隔时间延长，经 10 次治疗，并已痊愈。
(《现代针灸医案选》)

第二十六节 癃 闭

癃闭是指以排尿困难，小腹胀急，甚则小便闭塞不通为主要表现的病症。点滴而出为"癃"；欲解不得为"闭"，因二者病位同在膀胱，病机上可相互转化，故合称为"癃闭"。多见于老年男性、产后妇女及手术后患者。

本病相当于现代医学的尿潴留范畴。

【病因病机】

1. **热结膀胱** 肺热失宣，中焦湿热不化，热壅下注膀胱，以致水道不利，发为癃闭。

2. **脾肾亏虚** 年老肾元亏损，命门火衰，不能鼓舞膀胱气化，或中气不足，膀胱传送乏力导致水液内停而发癃闭。

3. **肝气郁滞** 情志不舒或精神紧张，肝郁气滞，致膀胱气化不力而为癃闭。

4. **经脉受损** 跌仆损伤，或下腹部手术引起经脉瘀滞，影响膀胱气化，而致癃闭。

【辨证】

本病以排尿困难为主症，常伴有小腹胀满。可伴见头晕、心悸、喘促、浮肿、恶心呕吐、甚至昏迷抽搐等症状。

1. **热结膀胱** 小便量少难出，甚至点滴不出，小腹胀满，口渴不欲饮，舌红苔黄腻，脉数。

2. **脾肾亏虚** 小腹坠胀，小便滴沥不畅，排出无力，腰膝酸软，精神不振，纳呆，面色苍白，舌淡，脉沉细。

3. **肝郁气滞** 小便突然不通，心烦不寐，小腹胀急，胁痛，口苦，苔薄白，脉弦。

4. **瘀浊闭阻** 小便滴沥不畅，小腹疼痛，位置固定，舌紫暗或有瘀斑瘀点，脉涩。

【治疗】

1. 基本治疗

治则：调理膀胱，行气通闭。取脾经、任脉腧穴为主。

处方：中极　三阴交　阴陵泉　膀胱俞

方义：中极、膀胱俞，为俞募配穴，疏调膀胱气化，通利小便；三阴交、阴陵泉健脾利水，助膀胱气化。

随证配穴：湿热下注加尺泽、行间；肾气亏虚加关元、肾俞、太溪补；肝郁气滞加太冲、支沟；瘀浊阻塞加血海、膈俞；心烦加内关；神昏加水沟、中冲；口苦加大陵；腹满疼痛加天枢、太冲；食欲不振加中脘、足三里。

刺灸方法：实证，针用泻法；虚者，针用补法，可加灸。

2. 其他疗法

（1）耳针：膀胱、肾、尿道、三焦。中等刺激。

（2）电针：维道沿皮刺，针尖向曲骨透刺，通电 15 ~ 30 分钟。

（3）皮肤针：循经叩刺为主，小腹部任脉、肾经、胃经，中等度叩刺。

（4）穴位注射：足三里、关元、三阴交，维生素 B_1 注射液，每穴注射 0.2 ~ 0.3ml。

（5）外敷法：①独头蒜 1 个，栀子 3 枚，盐少许，捣烂后摊纸贴脐部。②大葱，捣烂，敷神阙穴。③田螺 10 个，麝香 0.1g。将麝香研末，纳神阙穴，外敷胶布固定，再把田螺肉捣烂，敷神阙穴，外加热敷。

【按语】

1. 针刺治疗本病疗效满意。
2. 下腹部穴位宜浅刺、斜刺。
3. 本证不包括肾脏实质性病变的无尿症。
4. 若兼见哮喘、神昏时，应采取综合治疗措施。

【古方选辑】

小便淋涩不通，阴陵泉、三阴交、关冲、合谷。（《针灸大全》）

闭癃，小肠俞、阴交、阴陵泉。（《针灸逢源》）

小便不通，阴陵泉、气海、三阴交……，复刺阴谷、大陵。（《针灸大成》）

小便不通利，灸三焦俞、小肠俞、三阴交、中极、太冲、至阴。（《神灸经纶》）

【医案举例】

宋某，3 岁，女孩。于 1973 年 12 月 21 日初诊。

不能排尿已 18 小时，患儿于 1973 年 12 月 20 日下午碰伤会阴部后，即不能自行排尿。经外科门诊检查，腹部膀胱充盈，会阴前方有擦伤，尿道口右侧有一小伤口，局部肿胀。诊断为：会阴部外伤，尿潴留。转来针灸治疗。针关元、气海、三阴交后，立即解出大量小便。(《现代针灸医案选》)

第二十七节　消　渴

消渴是以多饮、多食、多尿为主要表现的病症。其中多饮为上消、多食为中消、多尿为下消，统称消渴。

本病相当于现代医学的糖尿病。尿崩症的多饮、多尿等症状，也可参照本病治疗。

【病因病机】

本病机主要是阴虚燥热。

1. **饮食不节**　喜食肥甘、醇酒厚味，致脾运失健，积热内蕴，化热化燥，损耗津液，发为消渴。

2. **情志失调**　忧思恼怒，致气机郁结而化火，消灼肺胃阴液而成消渴。

3. **劳欲过度**　房室不节，劳欲过度，损耗阴液，阴虚火旺，上蒸肺胃，发为消渴。

【辨证】

1. **上消证**　烦渴多饮，口干舌燥，情志抑郁，舌尖红苔薄黄，脉洪数。

2. **中消证**　消谷善饥，烦热，形体消瘦，大便干结，小便量多，苔黄而燥，脉滑数。

3. **下消证**　小便频且量多，渴而多饮，头晕，五心烦热，皮肤干燥伴瘙痒，舌红少苔，脉细数。

4. **阴阳两虚**　小便频数量多，浑浊如膏，面色晦暗，四肢不温，腰膝酸软，舌干苔白，脉沉细无力。

【治疗】

1. 基本治疗

治则：清热生津，滋阴润燥，取相应背俞穴为主。

处方：胰俞　肺俞　脾俞　胃俞　肾俞　足三里　三阴交　太溪

方义：胰俞为治疗消渴之经验效穴。消渴因肺燥、胃热、肾虚所致，肺俞、脾俞、胃俞、足三里、三阴交可清热润肺、生津止渴，清胃泻火、和中养阴；取肾俞、太溪以益肾滋阴润燥。诸穴合用可生津滋阴、清热润燥。

随证配穴：上消加太渊、少府；中消加中脘、内庭；下消加太冲、照海；阴阳两虚加阴谷、气海、命门；心悸加内关、心俞；不寐加神门、百会；视物模糊加太冲、光明；肌肤瘙痒加风市、血海、蠡沟。

刺灸方法：上、中消均只针不灸，泻法或平补平泻；下消以针为主，用补法，辅以灸法。

2. 其他疗法

（1）皮肤针：轻叩胸3～腰2两侧。隔日一次。

（2）耳针：取胰、内分泌、肾、三焦、耳迷根等。毫针轻刺激，或加用电针，也可用压籽法。

（3）穴位注射：取肺俞　心俞　脾俞　胃俞　肾俞　胰俞　足三里　三阴交等。用当归注射液或小剂量胰岛素，每穴注入0.5～2ml。隔日一次。

【按语】

（1）针灸对于早、中期及轻型患者疗效较好。对病重者应积极配合药物治疗。

（2）必须严格控制饮食，给患者定出合适的食谱、食量。

（3）严格消毒针具，避免针灸引发感染。

（4）患者呼吸困难、血压下降、循环衰竭、昏迷、呼气中有酮味（如烂苹果味）者，是糖尿病酮症酸中毒，应及时抢救。

【古方选辑】

消渴，承浆、意舍、关冲、然谷。（《普济方》）

消渴、身热、面目黄，意舍主之……消渴嗜饮，承浆主之。（《针灸甲乙经》）

消渴、小便数，灸两手小指头及两足小趾头，并灸项椎佳。（《备急千金要方》）

消渴，承浆、太溪、支正、阳池、照海、肾俞、小肠俞、手小指头尖，用灸

法。(《神灸经纶》)

消渴，承浆、太溪、支正、阳池、照海、肾俞、小肠俞、手小指头，用灸法。(《神灸经纶》)

【医案举例】

王某，女，35岁。

口渴、咽干、多饮、尿多3个月。疲乏无力、眼花、腰痛、面色微黄，精神欠佳，逐渐消瘦，全身皮肤干燥，大便2～3次/日，舌红、苔薄白，脉沉细。Bp18/11kPa，空腹血糖9.7mmol/L，尿糖（＋＋＋）。西医诊为"2型糖尿病"，中医诊为"消渴"（肾气不足、脾失健运）。治宜滋阴补肾。取肾俞、足三里、曲池、三阴交、中脘、关元、支沟、肾俞、关元行捻转补法，余穴均用平补平泻法。每日1次，15次为1个疗程。经治3个疗程后，自觉症状基本消失，空腹血糖4.6mmol/L，尿糖转阴而告痊愈。半年后随访，血糖均正常。(《中国针灸》)

第二十八节　中　风

中风是以半身不遂、肢麻、舌謇，甚至突然昏仆等为主要临床表现，是由于气血逆乱，导致脑脉痹阻或血溢于脑，多发于中年以上。发病骤然，犹如风之善行而数变，若风暴之急速，故名中风，又称卒中。

本病相当于现代医学的急性脑血管病，如：脑血栓形成、脑栓塞、脑出血、蛛网膜下腔出血、短暂性脑缺血发作等病。

【病因病机】

1. 阴虚阳亢　年老体衰，肝肾阴虚，肝阳偏亢，阳化风动，气血上逆，突发中风。

2. 痰蒙清窍　饮食劳倦，内伤脾胃，脾运失健，聚湿生痰，阻滞经络，蒙闭清窍，而发中风。

3. 情志所伤　五志过极，或素体阴虚，水不涵木，复因情志所伤，肝阳暴动，引动心火，血气上逆，心神昏冒，而发为中风。

【辨证】

中风属本虚标实之证。在本为阴阳失调，气衰血少；在标为风火相煽，痰湿壅盛，气血郁阻。根据病位、病情、标本虚实临床分为中经络和中脏腑两类。

1. 中经络 病位浅，病情轻，无神识昏蒙，仅有肢体麻木不遂、口眼歪斜、语言蹇涩等，因痰浊瘀血阻滞经络所致。

2. 中脏腑 病位深、病情重，有神识昏蒙、失语和肢体瘫痪等脏腑证候，因风阳暴升，气血上逆，蒙蔽心窍；或气血衰微，元阳暴脱所致。中脏腑多有后遗症。

【治疗】

1. 基本疗法

（1）中经络

治则：疏通经络、行气活血。

处方：内关　极泉　尺泽　委中　三阴交　足三里

方义：内关为心包经络穴，又是八脉交会穴，可调理心气，促进气血的运行；三阴交为足三阴经的交会穴，可滋补肝脾肾；极泉、尺泽、委中、足三里疏通经络气血，促使四肢功能恢复。

随证配穴：肝阳暴亢加太冲、太溪；风痰阻络加丰隆、合谷；痰热腑实加曲池、内庭、丰隆；气虚血瘀加气海、血海；阴虚风动加太溪、风池；口角歪斜加颊车、地仓；上肢不遂加肩髃、手三里、合谷；下肢不遂加环跳、阳陵泉、阴陵泉、风市；头晕加风池、完骨、天柱；足内翻加绝骨、丘虚透照海；足外翻加中封、太溪；足下垂加解溪、胫上；便秘加丰隆、支沟；尿失禁、尿潴留加中极、曲骨、关元。

刺灸方法：以针刺为主，平补平泻。极泉在原穴下 2 寸心经上取，极泉、尺泽、委中直刺，使患者肢体有麻胀和抽动感。

（2）中脏腑

治则：醒脑开窍，闭证开窍启闭，脱证回阳固脱，取督脉腧穴为主。

处方：水沟　素髎　百会　内关

方义：督脉入络脑，脑为元神之府，故刺素髎、水沟、百会可醒脑开窍，调神导气；内关为心包经络穴，又是八脉交会穴，可调理心气，心主血脉，可促进气血运行。

随证配穴：闭证加十宣、合谷、太冲；脱证加关元、气海、神阙；呼吸衰竭加气舍，以益宗气而调呼吸。

刺灸方法：闭证只针不灸，脱证重用灸法。素髎、水沟用雀啄法，以患者面部表情出现反应为度；十宣点刺出血；关元、气海用灸法，神阙隔盐灸法，直至四肢转温为度。

2. 其他疗法

（1）电针：在患侧上、下肢体各选 2 个穴位，接通电针仪，疏密波中度刺激，以局部肌肉微颤为度。

（2）头针：选顶颞前斜线、顶旁 1 线及顶旁 2 线，进针后快速捻转 2～3 分钟，留针 30 分钟，留针期间反复捻转。

【按语】

1. 针灸治疗中风疗效较肯定，尤其对神经功能的康复作用突出，如肢体运动、语言、吞咽功能的恢复等，治疗期间患者应配合功能锻炼。

2. 中风急性期，如伴高热、神昏、心衰、颅内压增高等，应积极采取综合治疗。

3. 中风卧床患者应注意翻身，预防褥疮发生，并保证呼吸道通畅。

4. 本病应重在预防，对于中风先兆，应加强防治。

【古方选辑】

治风失音不语，穴合谷，各灸三壮……治口歪斜，耳垂下麦粒大，艾灸三壮，左灸右，右灸左……治中风，气塞涎上，不语昏危者，百会、风池、大椎、肩井、曲池、间使、三里等七穴。（《普济方》）

中风半身不遂，先于无病手足针，宜补不宜泻；次针其有病手足，宜泻不宜补。合谷一、手三里二、曲池三、肩井四、环跳五、血海六、阴陵泉七、阳陵泉八、足三里九、绝骨十、昆仑十一。（《玉龙经》）

卒中暴脱，若口开手撒，遗尿者，虚极而阳暴脱也，脐下大艾灸之。（《证治准绳》）

中风痰涌，六脉沉伏，昏不知人，声如牵锯，宜于关元、丹田多灸之。（《济生方》）

【医案举例】

赵某，女，72 岁。有高血压病史 20 余年，1990 年 10 月 2 日清晨上厕所时，感心痛、头昏、左侧肢体麻木、酸软无力，随即瘫倒于厕，但无意识障碍、失语和恶心呕吐。即送医院急救。查：左侧上下肢肌力Ⅱ～Ⅲ级，伴口角歪斜，脑 CT 显示：右侧丘脑部位有一 1.31cm×1.31cm 高密度区。经急诊室观察处理后转针灸病房治疗。首次针灸取双侧合谷、左侧地仓透颊车、曲池、足三里、阳陵泉、丰隆、太冲，中强刺激，加以语言暗示，留针 30 分钟。起针后，即能在家属搀扶之下行走数十米。5 次治疗后，便可独自依杖而行，左侧上下肢肌力Ⅳ

级，仅存左侧口角及指趾端麻木。3 周后痊愈出院。(《针医心悟》)

第二十九节　痹　证

痹证是指外邪侵入经络，气血运行不畅，引起肌肉、关节疼痛、肿大、重胀或麻木等症，甚至影响肢体运动功能的疾病。

本病相当于现代医学的风湿热、风湿性关节炎、类风湿性关节炎、骨性关节炎、肌纤维组织炎以及神经痛等病。

【病因病机】

1. **正虚邪侵**　素体阳虚，卫外不固，风寒湿邪乘虚侵入，痹阻肌肉关节经络，导致气血痹阻不通而为痹证。风胜者为行痹，寒胜者为痛痹，湿胜者为着痹。

2. **邪从热化**　素有蕴热或阴虚火旺，复感风寒湿邪，邪从热化，或直接感受热邪，留注关节而致红肿热痛发为热痹。

3. **正虚邪实**　痹证迁延日久，正气虚惫，风寒湿热之邪，亦可内传于脏腑，产生相应脏腑的病变。

【辨证】

痹证以肌肉关节痠痛、重着、麻木为主要表现，甚至关节屈伸不利，日久可出现关节肿大、变形。

1. **风痹**　又称行痹，肢关节疼痛，游走不定，痛无定处，或兼有恶风发热，舌苔薄白，脉浮者。

2. **痛痹**　又称寒痹，疼痛较剧，遇寒加重，得热痛减，舌苔白，脉弦紧。

3. **着痹**　又称湿痹，关节重着酸痛，下肢为甚，或有肿胀，肌肤麻木不仁，苔白腻，脉濡缓。

4. **热痹**　关节红肿灼热疼痛，屈伸不利，得冷稍舒，可伴有发热、口渴，舌红苔黄燥，脉滑数者。

【治疗】

1. 基本治疗

治则：通经活络止痛，兼祛风、散寒、除湿、清热。以局部与循经取穴为主，辅以阿是穴。

处方：

肩部：肩髃 肩髎 臑俞 外关 合谷

肘部：曲池 尺泽 天井 外关 合谷

腕部：阳溪 阳池 腕骨 外关

脊背：身柱 腰阳关 委中 昆仑 夹脊

髀部：环跳 秩边 居髎 悬钟

股部：殷门 承扶 伏兔 风市

膝部：梁丘 膝眼 阳陵泉 膝阳关

踝部：申脉 照海 昆仑 丘墟 解溪

方义：局部腧穴及远端穴位相配，可疏通经络气血，使营卫调和而风、寒、湿、热等邪无所依附，达到"通则不痛"的效果。

随证配穴：行痹加膈俞、血海；痛痹加肾俞、关元；着痹加阴陵泉、足三里；热痹加大椎、曲池。

刺灸方法：针用泻法。行痹、痛痹、着痹针灸并用；热痹只针不灸。

2. 其他疗法

（1）穴位注射：用当归、防风、威灵仙等注射液，注射于疼痛部位腧穴，每穴 0.5～1ml，注意勿注入关节腔。

（2）电针：针刺得气后，接通电针仪，用连续波中等刺激。

（3）皮肤针：叩刺肿胀局部，或在患病关节周围叩刺。

（4）耳针：用于以疼痛为主的关节炎。相应部位压痛点、交感、神门，强刺激。

（5）穴位敷药：大椎、阳陵泉、肩髃、曲池、肾俞、天宗、阿是穴。取斑蝥 3 份、雄黄 5 份，研细末。取上药粉末 0.3～0.6g，贴敷于穴位上，1 日换药1 次。

【按语】

1. 早期可单纯应用针灸治疗，尤其对风湿性关节炎，针灸治疗本病疗效满意。

2. 久病顽痹患者，综合治疗为好。

3. 治疗本病时，应注意排除骨结核、肿瘤，以免延误病情。

4. 患者平时应避风寒，加强体育锻炼。

【古方选辑】

身寒痹，曲池、列缺、环跳、风市、委中、商丘、中封、临泣。（《针灸

大成》)

风痹不仁，天井、尺泽、少海、阳辅、中渚、环跳、太冲。(《神灸经纶》)

冷风冷痹，环跳、腰俞、风府、风池。(《针灸大全》)

风痹，外关、天井、少海、尺泽、曲池、合谷、委中、阳辅。 (《针灸逢源》)

【医案举例】

杨某，女，64 岁，退休工人。于 1979 年 4 月 29 日初诊，自诉：一个月前因着凉致右上肢疼痛。虽经针、药兼治，但肘关节疼痛不减，疼处不移，得热痛减，遇冷则剧，并日趋加重。查：见右肘关节轻度肿胀，皮肤微凉，按之略有压痛，活动受限，右上肢不敢提物，舌质淡，舌苔薄白，脉沉紧，诊为痛痹。治宜温经通络散寒，用温针疗法，取右侧曲池、手三里二穴，每日一次，一个疗程后，诸症消失，功能恢复正常。二年后随访未见复发。(温针疗法：用 1.5 寸毫针刺入穴位，行补法使之得气，然后留针并将约 1 厘米长艾条点燃，倒插在针柄上，艾条下端距皮肤约 1 厘米左右，使其自然燃烧，经 5~10 分钟艾条燃尽，待火灭灰凉，将针取出)。(《现代针灸医案选》)

第三十节　痿　证

痿证是指以肢体筋脉弛缓，软弱无力，日久不能随意运动，甚则肌肉萎缩或瘫痪为主要表现的一类病症。因多见于下肢，故称"痿躄"。"痿"指肢体痿弱不用，"躄"指下肢软弱无力，不能步履之意。

本病多见于现代医学的急性感染性多发性神经根炎、急性脊髓炎、周围神经炎、小儿麻痹后遗症、脑炎后遗症、肌营养不良症、重症肌无力、肌萎缩性侧索硬化、进行性脊髓肌萎缩、外伤性截瘫、癔病性瘫痪，周期性麻痹等。

【病因病机】

1. **肺热伤津**　感受温热毒邪，高热不退，或热病后期，余热燔灼，伤津耗气，肺热叶焦，不能输布津液，筋脉失养而成痿证。

2. **湿热浸淫**　久居湿地，冒雨涉水，或水中作业，湿邪浸淫，留而不去，郁遏化热，或饮食肥甘辛辣，损伤脾胃，湿热内生，湿热闭阻，气血运行不畅，筋肉不得濡养而弛缓不收，遂成痿证。

3. **肝肾不足**　久病体虚，年老肝肾不足或房劳过度，肾精虚乏；或劳役太过，罢极本伤；或妇人产后，精血不足，筋脉失养而成痿证。

【辨证】

痿证以患肢筋肉弛缓无力甚至萎缩、瘫痪为主症。四肢均可患病，以下肢为多见，一侧或两侧同病。

1. 痿证初期，发病急，热退后突然肢体软弱无力，兼心烦口渴，呛咳咽燥，小便短黄，大便干结，舌红苔黄，脉细数，为肺热伤津；肢体逐渐痿软无力，下肢为重，麻木不仁，或兼发热，胸闷，小便赤涩热痛，舌红，苔黄腻，脉濡数，属湿热浸淫；发病缓慢，痿证逐渐加重，无发热等表证，属肝肾不足者。

2. 痿证后期，若迟迟不能康复，则成痼疾。脾胃虚弱者，肢体痿软无力日久，时好时差，甚则肌肉萎缩、神疲倦怠，面色萎黄，食少，便溏，短气，自汗，舌淡苔白，脉濡缓；肝肾不足者，患肢痿软失用，肌肉萎缩，形瘦骨立，腰脊痠软，头晕耳鸣，心悸，自汗，舌红少苔，脉细弱。

【治疗】

1. 基本治疗

治则：疏通经气，濡养筋骨。以手足阳明经穴和夹脊穴为主，兼取手足太阴经穴和足少阴、厥阴经穴。

处方：肩髃　曲池　合谷　阳溪　髀关　梁丘　足三里　解溪　华佗夹脊穴。

方义：阳明经多气多血，内关脾胃，主润泽与调养宗筋，而宗筋之约束骨骼，有利关节运动，选上、下肢阳明经穴位，可疏通经络，调理气血，取"治痿独取阳明"之意；华佗夹脊穴位于督脉之旁，又与膀胱经第一侧线的脏腑背俞穴相通，可调脏腑之阴阳，通行气血。

随证配穴：肺热伤津加尺泽、鱼际、大椎；湿热浸淫加阴陵泉、商丘、内庭；脾胃虚弱加脾俞、胃俞、章门、中脘；肝肾不足加肝俞、肾俞、太溪、太冲、三阴交；呛咳咽燥明显者，加廉泉、列缺、照海；眩晕者，加百会；肌肉萎缩或拘挛疼痛处，可加局部围刺。

刺灸方法：肺热及湿热者，只针不灸，泻法；肝肾不足，脾胃虚弱者，针灸并用，补法。

2. 其他疗法

（1）皮肤针：用皮肤针轻叩背部肺俞、脾俞、胃俞、肝俞、肾俞、大肠俞和手足阳明经线。

（2）耳针：肺、胃、大肠、肝、脾、肾、神门及相应部位，强刺激。

（3）电针：在瘫痪肌肉处针刺后，加脉冲电，中等强度刺激，以患肢出现规律性收缩为佳。

（4）穴位注射：根据瘫痪部位，选取上肢或下肢腧穴。用维生素 B_1 或维生素 B_{12}，或当归注射液，每穴注入 $0.5 \sim 1.0ml$。

【按语】

1. 针灸治疗本病疗效较好，但久病畸形者应配合其他疗法。

2. 急性期应查明原发病，并进行中西医结合治疗。

3. 卧床患者应保持四肢功能体位，以免造成足下垂或内翻。必要时可用护理架及夹板托扶。还应采取适当活动体位等措施，以免发生褥疮。

4. 在治疗的同时，应加强主动及被动的肢体功能锻炼，以助及早康复。

5. 癔病性瘫痪者，要配合耐心细致的暗示、心理治疗。

【古方选辑】

手足麻痹，足临泣、太冲、曲池、大陵、合谷、三里、中渚。（《针灸大全》）

足麻痹，环跳、阴陵、阳陵、阳辅、太溪、至阴。（《神应经》）

痿痹，环跳、中渎、足三里；足不能行，三里、三阴交、复溜、行间。（《针灸逢源》）

痿，针中渎、环跳，灸三里、肺俞。（《针灸聚英》）

【医案举例】

李某，女，7岁。半年前发高热后，右侧下肢麻痹，不能行走，肌肉弛缓萎缩，腱反射完全消失。诊断为小儿麻痹后遗症。采用针灸治疗。取穴：环跳、风市、阳陵泉、绝骨、丘墟。第 1 次针健侧，留针 $10 \sim 15$ 分钟。其后针患侧，每日 1 次。经 5 次治疗后，能开始运动，共计 22 次而愈。（《针灸学简编》）

第三十一节　遗　精

遗精是指不因性生活而频繁发生精液遗泄的病症，又称"失精"。有梦而遗者，为"梦遗"；无梦而遗者，为"滑精"。未婚或已婚但无正常性生活的男子每月遗精 $2 \sim 4$ 次者，属正常现象。

本病多见于现代医学的神经衰弱、前列腺炎、精囊炎、睾丸炎、男子性功能障碍等疾病中。

【病因病机】

1. **心肾不交**　心火独亢，肾阴暗耗，心肾不交，相火妄动，扰乱精室发为遗精。
2. **肾虚失藏**　久病肾虚，或房事过度，频犯手淫，肾虚不摄，精关不固而致遗精。
3. **湿热下注**　喜食肥甘辛辣之物，脾运失健，蕴湿生热，湿热下注，扰动精室，可致滑精。
4. **心脾两虚**　思虑或劳倦过度，劳伤心脾，心脾两虚，气不摄精，而致遗精滑泄。

【辨证】

本病以精液的频繁遗泄，或梦遗，甚或滑精为主症，伴见头晕目眩、神疲乏力、精神不振等。

1. **心肾不交**　梦中遗精，心烦不寐，心悸健忘，口咽干燥，舌红少苔，脉细数。
2. **肾虚不固**　遗精频作，甚则滑精，头晕耳鸣，腰膝酸软，舌淡，脉沉弱。
3. **湿热下注**　梦中遗精频作，小便短黄而混，口苦烦渴，舌红苔黄腻，脉滑数。
4. **心脾两虚**　遇思虑、劳累而发遗精，头晕失眠，面色少华，心悸健忘，面黄神倦，食少便溏，舌淡苔薄白，脉细弱。

【治疗】

1. 基本治疗

治则：清热利湿，育阴潜阳，益气养血，补虚固本。以任脉、足太阳经腧穴为主。

处方：会阴　关元　肾俞　次髎　三阴交

方义：会阴为任、督二脉交会穴，可交通阴阳；关元，调补肝、脾、肾，补摄下焦之元气；肾俞补肾以固精；次髎调肾固精，直达病所；三阴交调肝、脾、肾三脏之气而固摄精关。

随证配穴：心肾不交加太溪、神门；肾虚不固加志室、太溪；心脾两虚加心俞、脾俞；湿热下注加中极、阴陵泉；头晕目眩者加风池、百会；心悸加内关；夜寐不安加神门。

刺灸方法：心肾不交只针不灸，平补平泻；湿热下注只针不灸，泻法；肾虚不固、心脾两虚针灸并用，补法。

2. 其他疗法

（1）耳针：内生殖器、内分泌、心、肾、神门。毫针轻刺激，或用王不留籽贴压。

（2）穴位注射：中极、关元、志室。用维生素 B_1 或当归注射液，每穴注射 0.5～1ml，进针后出现针感并向前阴传导时，将药液缓缓注入。

（3）皮肤针：中极、关元、心俞、肾俞或腰骶两侧夹脊及下肢内侧三阴交一带，叩刺至皮肤微现红晕为度。

（4）埋线：关元、中极、肾俞、三阴交。每次选2穴，埋入肠线。

【按语】

1. 针灸治疗本病可获得满意疗效。

2. 在治疗的时候，做好思想工作，多鼓励，消除疑虑。

3. 节制性欲、杜绝手淫，禁看淫秽书刊和黄色录像。

4. 建立良好的生活习惯，坚持适当的体育锻炼。

【古方选辑】

遗精白浊：肾俞、关元、三阴交；梦遗失精：曲泉、中封、太冲、至阴、膈俞、脾俞、三阴交、肾俞、关元、三焦俞（《针灸大成》）。

遗精：膏肓俞、肾俞、中极、三阴交、曲泉、中封（《针灸逢源》）。

梦遗滑精：膏肓、肾俞、命门、白环俞、中极、三阴交、中封、然谷、三里、关元、气海、大赫、精宫、丹田（《神灸经纶》）。

梦遗：灸中极、曲骨、膏肓、肾俞（《针灸聚英》）。

遗精白浊：关元、白环俞、太溪、三阴交；遗精不禁：中极、膏肓、心俞、然谷、肾俞（《针灸大全》）。

【医案举例】

邱某，男，25岁。患者遗精已两年，四肢无力，记忆力减退，精神萎靡（过去曾患过手淫），脉缓弱，曾多方医治无效，经服金樱膏后次数减少，但未根治。后即直接灸志室、关元、足三里，针大赫、曲骨，以平补平泻法，针20次痊愈。按：本病的治疗，着重补肾气，并宜清心寡欲，戒除一切不良习惯，才能受益。（《临床针灸学》）

第三十二节 阳 痿

阳痿，又称阴痿，是指男子未到性功能衰退年龄，出现性生活时阴茎不能勃起或勃起不坚，影响正常性生活的病症。

本病常见于现代医学的男子性功能障碍及某些慢性虚弱性疾病之中。

【病因病机】

1. 命门火衰 恣情纵欲，久犯手淫，房室不节，肾中精气亏损，无力鼓动而至阳痿。

2. 惊恐伤肾 房室之中，卒受惊恐，恐则伤肾，气机失调而致阳痿。

3. 心脾两虚 思虑或劳累过度，劳伤心脾，化源不足，宗筋失养，则阳事不举而成阳痿。

4. 湿热下注：过食肥甘厚味，酿湿生热，湿热郁蒸肝胆，伤及宗筋，致使宗筋弛缓而发阳痿。

【辨证】

本病以阳事不举，不能进行正常的性生活为主证。表现为性生活时阴茎不能勃起，或勃起而不坚、临房早泄，随之痿软无力；或虽能性交，但不经泄精而自行痿软。

1. 命门火衰 阳痿不举，伴面色淡白，腰膝酸软，畏寒肢冷，精神萎靡，舌淡苔白，脉沉细。

2. 惊恐伤肾 阳痿不举，伴精神抑郁或焦虑紧张，胆怯多疑，心悸易惊，夜寐不宁，舌红苔薄白，脉细弦。

3. 心脾两虚 阳痿不举，伴面色萎黄，食欲不振，精神倦怠，失眠健忘，舌淡苔薄白，脉细弱。

4. 湿热下注 阳痿不举，伴阴囊潮湿臊臭，下肢酸重，尿黄，舌红苔黄腻，脉沉滑数。

【治疗】

1. 基本治疗

治则：补肾益脾，养心调肝，清利湿热。取任脉、背俞及足三阴经穴为主。

处方：关元　中极　肾俞　三阴交

方义：关元、中极，为治疗泌尿生殖系统疾病的主穴，可培元固本，直接作用于宗筋，调补肝脾肾；肾俞可振奋肾之原气，恢复肾之正常功能；三阴交补肝肾，健脾除湿。

随证配穴：命门火衰加命门、气海、志室；惊恐伤肾加神门、百会、命门；心脾两虚加心俞、脾俞、足三里；湿热下注加行间、侠溪或阴陵泉透阳陵泉、曲骨；纳少加足三里；头晕；胆怯加间使；失眠加神门；心悸加内关。

刺灸方法：实证针刺为主，平补平泻；虚证针灸并用，补法。

2．其他疗法

（1）耳针：内、外生殖器，内分泌、心、肾。毫针中等刺激，或王不留行籽贴压。

（2）电针：次髎、秩边或关元、三阴交。通电中等刺激。

（3）穴位注射：关元、中极、肾俞。注入维生素 B_1 50mg 加维生素 B_{12} 0.1mg。

（4）穴位埋线：肾俞、关元、中极、三阴交。每次选 1~3 穴，埋入 0 号医用羊肠线。

【按语】

1．针灸治疗阳痿有一定疗效。治疗期间，最好停止房事。

2．在性生活中，男方要消除紧张心理，克服悲观情绪，树立信心。

【古方选辑】

阳痿丸骞，阴谷、阴交、然谷、中封、太冲。（《针灸大成》）

阳不起，命门、肾俞、气海、然谷。（《类经图翼》）

阳痿，命门、肾俞、气海、然谷、阴谷。（《神灸经纶》）

阳痿，肾俞、气海。（《针灸逢源》）

【医案举例】

唐某，男，40 岁，会计，于 1976 年 4 月 28 日初诊。自诉：阴茎痿软，不能勃起，已历二年余。曾服桂附八味丸、龟鹿丸、全鹿丸等均未获显效。查：头晕耳鸣，面色㿠白，精神不振，腰腿酸软，形寒肢冷，小便清长，脉细弱，舌淡白。证属阳痿，良由命门火衰，阳事不举。治以温补肾阳。针取关元、气海、命门、肾俞，轻刺重灸，留针 30 分钟，10 次为 1 疗程。经针灸 8 次后，始感腰间温暖，阴茎虽能勃起，但举而不坚，为时短暂；经针灸 15 次后，渐觉精神振奋，头晕耳鸣大减，阴茎已能健举，为时较长；经针 20 次后，诸证尽退，乃告痊愈。（《现代针灸医案选》）

第三十三节 早 泄

早泄是指阴茎插入阴道时间很短或甚至刚触及阴道口便发生射精,不能进行正常性交的病症。

常见于现代医学的男子性功能障碍。

【病因病机】

1. **肾气不固** 早婚多育或手淫过度,致肾气虚衰,封藏不固而早泄.
2. **阴虚火旺** 色欲过度,房事不节,阴虚火旺,扰动精室而成早泄。
3. **惊恐伤肾** 房事时突受惊恐,恐则气下,气下则约束无力,致封藏失职而早泄。
4. **肝郁气滞** 情志不舒,精神抑郁,郁怒伤肝化火,扰动精宫,发生早泄。

【辨证】

1. **肾虚不固** 早泄滑精,泄后疲乏,腰膝酸软,性欲减退,小便频数,舌淡苔薄,脉弱。
2. **阴虚火旺** 早泄遗精,腰膝酸软,五心烦热,潮热盗汗,舌红少苔,脉细。
3. **惊恐伤肾** 一交即泄,胆怯心悸,性欲淡漠,舌淡红,苔薄白,脉稍数。
4. **肝郁气滞** 一交即泄,精神抑郁,焦躁不安,少腹不舒,胸闷,舌红苔薄白,脉弦。

【治疗】

1. **基本治疗**

治则:调补肝肾,固精止泄。以任脉、足少阴肾经穴为主。

处方:关元 太溪 三阴交 肾俞 精宫

方义:关元、三阴交均为足三阴经之交会穴,调养肝脾肾,以固精关;太溪滋补肾中之阴精;肾俞乃肾之背俞穴,配精宫可助益肾固精之力。

随证配穴:肾气不固加命门;阴虚火旺加照海、行间;惊恐伤肾加百会、四神聪、神门；肝郁气滞加太冲、行间、内关、膻中。腰膝酸软加腰阳关、肾俞；潮热盗汗加合谷、复溜；夜尿多加中极、膀胱俞；心胆虚怯加心俞、胆俞、大陵、丘墟。

刺灸方法：肾气不固者，针灸并用，补法；阴虚火旺者，只针不灸，平补平泻；惊恐伤肾者，针用补法；肝郁气滞者，只针不灸，泻法。

2. 其他疗法

（1）耳针：内、外生殖器、内分泌、心、肾。毫针中度刺激，或用王不留籽贴压。

（2）皮肤针：重点叩刺颈项及腰骶部夹脊穴，配合刺激下腹部、腹股沟和阴茎根部。中等度刺激以局部皮肤出现红晕为度。

（3）穴位敷贴：取露蜂房、白芷各 10g，研末，醋调成饼，临睡前敷神阙穴，胶布固定，次晨取下。

【按语】

1. 针灸治疗本病有一定疗效。针刺小腹部腧穴，以针感达阴部为佳。
2. 治疗期间节制房事，以不同床为好。
3. 做好思想工作，克服悲观情绪，消除顾虑，树立起自信心。

【古方选辑】

早泄，灸关元、气海、中极、肾俞。（《针灸正宗》）

【医案举例】

1986 年冬，一位男性青年，因少年无知，犯手淫恶习。婚后 1 年余，阳举而不坚，见色即精液自泄，伴有头晕耳鸣，失眠多梦，纳谷不香，身倦乏力，记忆力减退，舌尖红，苔薄白，脉弦细。证属阴亏及阳，阴阳俱伤，封藏失司。治法：温肾固本，养心安神，交通心肾。处方：心俞、肾俞、神门、三阴交，每日针 1 次。连治 7 日后，失眠多梦减轻，纳谷已香，体力倍增。原方去神门，加气海，又针 5 次，肾精未遗。遵前方，前后治疗月余，病愈。为巩固疗效，每周再针 1~2 次，并嘱 3 个月内不能同床。1 年后随访，未见复发。（《当代中国针灸临证精要》）

第三十四节 男性不育症

凡育龄夫妇同居 2 年以上，性生活正常又未采用避孕措施，由于男方原因使女方不能受孕者，称为男性不育症，亦称为"无子"、"无嗣"。

本症见于现代医学的精子减少症、无精子症、死精子症、精液不化症、不射精症、逆行射精症等，可参照本节治疗。

【病因病机】

1. **肾气虚弱** 肾中精气素亏，或房劳伤肾，或久病及肾，阴阳亏损，阴不足则精少稀薄，阳不足则阳痿不举，均可致不育。

2. **气血不足** 思虑过度，损伤心脾，气血化源不足，血虚则精液化源不足而精少，气虚则阳事不举或无力射精，而致不育。

3. **郁滞肝气** 情志不随，肝气郁滞，疏泄无权，可致宗筋痿而不举，难以射精而不育。

4. **湿热下注** 感受湿热之邪或饮食不节，脾失健运，痰湿内生，湿热之邪蕴积下焦，阻遏肾阳，致阳痿早泄而成不育。

【辨证】

婚后 2 年，未采取避孕措施，不能使女方怀孕，睾丸过小、过软，性交中无精液射出或仅有微量精液射出。

1. **肾精亏损** 精少，精神疲惫，腰膝酸软，头晕耳鸣，舌红少苔，脉细弱。

2. **肾阳不足** 精少，腰酸膝软，畏寒肢冷，面色无华，舌淡，苔薄白，脉沉细。

3. **气血虚弱** 性欲减退，神疲乏力，面色萎黄，舌淡苔白，脉沉细无力。

4. **肝气郁滞** 睾丸坠胀，精神抑郁，两胁胀痛，嗳气，舌黯苔薄，脉弦细。

5. **湿热下注** 死精过多，头晕身重，尿黄，口苦咽干，舌红苔黄腻，脉滑数。

【治疗】

1. 基本治疗

治则：虚证益气养血，补肾填精；实证行气解郁，清热利湿。取任脉、足太阳经腧穴为主。

处方：气海 关元 三阴交 肾俞 次髎 秩边 足三里

方义：气海、关元、三阴交均为足三阴经交会穴，既可健脾益气，又可滋补肝肾；肾俞、次髎、秩边属足太阳膀胱经穴，位于腰骶部，可调补下元，益肾填精；足三里为足阳明胃经之合穴，能补后天脾胃之气，使精血生化之源旺盛。诸穴相配，先后天得补，肝脾肾得调，则不育症可愈。

随证配穴：肾精亏损加太溪、照海；肾阳不足加命门、神阙；气血虚弱加脾俞、胃俞；肝气郁滞加太冲、内关；湿热下注加中极、阴陵泉；腰膝酸软加腰阳关、关元俞；头晕耳鸣加风池、太冲。

刺灸方法：虚证针用补法，可灸；实证针用泻法，不灸。

2. 其他疗法

（1）耳针：内、外生殖器、内分泌、皮质下，毫针中度刺激，或王不留行籽贴压。

（2）皮内针：关元、三阴交，用图钉型揿针垂直刺入，胶布固定。

（3）穴位注射：足三里、关元、肾俞、三阴交，用绒毛膜雌性激素500U注入穴位浅层。

【按语】

1. 针灸治疗本病有一定效果。
2. 治疗期间，夫妻最好分床就寝，保养精气，以提高疗效。
3. 治疗一段时间，诸症改善，可择日同房，以利受孕。
4. 戒烟、酒及避免有害因素影响，如放射性物质、毒品等。

【医案举例】

某男，30岁，阿尔及利亚阿斯总务。

患者结婚多年不育，女方做过多方面检查均正常。患者曾在巴特那省医院经苏联医生治疗一年余无效，后经中国医生治疗，曾服"参桂鹿茸丸"、"金匮肾气丸"等补肾壮阳药物，仍无好转，1977年元月，由内科转来针灸科治疗。查：身体虚弱，神疲乏力，形寒肢冷，腰膝酸痛，胃纳欠佳，大便尚调，小便清长，舌淡苔薄白。查其精液，精虫计数为2800万，活动力差，有少数死精虫。分析上述诸证,实属肾阳虚损所致。治以培补元气,温肾壮阳。针取:关元、大赫、三阴交、肾俞。针关元、大赫,针感要求直达阴茎,以平补平泻为主。针灸并施,使局部皮肤发红,针下有热感。留针 30 分钟,隔日 1 次,15 次为 1 疗程。经一个疗程治疗,查精液,精虫计数达 5800 万,活动力增强,无死精虫。继后又治疗一疗程,其爱人停经,尿妊娠试验阳性。复查精液,精虫计数达 1 亿以上,活动力正常。1978 年 5 月其妻顺产一男婴。(《现代针灸医案选》)

第三章

妇科疾病

第一节 月经不调

月经不调是指以月经周期异常为主要症状的月经病，临床常见的有月经先期、月经后期和月经先后无定期几种情况。

月经先期又被称为"经早"或"经期超前"，指月经周期提前七天以上，甚至一月两潮。如果仅超前三、五天且没有其他症状者，或偶尔超前一次，都不属病态。

月经后期又被称为"经迟"或"经期错后"，指月经周期推迟七天以上，甚至四、五十天行经一次。若仅延后三、五天且没有其他不适者，或偶尔延后一次，下次如期来潮者都不属病态。

月经先后无定期又被称为"经乱"。指月经不能按时来潮，或前或后。

本病常见于现代医学的排卵型功能失调性子宫出血、生殖系统炎症或肿瘤等引起的阴道异常出血性疾病。

【病因病机】

1. **月经先期**　主要是由于气虚统摄无权、血热迫血妄行所致。①实热：素体阳盛，或嗜食辛辣，助阳生热，或过食暖宫之品，或感受热邪；②虚热：大病久病，失血伤阴，阴虚生内热；③郁热：情志抑郁，肝郁化火，三者均可导致热蕴胞宫，热扰冲任，则月经先期而至。④气虚：饮食劳倦，损伤脾气，气虚则不固，冲任失统，以致月经提前而至.

2. **月经后期**　主要由于气血运行不畅，冲任失调，血海不能按时满盈而致。①经产之际，冒雨涉水，过食生冷；②素体阳虚，阴寒内生. 二者均可导致寒邪搏于冲任，血为寒凝，经脉运行不畅；③气滞：情志不畅，肝失疏泄，血为气滞，冲任受阻，经水不能如期而下；④血虚：大病久病，阴血内耗，或经行、产后失血过多，或饮食劳倦，损伤脾胃，生化之源不足，导致冲任血虚，血海满溢失时，引起月经后期而至。

3. **月经先后无定期**　主要由于气血失调，冲任功能紊乱，血海溢蓄失常而致。与肝、肾关系密切。①肝郁：情志不遂，肝失疏泄，气血紊乱，血海蓄溢失常，如果疏泄过度，月经则先期而至，如果疏泄不及则月经后期而来；②肾虚：禀赋不足或房劳产众，致肾虚封藏失职，冲任失调，血海蓄溢失常，故经行先后不定期。

【辨证】

1. **月经先期**　月经提前，量多，颜色深红或紫红，质黏稠，伴有面红口渴，喜冷饮，小便黄，大便干，舌红苔黄，脉洪数者，为实热证。经期提前，量少，色红，质黏稠，两颧潮红，五心烦热，舌红少苔，脉细数者，为虚热证。经期提前，经量或多或少，经色或紫或红，或挟有血块，经行不畅，或伴有胸胁、乳房、小腹胀痛，烦躁易怒，口苦咽干，苔薄黄，脉弦数者为郁热证。月经提前，经量多，色淡质稀，神疲体倦，心悸气短，食少便溏，小腹空坠，舌淡苔薄白，脉弱无力者，为气虚证。

2. **月经后期**　经期延后，经色黯，经量少，小腹冷痛，得热痛减，或畏寒肢冷，面色苍白，舌淡苔薄白，脉沉紧者为实寒证。月经延后，经色淡而量少，经质清稀，腹痛绵绵，喜热喜按，小便清长，大便溏，舌质淡，苔薄白，脉沉迟者，为虚寒证。月经错后，经量少，经色黯红，夹有血块，胸胁乳房及小腹胀痛，舌苔薄白，脉弦或涩者，为气滞证。月经延后，经量少，经色淡，质清稀，面色苍白，头晕目眩，心悸少寐，舌淡少苔，脉细弱者为血虚证。

3. **月经先后无定期**　月经不能如期来潮，或提前或延后，经量或多或少，经色紫黯，经行不畅，胸胁，乳房胀痛，善叹息，苔薄白，脉弦者为肝郁证。经来或先或后，量少色淡，头晕耳鸣，腰膝痠软，夜尿频，舌淡苔白，脉沉弱者为肾虚证。

【治疗】

1. **基本治疗**

月经先期：

治则：气虚者，益气摄血；血热者清热调经。取任脉、足三阴经穴为主。

处方：关元　血海　三阴交

方义：本方的主要作用是清热和血，调理冲任。关元属任脉经穴，又是足三阴经的交会穴，任、冲同源，"冲脉起于关元"，故关元是调理冲任的要穴；血海为脾经经穴，可以调经血；三阴交为足三阴经的交会穴，为妇科理血调经的要穴。诸穴配合，使冲任调和，经血能按时而下。

随证配穴：实热配太冲、曲池、合谷；虚热者，配肾经荥穴然谷、复溜；郁热者配肝经荥穴行间、脾经郄穴地机；气虚者配足三里、气海、公孙；心烦加内关、间使；盗汗加合谷、复溜；腰酸痛加肾俞、命门；小腹胀痛加气海、子宫；瘀血加膈俞；月经量多加隐白。

刺灸方法：实证用泻法，虚证用补法，气虚者针灸并用。关元、气海、子宫宜斜刺不可深刺；膈俞、肾俞向下或朝脊柱方向斜刺，不可深刺；血瘀者可配合刺络拔罐法。

月经后期：

治则：寒证宜温经散寒调经；气滞证宜理气调经，血虚证宜养血调经。取任脉、足三阴经穴为主。

处方：气海　气穴　归来　三阴交

方义：肾气充足，月经才能应时来潮，气海是任脉穴，气穴是肾经和冲脉的会穴，二穴相配有调和冲任的功用；归来是足阳明胃经经穴，阳明经为多气多血之经，近胞宫，可补血通经；三阴交为足三阴经的交会穴，善调肝脾肾经经气，滋阴补血。诸穴配合，冲任充盈，经血可如期而下。

随证配穴：实寒者配天枢、水道；虚寒者加灸命门、神阙、太溪；血虚者加足三里、脾俞、血海、膈俞；气滞者加太冲、内关。

刺灸方法：实证针用泻法，虚证针用补法，虚寒证加灸，神阙只灸不针，脾俞、膈俞向下或朝脊柱方向斜刺，不可深刺。

月经先后无定期：

治则：调肝补肾。取任脉、足三阴经穴为主。

处方：关元　三阴交

方义：关元是任脉经穴，又与足三阴经交会，是调理冲任的要穴；三阴交为脾、肝、肾三经交会穴，为妇科理血调经要穴。

随证配穴：肾虚者加肾俞、太溪；气滞者加太冲、蠡沟。

刺灸方法：实证针用泻法，虚证针用补法。

2. 其他疗法

（1）皮肤针：用皮肤针在腰椎至尾椎部沿督脉及膀胱经循行线轻轻叩刺，以局部皮肤潮红为度，可酌情拔罐，每日或隔日1次。

（2）耳针：取穴为子宫、卵巢、皮质下、内分泌、肝、脾、肾。刺法：每次取3~5穴，毫针中度刺激，留针15~30分钟，也可耳穴埋针或用压豆法。

【按语】

1. 针灸对功能性月经不调疗效较好。如有生殖系统器质性病变者，应采取综合治疗。

2. 治疗一般在月经来潮前一周开始，行经期间停针。如果经行时间不能掌握，可于月经干净之后 2 ~ 3 日起针灸，每日或隔日 1 次，直到月经来潮时为止。连续治疗 3 ~ 5 个月经周期。

3. 注意生活调养和经期卫生，如心情舒畅、调节寒温、适当休息、忌食生冷和辛辣食物等。

【古方选辑】

月经不调，气海、中极、带脉（一壮）、肾俞、三阴交。（《针灸大成》）

女子胞中痛、月水不以时休止，天枢主之。（针灸甲乙经》）

月事不利……，行间主之。（《针灸甲乙经》）

【医案举例】

丁某，女，28 岁，已婚。婚后月经不调 3 年多，往往提前 1 周，量多、色紫红，少腹疼痛连及胁肋，两乳作胀，纳差，未孕，舌紫暗，脉弦数。曾服中西药物治疗未效，乃求治于针灸。证由肝气郁结、冲任失调所致，治以疏肝理气、清热调经。遵《百证赋》"妇人经事改常，自有地机、血海"之验，取地机、血海，配三阴交、行间、肝俞，行徐疾泻法，留针 20 分钟。隔日 1 次。经 4 次治疗，经期、经色、经量等均趋于正常。1 个月之后怀孕，后生一子。（《现代针灸医案选》）

第二节 痛 经

凡妇女在月经前后或行经期间，发生小腹部疼痛或疼痛连及腰骶部，甚至剧痛难忍，并伴随着月经周期而发的称为"痛经"，又称"经行腹痛"。若此期间仅感觉小腹部轻微疼痛不适属正常现象，不作痛经论。

本病常见于现代医学原发性和继发性痛经。原发性指生殖器官无器质性病变，也叫功能性痛经；继发性指生殖器官的器质性病变引起的痛经，如子宫内膜异位症、子宫腺肌病、盆腔炎、子宫肌瘤等。

【病因病机】

本病发生的主要机理，是气血运行不畅，即"不通则痛"。

1. **寒凝湿滞**　由于经期感受寒邪、或过食生冷、或坐卧湿地，寒湿伤于冲任，客于胞宫，经血为寒湿所凝，运行不畅而导致痛经。

2. **肝气郁滞**　由于情志不畅，肝气郁滞，冲任阻滞，经血不能畅行导致痛经。

3. **肝肾亏损**　素体虚弱，肝肾不足，或孕育过多，精亏血少，行经之后精血更虚，胞脉失于濡养，而致痛经。

【辨证】

1. **寒凝湿滞**　经前或行经期间小腹冷痛，得热痛减，按之痛甚，月经量少，色暗黑，伴有血块。苔薄白，脉沉紧。

2. **肝气郁滞**　经前或经期小腹胀痛，或刺痛，月经量少，经行不畅，色紫暗，常伴有血块，块下痛减，胸胁乳房胀痛。舌质紫暗，脉弦或涩。

3. **肝肾亏损**　经期或经后一二日小腹隐隐作痛，喜按揉，月经量少，色淡，质清稀，伴头晕耳鸣，面色不华，神倦乏力。舌质淡，脉沉细。

【治疗】

1. **基本治疗**

治则：寒凝湿滞、肝气郁滞者宜温经散寒、化瘀止痛；肝肾亏损者宜滋补肝肾、调补冲任。取足太阴经穴、任脉穴为主。

处方：关元　三阴交　地机　血海　次髎

方义：关元属任脉，通于胞宫，与三阴经相交会，针之可行气活血、化瘀止痛，灸之能温经散寒、调补冲任；三阴交为足三阴经的交会穴，可以调理脾、肝、肾之功能；地机为足太阴脾经郄穴，阴经郄穴治血证，可调血通经止痛；血海是足太阴脾经穴，可养血补血；次髎是治疗痛经的经验效穴。

随症配穴：寒湿凝滞加灸水道；肝郁气滞加太冲、行间；肝肾亏损加太溪、太冲、肝俞、肾俞、足三里。

刺灸方法：实证针用泻法，虚证针灸并用补法，寒证加灸。发作期每日治疗1~2次，间歇期可隔日1次，月经来潮前3天开始治疗。

2. **其他疗法**

（1）**皮肤针**：用皮肤针叩刺腰骶部夹脊穴和膀胱经相关腧穴，中等刺激，以皮肤潮红为度。

（2）耳针：取内分泌、子宫、肝、肾、皮质下、交感、神门等。每次选3～5穴，毫针中度刺激，留针15～30分钟；也可行穴位埋针、王不留行籽穴位贴压法。

（3）穴位注射：取肝俞、肾俞、气海、关元、归来、足三里、三阴交、地机。每次选2～3穴，用黄芪、当归、红花注射液等中药制剂或维生素 B_{12} 注射液，每穴注入药液1～2ml。

【古方选辑】

小腹胀满，痛引阴中，月水至则腰脊痛，胞中瘕，子门有寒，引髋髀，水道主之。《针灸甲乙经》

女子经水正行，头晕、少腹痛，照海、阳交、内庭、合谷。《针灸大全》

经水正行，头晕、小腹痛，合谷、阳交、内庭……，室女月水不调、脐腹疼痛，肾俞、关元、三阴交。《针灸逢源》

【医案举例】

李某，女，23岁。患者常有痛经现象，本次因经期下水田劳动又致小腹疼痛。当时满面通红，大汗淋漓，呻吟不止。查：腹痛拒按，舌红，脉弦紧。即急刺关元、三阴交、地机三穴，略加行针，腹痛顿消。临别在关元、三阴交各埋针1枚，以防复发。下一个月经周期后随访，未发痛经。（《针医心悟》）

【按语】

1. 针灸对原发性痛经有显著疗效。治疗宜从经前3～5天开始，直到月经结束。连续治疗2～3个月经周期。

2. 对继发性痛经，在运用针灸疗法减轻症状后，应及时确诊原发病变，给以相应治疗。

3. 经期应避免精神刺激和过度劳累，防止受凉或过食生冷。

第三节 闭 经

凡女子年龄超过18岁月经尚未来潮，或以往有过正常月经，但又连续中断三个月以上者，称为"闭经"。属中医范畴的"女子不月"、"月事不来"、"经水不通"、"血枯"、"血隔"。

妇女在妊娠期、哺乳期和绝经期以后的停经，均属正常生理现象，不属闭经范畴。

本病常见于现代医学中因卵巢、内分泌障碍等原因引起的闭经。

【病因病机】

本病的病因有虚、实两种：虚者因肝肾不足，气血亏虚，血海空虚，无血可下；实者由气滞血瘀，痰湿阻滞，阻隔冲任，经血不通。病位主要在肝、脾、肾。

1. **肝肾不足**　先天肾气不足，天癸不充或多产房劳，损伤肾气导致肝肾不足，精血亏少，冲任二脉空虚，无血可下，月事不来。

2. **气血亏虚**　饮食劳倦，损伤脾气，导致气血生化不足；大病久病耗阴，或产后失血等致阴亏血少，冲任空虚，无血以行，故月事不来。

3. **气滞血瘀**　情志不遂，肝气郁结，气滞血瘀；或血被寒凝，因凝而滞，致冲任受阻，经水阻隔不行。

4. **痰湿阻滞**　素体肥胖或嗜食肥甘厚味导致多痰多湿；或脾阳不足，运化失职，水湿内停，聚湿成痰，阻于冲任，引起闭经。

【辨证】

1. **肝肾不足**　年龄超过 18 岁，月经未至；或由月经后期、量少逐渐至闭经，头晕耳鸣，腰膝酸软，舌红、苔少，脉沉细弱。

2. **气血亏虚**　月经周期延后，量少色淡，渐至闭经，面色苍白无华或萎黄，头晕目眩，心悸气短，神疲肢倦，食欲不振，舌质淡、苔薄白，脉沉缓或沉细而无力。

3. **气滞血瘀**　月经数月不行，小腹胀痛拒按，精神抑郁，烦躁，易怒，胸胁胀满，舌质紫黯或有瘀斑，脉弦或沉涩。

4. **痰湿阻滞**　月经数月不行，形体肥胖，胸胁满闷，神疲肢倦，带下量多色白，舌胖、苔腻，脉滑。

【治疗】

1. **基本治疗**

治则：肝肾不足、气血亏虚者补益肝肾、充养气血；气滞血瘀、痰湿阻滞者活血化瘀、祛痰除湿。

处方：天枢　归来　关元　合谷　三阴交　足三里　太溪

方义：天枢、归来为足阳明胃经经穴，阳明经多气多血，且冲脉隶属阳明经，可充足气血，调补冲脉，二穴位于腹部，近胞宫，针可活血化瘀，灸可温经通络；关元、三阴交可以调理脾、肝、肾经及冲、任二脉；合谷配三阴交能调畅冲任、调理胞宫气血；太溪为肾经原穴，可补益肾气，肾气足则经血自充。

随证配穴：肝肾不足加肝俞、肾俞，补益肝肾；气血亏虚加气海、血海、脾俞、胃俞；气滞血瘀加太冲、气海、膈俞；痰湿阻滞加丰隆、血海。

刺灸方法：实证针用泻法，虚证针灸并用，补法。膈俞、脾俞朝脊柱方向斜刺，不可深刺；气血不足、痰湿阻滞者可在背部穴或腹部穴加灸；气滞血瘀者可配合刺络拔罐法。

2. 其他疗法

(1) 皮肤针：叩刺督脉、膀胱经（腰骶部）相应经穴及背俞穴。刺法：轻度或中度刺激，以皮肤潮红为度，隔日一次。

(2) 耳针：取肾、肝、脾、胃、心、内分泌、皮质下、子宫、卵巢。每次选 3~5 穴，毫针中度刺激，留针 15~30 分钟，也可行埋针或压豆法。

(3) 穴位注射：取肝俞、脾俞、肾俞、气海、关元、归来、气冲、三阴交。每次选 2~3 穴，用黄芪、当归、红花注射液等中药制剂或维生素 B_{12} 注射液，每穴注入 1~2ml。

【按语】

1. 闭经病因复杂，治疗难度较大。对不同病因引起的闭经，针灸的治疗效果亦不同。对气滞血瘀、气血不足和精神因素所致的闭经，针灸疗效较好；而对营养不良、结核病、肾病、子宫发育不全等其他原因引起的闭经针灸效果较差。

2. 必须进行认真检查，因先天生殖器官异常或后天器质性损伤所致的无月经者，不属针灸治疗范围。

3. 针灸治疗闭经需较长疗程，应嘱患者积极配合，坚持治疗。且生活起居有规律，经期忌过食冷饮和受凉。注意调节情绪，保持乐观心态。

4. 应注意闭经与早孕的鉴别，必要时先到专科确诊。

【古方选辑】

女子血不通，会阴主之……，月水不通，阴交主之。《针灸甲乙经》

月经断绝，中极、肾俞、合谷、三阴交。《针灸大成》

月经不通，合谷、阴交、血海、气冲。《针灸集成》

经闭，腰俞、照海，均灸。《神灸经纶》

【医案举例】

钱某，女，31 岁，已婚。月经不潮 3 年，每次行经需注射黄体酮。伴头晕、心烦、神怠、体倦、纳差、便燥。查：形体较瘦，肌肤不润，面色不荣，腹软无压痛，舌绛苔剥，脉细弱。妇科检查正常。诊断为"闭经"（阴血不足）。取归来、关元、三阴交、肝俞、脾俞、膈俞、血海。针刺补法（血海先补后泻），均行针 1 分钟。每日 1 次。针 3 次后月经来潮，量少、色粉红。20 次后月经正常来潮。续针 5 次以巩固疗效。追访半年，月经正常。（《石学敏针灸临证集验》）

第四节　崩　漏

妇女不在行经期间阴道突然大量出血，或持续出血、淋漓不断者，称为"崩漏"，亦称"崩中漏下"，阴道突然大量出血、来势急骤者为"崩"，又称"崩中"；出血量少，淋漓不断、来势缓慢者为"漏"，又称"漏下"。虽然二者的临床表现不同，但发病机理基本相同，在疾病的发展过程中可以互相转化，如血崩日久，气血虚弱，可转化为漏；久漏不愈，病情加重，又可发展为崩，故多以"崩漏"并称。此病多见于青春期、产后或更年期。

本病常见于现代医学的功能失调性子宫出血、生殖器炎症和其他原因引起的不规则阴道出血。

【病因病机】

崩漏发生的主要机理，是由于冲任损伤，不能制约经血所致。

1. **血热内扰**　素体阳盛，或外感邪热，或过食辛辣助阳之品；素体阴虚或久病伤阴，或房劳产众导致肾阴不足，虚热内生，二者可导致热扰冲任，迫血妄行，而成崩漏。

2. **血瘀内阻**　产后恶露不尽或情志不畅，肝气郁结，均可导致血瘀，瘀血阻于经络，血不归经而成崩漏。

3. **脾虚失统**　素体脾胃虚弱，或饮食劳倦，思虑伤脾，脾不统血，冲任不固，而成崩漏。

4. **肾气虚弱**　先天肾气不足或房劳产众导致肾气虚弱，失于封藏，冲任不固，而引起崩漏。

【辨证】

1．血热内扰 经血非时而下，量多势急或量少淋漓不断，血色深红或鲜红，质黏稠，面赤口渴，心烦，大便秘小尿赤，舌红、苔黄，脉细数或洪数。

2．血瘀内阻 经血非时而下，量时多时少，血色暗或紫黑，夹有血块，小腹疼痛，拒按，块下痛减，舌质紫黯或有瘀斑，脉涩。

3 脾虚失统 经血非时而至，量少，色淡质稀，淋漓不净，面色萎黄，气短懒言，头晕心悸，纳呆便溏，舌胖而淡苔薄白，脉细弱。

4 肾气虚弱 经血非时而至，量多或淋漓不断，色淡质稀，面色晦暗，畏寒肢冷，腰膝酸软，舌淡、苔薄白，脉沉细。

【治疗方法】

1．基本治疗

治则：调理冲任，摄血止崩漏。取任脉、足太阴经穴为主。

处方：关元 三阴交 膈俞 隐白

方义：关元是任脉与足三阴经的交会穴，能调冲任二脉之气，制约妄行之经血；三阴交是足三阴经的交会穴，能调足三阴之经气，补气血、调月经；膈俞为血之会，可调理经血；隐白为足太阴脾经井穴，为临床治疗崩漏的经验穴。

随证配穴：血热内扰加血海、水泉、行间以清泻血中之热；血瘀内阻加血海、太冲、中极以化瘀调经；脾虚失统加气海、足三里、脾俞以补气摄血调经；肾气亏虚加气海、肾俞、命门以温阳益肾，培本固元，收摄经血。

刺灸方法：实证针用泻法，虚证针灸并用，补法。关元、气海穴，针尖向下斜刺，不宜过深；膈俞、脾俞穴向下或脊柱方向斜刺，亦不宜直刺、深刺。

2．其他疗法

（1）皮肤针：叩刺腰骶部督脉、足太阳经，下腹部任脉、足阳明经、足太阴经，及下肢部足三阴经，由上向下反复叩刺（出血期间不叩打腹股沟和下腹部），中度刺激，以局部皮肤潮红为度。每日1次。

（2）挑刺：在腰骶部督脉或足太阳经上寻找红色丘疹样反应点，每次2~3个点，用三棱针挑开约0.2~0.3cm长、0.1cm深，将其中白色纤维挑断。每月1次，连续挑刺3次。

（3）耳针：取子宫、卵巢、内分泌、皮质下、肝、脾、神门。每次选3~4穴，实证行针刺法，留针15~30分钟；虚证用王不留行籽贴压。隔日1次。

（4）穴位注射：取血海、三阴交、膈俞、足三里。每次选2~3穴，用当归注射液或维生素 B_{12} 注射液1~2ml穴位注射。隔日1次，10次为一个疗程。

【按语】

1. 嘱患者忌食生冷辛辣,防止过度劳累。
2. 绝经期妇女,如反复出血,应作妇科检查,排除肿瘤因素
3. 对于出血量多,来势急骤者,应综合治疗或先治其标。

【古方选辑】

女子漏血,太冲主之。(《针灸甲乙经》)

气海、石门治崩中漏下……交信、阴谷、太冲、三阴交治女子漏血不止。(《针灸资生经》)

血崩漏下,中极、子宫。(《针灸大成》)

女人漏下赤白及血,灸足太阴五十壮,穴在内踝上三寸,足太阴经,名三阴交。(《备急千金要方》)

【医案举例】

李某,29岁,阴道断续出血四个月,每天出血6~7次,约80~100ml,伴全身无力,头昏,腹痛。体检:营养欠佳,肝可触及,外阴有血迹,阴道有血块,宫颈肥大充血,可容指尖,宫体平位略软,活动性好,无压痛,附件左侧肥厚。诊断为功能性子宫出血。用止血剂:内分泌制剂、中药胶艾汤、输血、刮宫等方法治疗未效。遂改用针灸治疗,针血海,灸三阴交,共五次,出血停止,患者自觉症状也随之好转。(《针灸学简编》)

第五节　绝经前后诸证

大多数妇女在四十九岁左右,开始终止月经,称为“经断”或“绝经”。在绝经前后,有些妇女会出现如经行紊乱,头晕耳鸣,心悸,失眠,烦躁易怒,烘热汗出,浮肿便溏,情志异常等症状,这些症状经常诸证并见,称为“绝经前后诸证”。症状较轻者,不需特殊治疗,通过自身调节可逐渐消失;症状较重者,可影响工作和生活,应予治疗。其病程长短亦不同,短者1~2年,长者数年至10余年。

本病常见于现代医学的更年期综合征。

【病因病机】

妇女在绝经前后，肾气渐衰，精血不足，冲任亏虚，天癸将竭。正如《素问·上古天真论》篇中所论述："女子七七任脉虚，太冲脉衰少，天癸竭，地道不通，故形坏而无子"。肾虚不能滋养和温煦其他脏腑，是该病的主要发病因素。

1. **肝阳上亢** 肾阴不足，水不涵木，可致肝阳上亢。
2. **心血亏虚** 肾阴不足，加之劳心过度，暗耗营血，使心血亏虚。
3. **脾肾阳虚** 肾气虚衰，脾失温养，可导致脾肾俱虚。

【辨证】

1. **肝阳上亢** 头晕目眩，心烦易怒，口干口苦，烘热汗出，腰膝酸软，舌红，少苔，脉弦细数。
2. **心血亏虚** 心悸怔忡，失眠多梦，烘热汗出，五心烦热，甚至情志失常，舌红，少苔，脉沉细数。
3. **脾肾阳虚** 面色㿠白，神疲肢倦，烘热汗出，脘腹胀闷，食少纳呆，大便溏泄，面浮肢肿，舌胖大，苔白，脉沉细而弱。

【治疗】

1. 基本治疗

治则：以补肾宁心、调和冲任为主。取足三阴经穴及相应背俞穴为主。

处方：肾俞　太溪　太冲　三阴交　膈俞　上星　四神聪

方义：肾俞为肾经的背俞穴，太溪为肾经原穴、输穴，二穴配伍可补益肾气、滋养肾阴；三阴交是足三阴经的交会穴，能健脾、疏肝、益肾，调补冲任；太冲为肝经的原穴、输穴，加上血会膈俞，能理气补血，调畅气机；四神聪可宁心安神。

随证配穴：肝阳上亢加百会、风池；心血亏虚加心俞、脾俞、神门；脾肾阳虚加脾俞、气海。

刺灸方法：肝阳上亢针刺补泻兼施；心血亏虚针用补法，酌灸；脾肾阳虚者针灸并用，补法。心俞、膈俞、脾俞、肾俞穴向脊柱方向斜刺，不宜直刺、深刺。

【其他疗法】

（1）耳针：子宫、卵巢、内分泌、交感、皮质下、心、肝、脾、肾。每次选3~5穴，中等刺激。每日针刺一次，或用王不留行籽耳穴贴压，隔日1次。

（2）电针：取三阴交、太溪为一组，或合谷、太冲为一组。针刺得气后接电针仪，用疏密波弱刺激，通电30分钟。每日1次。

【按语】

1. 针灸对本病效果较好，但同时应对病人辅以精神安慰，避免忧郁、悲伤、焦虑、急躁情绪。

2. 劳逸结合，保证充足的睡眠，注意适当锻炼身体。

【古方选辑】

经闭久，忽大崩，复大绝，后又大行不调者，刺丰隆（六分，止血）、石门（五分，断经）。（《丹溪心法》）

月经断绝，中极、三阴交、肾俞、合谷。（《医学纲目》）

【医案举例】

曹某，女，49岁。近二年来月经量多，或提前，或错后，经期不准，经常头痛头晕，头痛以巅顶为重，头痛剧烈时伴有恶心呕吐，心烦易怒，夜不成寐，脉弦细，舌红苔少，证属肝肾阴亏，肝阳上亢。治拟补益肝肾，平肝潜阳法。取穴：内关、神门、印堂、风池、太阳、太冲、血海、三阴交。每日针1次。经8次治疗，头脑清舒，夜寐已佳，精神也好，诸症消失（北京中医学院东直门医院门诊病历）。

第六节　带下病

带下，是指妇女阴道内流出的一种黏稠液体，似带绵绵，因与带脉有关，统称带下或白带。正常带下为少量白色或无色透明液体，且没有特殊气味，是人体的一种阴液。当女子肾气充盛，脾气健运，肝的疏泄功能正常，任脉通畅健固时，阴液布于胞中，润泽于阴道，有润滑阴道、抵御外邪的作用。若脏腑功能失调，引起带下量、色、质、味的异常，甚至伴有局部刺激症状或全身症状的即为带下病。

本病常见于现代医学的阴道炎、宫颈炎或盆腔炎、内分泌失调、宫颈及宫体肿瘤等疾病引起的白带增多症。

【病因病机】

1. **脾虚**　脾气素虚或饮食不节、思虑过度，损伤脾气，健运失常，水湿内停，伤及任带二脉，带脉失约，任脉不固导致带下。

2. **肾虚**　素体肾虚或房劳产众，伤及于肾，肾气亏耗，肾失封藏，带脉失约，任脉不固，而致带下。

3. **湿热**　情志不畅，肝郁气滞，郁久化热；肝气犯脾，脾虚湿盛，湿热互结，流注下焦，损伤任带二脉，导致带下。

4. **湿毒**　经期、产后胞脉空虚，湿毒乘虚侵入，损伤任带二脉，发为带下。

【辨证】

1. **脾虚**　带下量多，质稀薄，色白或淡黄，无臭味，连绵不绝，神倦肢疲，纳少便溏，舌淡，苔白或腻，脉缓而弱。

2. **肾虚**　带下量多，质清稀，色白，淋漓不断，小腹冷，腰酸如折，小便频数而清长，大便溏，舌质淡，苔薄白，脉沉迟。

3. **湿热**　带下量多，质黏稠，色黄，有臭味。可伴有阴部瘙痒、心烦口苦，纳少，小腹疼痛、小便黄少。舌红，苔黄腻，脉濡略数。

4. **湿毒**　带下量多，状如米泔，或黄绿如脓，或夹有血色，气味臭秽，伴阴中瘙痒，小腹疼痛，小便短赤，舌红，苔黄，脉滑数。

【治疗】

1. **基本治疗**

治则：以利湿止带为主。脾虚者，健脾利湿止带；肾虚者，补肾固摄任带；湿热下注者，清热利湿固带；湿毒者，清热解毒，利湿止带。取任脉、带脉和足太阴经、足少阴经、足厥阴经穴为主。

处方：带脉　中极　三阴交　白环俞

方义：带脉失约而致带下。带脉穴属足少阳经，是足少阳经与带脉的交会穴，可调冲任，止带下；中极是任脉的经穴，可调整冲任经气以固本止带；三阴交可调理脾、肝、肾三经经气；白环俞属足太阳经穴，可利下焦湿邪，有利湿止带的作用。

随证配穴：脾虚者加脾俞、足三里；肾虚者加肾俞、照海；湿热者加中极、次髎；湿毒者加阴陵泉、行间；带下连绵不绝加冲门、气冲、中极；阴中痒痛加蠡沟、太冲；带下色红加间使、血海。

刺灸方法：虚证针灸并用，补法；实证针刺泻法。中极针尖向下斜刺，不宜深刺；带脉向前斜刺，不宜深刺；白环俞、次髎穴直刺，令骶部出现较强的酸麻胀感为佳；脾俞、肾俞向脊柱方向斜刺，不宜直刺、深刺。

【其他疗法】

（1）刺络拔罐：在腰骶部的督脉、膀胱经附近寻找明显的络脉，用三棱针点刺出血，然后拔罐 10~15 分钟，出血量约 5~10ml，每 3~5 天治疗 1 次。用于湿热及湿毒者。

（2）耳针：取穴：子宫、膀胱、肝、脾、肾、内分泌、三焦。刺法：以毫针中等刺激，每次选用 3~5 穴，每日 1 次，每次留针 15~20 分钟；

（3）电针：取带脉、三阴交、白环俞。针刺得气后接电针仪，用疏密波刺激 20~30 分钟，每日 1 次。

【按语】

1. 针灸治疗带下病有较好的疗效。病情严重者可配合药物治疗。
2. 养成良好的卫生习惯，保持会阴部清洁，勤换内裤，注意经期及孕产期卫生护理。
3. 注意劳逸结合，减少房事。
4. 针灸治疗前，应查明病因，明确诊断，排除肿瘤的可能性，再予治疗。
5. 育龄妇女在经期前后或妊娠初期出现的白带增多，属于正常的生理现象，不作病态处理。

【古方选辑】

女子赤淫时白、气癃、月事少，中髎主之。（《针灸甲乙经》）

赤白带下，带脉、关元、气海、三阴交、白环俞、间使（三十壮）。（《针灸大成》）

带脉治带下赤白……，阴交治带下……，曲骨治带下赤白。（《针灸资生经》）

【医案举例】

邓某，女，37 岁，未婚。白带量多近半年。平素纳差，腰酸，带下清稀，腹部喜暖，形寒肢冷，面色无华，四肢不温，舌淡，苔白，脉沉细。妇科检查：两侧附件增厚黏连，两侧腹部有压痛。诊为"带下"（脾肾阳虚）。取肾俞、脾俞、三阴交、关元、带脉。每日针治 1 次，19 次后痊愈。（《石学敏针灸临证集验》）

第七节 阴 痒

阴痒是指妇女外阴或阴道内瘙痒,甚至痒痛难忍,坐卧不宁,又称"阴门瘙痒"。主要由各种阴道炎所致,也有因精神因素所致者。

妇科检查可见外阴部皮肤色素脱失变白,或伴有萎缩或增厚,或皲裂破溃,有的患者可见阴道内大量脓性分泌物或灰黄色泡沫样、豆渣样、凝乳样的分泌物。

本病常见于现代医学的外阴瘙痒症、滴虫性阴道炎、霉菌性阴道炎、老年性阴道炎、外阴白斑和外阴营养不良等症。以更年期妇女较为多见。

【病因病机】

1. 肝经湿热 肝经郁热,脾虚湿盛,湿热蕴结,随经下注;或病虫侵袭阴部,虫蚀阴中而致阴痒。

2. 肝肾阴虚 素体肝肾阴虚;或年老体虚,精血两亏;或大病久病,阴血不足,生风化燥,导致阴痒。

阴痒常与带下病并见,还可并发阴痛。

【辨证】

1. 肝经湿热 阴部瘙痒,甚至痒痛并见,带下量多,或白或黄,呈豆渣样,或呈泡沫、米泔水样,质稠气臭,心烦少寐,坐卧不宁,口苦而腻,舌苔黄腻,脉弦数。

2. 肝肾阴虚 阴部干涩瘙痒,伴有灼热感,带下量少色黄,五心烦热,夜眠欠佳,头晕目眩,时有烘热汗出,腰酸,耳鸣,舌质红,少苔,脉细数。

【治疗】

1. 基本治疗

治则:肝经湿热者宜清肝利湿、杀虫止痒;肝肾阴虚者宜补益肝肾、养阴止痒。取穴以足厥阴、足太阴经穴为主。

处方:蠡沟 中极 三阴交 血海

方义:蠡沟为足厥阴肝经的络穴,能疏肝清热、杀虫止痒,为治疗阴痒经验穴;中极为任脉与足三阴的交会穴,又是膀胱募穴,可清下焦湿热、调带止痒;三阴交调理脾、肝、肾,补益肝肾,可清下焦湿热,除外阴瘙痒;血海能调血杀虫，以止阴痒。

随证配穴：肝经湿热加行间、下髎肝肾阴虚加太冲、太溪、照海。

刺灸方法：肝经湿热者，针用泻法，不灸；肝肾阴虚者，平补平泻，只针不灸。蠡沟宜针尖向上斜刺，使针感向大腿内侧放射；中极宜针尖向下斜刺，使针感向前阴方向放散。

2. 其他疗法

（1）耳针：取神门、子宫、外生殖器、脾、肝、肾、膀胱穴。每次选 2～5穴，耳针中度刺激，留针 15～30 分钟；亦可埋皮内针或药丸贴压。

（2）穴位注射：取蠡沟、血海、足三里、三阴交。每次选 2～3 穴，每穴注射维生素 B_{12} 0.5～1ml，每日 1 次。

【按语】

1. 针灸对本病有一定疗效。痒痛难忍或病程缠绵者可考虑局部用药。
2. 应注意外阴部的卫生，减少感染的机会。
3. 对糖尿病、甲状腺功能紊乱等原因导致的阴痒，除按本病对症治疗外，还应针对病因进行治疗。

【古方选辑】

女子苍汁不禁、赤沥、阴中痒，下髎主之……，女子绝子、阴痒，阴交主之……，女子阴痒及痛、经闭不通，中极主之。（《针灸甲乙经》）

阴门忽然红肿疼会阴、中极、三阴交。（《针灸大成》）

【医案举例】

毕某，女，40 岁，已婚。外阴瘙痒 1 年，加重 3 个月。外阴呈阵发性奇痒，搔抓、烫洗、药物治疗均难缓解。外阴无白斑及其他皮肤病。诊断为"外阴瘙痒"。针少府、曲骨、横骨、三阴交，强刺激，留针 30 分钟。每日 1 次。共治疗 10 次而痊愈。（《针术临床实践》）

第八节　不　孕

不孕症是指育龄妇女在与配偶同居 2 年以上，有正常的性生活，配偶生殖功能正常，且未采取避孕措施而不受孕者；或曾有孕育，但连续 2 年以上未再受孕者。前者称"原发性不孕"，后者称"继发性不孕"。中医学称之为"绝嗣"、

"绝嗣不生"、"全不产"、"断续"。

【病因病机】

1. **肾虚胞寒** 肾阳不足，胞宫失于温煦，导致胞寒不孕。

2. **冲任血虚** 脾胃虚弱，气血化生无源，胞宫失养；或孕多或小产损伤冲任，胞脉失养，导致不孕。

3. **气滞血瘀** 情志不疏，肝气郁结，疏泄失常，气血不和；或经期、产后，余血未净，或感受寒邪，血凝胞中，不能成孕。

4. **痰湿阻滞** 饮食不节，脾胃虚弱，痰湿内生，阻滞胞脉，以致不能受孕。

【辨证】

1. **肾虚胞寒** 久不成孕，月经不调，量少、色淡，头晕耳鸣，腰膝酸软，带下清稀，性欲冷淡，舌质胖淡、苔薄白，脉沉细而弱。

2. **冲任血虚** 久不成孕，月经延后，量少、色淡或经闭，身体瘦弱，疲倦乏力，头晕心悸，舌淡、苔薄，脉沉细。

3. **气滞血瘀** 久不成孕，月经延后或先后不定期，色紫暗夹有血块，经前胸胁及乳房胀痛，腹痛拒按，舌紫黯或有瘀斑，脉弦涩。

4. **痰湿阻滞** 婚久不孕，月经推后，甚至经闭，经行不畅，色淡，带下量多、质稠，形体肥胖，面色㿠白，胸闷泛恶，舌胖淡，苔白腻，脉滑。

【治疗】

1. **基本治疗**

治则：肾虚胞寒、冲任血虚者益肾暖宫、调和冲任；气滞血瘀、痰湿阻滞者行气活血、化痰导滞。取任脉、足太阴经穴为主。

处方：关元 三阴交 子宫 气门

方义：关元为任脉与足三阴经的交会穴，且邻近胞宫，能补益精血，调和冲任，灸之能温暖胞宫；三阴交是足三阴经的交会穴，通于任脉，既能健脾化湿，又能疏肝理气行瘀，还能调补肾气，调和冲任气血；子宫、气门均为经外奇穴，位于下腹部，邻近胞宫，是治疗不孕的经验穴。诸穴合用，可补益先天之本，调理后天之气，旨在促成胎孕。

随证配穴：肾虚胞寒者加肾俞、命门、气海；冲任血虚者加气海、血海、足三里；气滞血瘀者加合谷、太冲、膈俞；痰湿阻滞加丰隆、阴陵泉。

经行腹痛不畅者，加地机、太冲。

刺灸方法：实证针用泻法，虚证针灸并用补法。

2. 其他疗法

（1）隔药灸法：选用温肾助阳、行气化瘀类中药方剂，共研细末，填于神阙穴，上置生姜片以大艾炷灸之（随年壮）。每日1次。

（2）耳针：取内分泌、内生殖器、肝、脾、肾、皮质下。耳针中等刺激，每次15～30分钟，亦可行压豆法。

【按语】

1. 针灸治疗不孕症有一定疗效。但治疗前必须除外男方因素或女性先天生理缺欠导致的不孕，必要时要做相关的检查。

2. 治疗前应了解患者性生活史、月经、流产、分娩、产褥、是否避孕及其方法的情况，是否长期哺乳，是否过度肥胖或第二性征发育不良，以及有无其他疾病（如结核病、肿瘤）等情况。

【古方选辑】

女人子宫久冷、不受胎孕，中极、三阴交、子宫。（《针灸大成》）

妇人不孕、月不调匀、赤白带下、气转连背引痛不可忍，灸带脉二穴……，断产绝孕、经冷，灸关元百壮。（《针灸聚英》）

妇人无子，涌泉主之。（《针灸甲乙经》）

【验案举例】

王某，女，27岁。结婚3年未孕，男方精液检查无异常。平素腰膝酸软，耳鸣眼花，月经数天至3个月一行，量多色黑，经前腰腹疼痛，少腹有凉感，白带多。查：人中沟浅，舌质淡、苔薄白，脉弱（两尺尤甚）。证属肾虚、宫寒不孕。予神阙穴隔药灸治，处方：熟附子、川椒各100g，五灵脂、白芷各250g，共研细末，加食盐50g，密封备用；冰片10g另研，密封备用。治疗时，取面粉适量，加水调和成条状，圈于脐周；先放少许冰片于神阙穴，再放入上药，填满为度，再以艾炷隔姜灸（按其年龄灸27壮），灸后将药物用麝香虎骨膏固定于脐上。每日1次。经用上法治疗20余次后怀孕。（《中医脐疗大全》）

第九节 妊娠恶阻

妊娠恶阻，是指妊娠早期（6～12周）出现恶心、呕吐反复发作，厌食，甚至闻食即吐，呕吐胆汁或血样物，不能进食，食入即吐者，亦称"妊娠呕吐"。古称"子病"、"病儿"、"病食"、"阻病"等。这是妊娠早期最常见的疾病。多数妇女在妊娠早期，有轻度恶心、呕吐、嗜酸辣、食欲不佳、体倦等症状，称为"早孕反应"。对生活、健康和工作影响不大的，无需特殊治疗，多数在妊娠12周左右会自行消失。

【病因病机】

妊娠恶阻的主要机理是胃失和降，冲脉之气上逆。

1. **脾胃虚弱** 脾胃素虚，怀孕后经血停闭，血海不泻，冲脉气盛，而冲脉隶属于阳明，冲气上犯于胃，则胃失和降导致呕吐。

2. **肝胃不和** 素体肝气偏旺，怀孕后血聚于下养胎，肝血不足，肝气更旺；或郁怒伤肝，肝失疏泄，因肝脉挟胃贯膈，肝气挟冲气犯胃导致呕吐。

【辨证】

1. **脾胃虚弱** 怀孕初期，不欲饮食，恶心呕吐，或食入即吐，呕吐清涎，神疲体倦，舌淡苔白，脉缓滑无力。

2. **肝胃不和** 怀孕初期，呕吐酸水或苦水，食入即吐，胸胁满痛，精神紧张或抑郁不舒，嗳气叹息，乳房胀痛，口苦，头胀而晕，苔薄黄，脉弦滑。

【治疗】

1. 基本治疗

治则：疏肝健脾和胃、降逆。取足阳明经穴及胃募为主。

处方：中脘 内关 足三里 内庭

方义：中脘是胃经的募穴，腑之会穴，可以通调腑气，和胃降逆止呕；内关是心包经的络穴，又是阴维脉的交会穴，心包经下膈络三焦，阴维脉主一身之里，故而可通畅气机，宽胸止呕；足三里是胃经的下合穴，能健脾和胃，理气降逆；内庭为胃经的荥穴，能和胃降浊止呕。

随证配穴：脾胃虚弱者加脾俞、胃俞；肝胃不和者加太冲、阳陵泉；头胀头晕者加百会、印堂；神倦嗜睡者加灸百会、气海。

刺灸方法：脾胃虚弱者针灸并用补法；肝胃不和者，只针不灸泻法。

2．其他疗法

耳针：取穴胃、脾、肝、三焦、神门。刺法：毫针浅刺，每日一次，10 次为一疗程，亦可用耳穴压豆法。

【按语】

1．孕妇的饮食宜清淡易于消化，忌食生冷油腻，宜少吃多餐。

2．针灸治疗妊娠恶阻确有一定疗效。但在妊娠早期，胞胎未固，针刺取穴不宜过多，进针亦不宜过深，手法不宜重，以免影响胎气。

3．剧烈呕吐的重症患者应注意脱水及电解质紊乱。

4．须与其他疾病引起的呕吐相区别。

【古方选辑】

恶阻，风池、肝俞、大肠俞、次髎、膻中、不容、中注、天柱、胆俞、小肠俞、中髎、中庭、承满、带脉。（《中国针灸学》）

【医案举例】

贾某，女，24 岁。妊娠 50 天，呕吐不止，不能饮食，食入即吐。呕吐痰涎，周身乏力，嗜卧，头目眩晕。经用中药汤剂治疗无效，故求治于针灸。以健胃和中、调气降逆之法，取天枢、中脘、内关、足三里，补法，留针 20 分钟。每日 2 次。针刺 1 次后，症状明显减轻，可进少量饮食。共针 3 次而愈。（《中国当代针灸名家医案》）

第十节　子　痫

妊娠后期或正值临产，突然仆倒，不省人事，双目上视，牙关紧闭，四肢抽搐，状如癫痫，故称"子痫"亦称"妊娠痫证"。若抽搐时间较长，或发作频繁者，可致胎儿及孕妇的死亡，是妊娠晚期的严重的疾病，应引起重视并及时救治。

本病常见于现代医学的妊娠高血压综合征。

【病因病机】

本病主要机理，是素体肝肾阴虚，肝阳偏亢。孕后靠肾精养胎，则肾阴更虚，水不涵木，肝风内动，导致痉证的发生。

【辨证】

妊娠后期，头目眩晕，面色潮红，心悸烦躁，口苦咽干，病发时突然昏倒，不省人事，四肢抽搐，牙关紧闭；双目上视，稍时自醒，间歇发作，舌红，苔薄白，脉弦滑数。

【治疗】

1. 基本治疗

治则：育阴潜阳，平肝熄风。取足厥阴、足少阴经穴为主。

处方：印堂 风池 阴谷 太冲 三阴交 太溪

方义：太冲为肝经输、原穴，"诸风掉眩，皆属于肝"，泻风池、太冲以平肝熄风止痉；阴谷是肾经合穴，太溪是肾经输、原穴，三阴交是足部三阴经相交会之处，补阴谷、太溪、三阴交以益阴潜阳；风池为胆经在头部经穴，取印堂、风池可以镇静安神，熄风止痉。

随证配穴：神志昏迷者加人中、百会、涌泉；牙关紧闭者加上关、下关、颊车；头目眩晕者加四神聪、百会；抽搐不止者加阳陵泉、曲泉；痰涎壅盛者加丰隆、上脘、内关。

刺灸方法：针刺平补平泻。

2. 其他疗法

耳针：取肝、肾、神门、皮质下。刺法：中等刺激。每日一次，亦可耳穴埋针或压豆。

【按语】

1. 本病常由妊娠水肿（子肿）、妊娠高血压，发展而来。所以妊娠期间必须定期进行产前检查，以便及时治疗，预防子痫的发生。

2. 子痫发作时的护理非常重要，参照痉证的护理。

【古方选辑】

妊孕……，百节瘈纵昏愦，绝骨、太溪。（《医学入门》）

【医案举例】

张某，24 岁。住院号：12029。初产妇，因妊娠足月临产先兆子痫入院。患者头晕，恶心，腹痛腹坠，精神紧张，哭笑不安，并伴有咬唇现象，血压180/

130 毫米汞柱。当时予以电针合谷、曲池、三阴交。通电后患者局部酸麻，肌肉跳动，逐渐安静，腹痛减轻，宫缩规律。五分钟后测血压 160/100 毫米汞柱，以后血压一直平稳，未见抽搐，并顺利娩出一活婴，患者一切均安（《中华妇产科杂志》）。

第十一节　胎位不正

胎位不正是指孕妇在妊娠 28 周后，胎儿在子宫内的位置异常，大多无特殊的自觉症状，需经产科检查才能发现。妊娠 7 个月后，经产科检查，若发现胎儿在子宫内的位置异常，不是枕前位，有斜位、横位、臀位和足位等几种情况均属胎位不正的范畴，多见于腹壁松弛的孕妇或经产妇，也是导致难产的主要因素之一。

【病因病机】

1. **肾虚寒凝**　肾主生殖，内系胞宫，先天肾气不足，虚寒凝滞，故而无力转胎，导致胎位不正。

2. **脾虚湿滞**　先天脾虚，或妊娠期间饮食不节，损伤脾气，致脾虚湿盛，胎儿肥大，转胎受限，导致胎位不正。

3. **肝气郁结**　孕妇在妊娠期间，情志不遂，肝气不疏，气机不畅，胎儿不能及时转位，导致胎位不正。

【辨证】

1. **肾虚寒凝**　孕妇形体瘦弱，面色㿠白，神疲体倦，腰酸腹冷，舌淡，苔薄白，脉沉无力。

2. **脾虚湿滞**　孕妇形体胖盛，体倦乏力，嗜卧，舌淡而胖大，苔白腻，脉濡或滑。

3. **肝气郁结**　孕妇情绪烦躁，易怒，胁肋乳房胀痛，脘闷不舒，口干口苦，舌红，苔微黄，脉弦或弦数。

【治疗】

1. **基本治疗**

治则：肾虚寒凝者宜温补肾阳，以暖胞宫；脾虚湿滞者宜健脾利湿；肝气郁结者宜疏肝理气，调理胞宫气血。取肺、肾及膀胱经穴为主。

处方：至阴　涌泉　三阴交

方义：至阴是足太阳膀胱经井穴，与足少阴肾经相交接，灸之能调节肾经经气，协调胎孕功能，为纠正胎位的经验效穴；涌泉为足少阴肾经井穴，灸之能激发肾经经气，以利胎孕；三阴交是足部三条阴经的交会穴，可疏肝、健脾、益肾、化瘀滞、理胞宫，为妇科常用要穴，有辅助转胎的功效。

随证配穴：肾虚寒凝者加灸关元、气海、肾俞，益肾暖胞以利转胎；脾虚湿滞者加阴陵泉、丰隆、足三里，健脾利湿以利胎气；肝气郁结者加太冲、行间。

刺灸方法：肾虚寒凝、脾虚湿滞者针灸并用，补法；肝气郁结者除至阴穴外，只针不灸，平补平净。施灸前孕妇应排空小便，取靠背坐位或仰卧位，松开腰带，用艾条灸双侧至阴穴，以局部有较强温热感而不灼伤为度。每次灸 15～20 分钟，每日 1～2 次；或用小艾炷灸，每次 7～10 壮，至胎位转正为止。关元、气海、肾俞穴，宜针尖向下，不宜深刺；余穴用常规针刺法。

2. 其他疗法

电针：取双侧至阴、太溪穴，针刺后，太溪穴加接电针仪，用疏密波中弱度刺激 15～20 分钟，每日 1 次。

【按语】

1. 针灸治疗胎位不正有确切疗效，一般 3～7 次左右即可纠正。疗效的关键是掌握好治疗时机。根据临床资料表明，针灸疗法治疗胎位不正的最佳时机是在妊娠 28～32 周之间，成功率达 90% 以上，32 周以后则疗效稍差。因为在妊娠 28 周以前，胎体较小，羊水相对较多，胎儿在子宫内的活动范围相对较大，胎儿的位置和姿势容易改变，故发现有胎位不正时，可暂不处理，到妊娠后期，大多可自行转正胎位。妊娠 32 周以后，由于胎儿生长快，羊水相对减少，胎儿的位置及姿势相对固定，在此期间治疗，效果就差。

2. 针灸治疗后，指导病人作胸膝卧位 10～15 分钟，可提高疗效。

3. 由于子宫畸形、骨盆狭窄、盆腔肿瘤等原因导致的胎位不正，不适合针灸治疗。应尽早转妇产科处理，以免发生意外。

4. 施灸的温度要适当，最好让患者感到有热气沿小趾向上行至腿部，并感觉腹部有胎儿转动感。

【医案举例】

唐某，女，35 岁。妊娠 8 个月，产科检查胎儿为横位。曾作过 2 次手法倒转术及胸膝卧位多次未见效果，改为针灸治疗。取至阴穴，用中等大小艾炷每次灸 7～15 壮。每日 1 次。

共灸 3 次，产科复诊已转为头位。(《针灸现代研究与临床》)

第十二节 乳 少

乳少是指产后乳汁分泌过少甚或乳汁全无为主要症状,亦称"缺乳"、"产后缺乳"、"乳汁不足"、"乳汁不行"。

哺乳中期随着月经的复潮,乳汁相应分泌减少,这属正常生理现象。产妇因不能按时哺乳或不能适当休息而导致乳汁分泌不足,应纠正其不良习惯,乳汁分泌充足者,亦不作病态处理。

【病因病机】

1. **气血亏虚** 脾胃虚弱,生化无源;或分娩时失血过多,气随血耗,气虚血少,影响乳汁的生成,故而乳汁分泌过少甚或全无。

2. **肝郁气滞** 产后情志不畅,肝失条达,气机不畅,乳脉不通,气血不能化为乳汁,或化而不能畅行,故而乳汁分泌过少甚或全无。

【辨证】

1. **气血亏虚** 产后初期乳汁分泌过少或全无,乳汁清稀,乳房柔软无胀感,面色苍白无华,头晕心悸,神疲乏力,舌淡,苔薄,脉细弱。

2. **肝郁气滞** 产后乳汁分泌少而浓稠,或乳房胀满而痛,乳汁不通,或见精神抑郁,胸胁胀痛,善太息,舌苔薄黄,脉弦细。

【治疗】

1. **基本治疗**

治则:气血亏虚者补气养血,佐以通乳;肝郁气滞者疏肝解郁,通络下乳,取足阳明、足厥阴经穴为主。

处方:膻中 乳根 少泽 脾俞 足三里

方义:膻中为气之会穴,气为血之帅,近乳房,针之能理气行血,灸之能补气生血以生乳汁;乳根足阳明胃经经穴,阳明经多气多血,位于乳下,能补益气血,化生乳汁,又能通调乳脉以行乳汁;少泽为手太阳小肠经井穴,与心经相连,心主血脉,善通乳络,为生乳、通乳之经验穴;足三里属足阳明胃经合穴,脾俞是脾经的背俞穴,二穴合用,能益气生血,化生乳汁。

随证配穴:气血亏虚者加气海、血海、胃俞、三阴交;肝郁气滞者加期门、太冲;失血过多者加肝俞、膈俞;食少者加中脘。

刺灸方法：虚者针灸并用，补法；实者针刺泻法。膻中穴向两侧乳房平刺1~1.5寸，乳根向乳房基底部平刺1寸左右，以乳房出现微胀感为佳，少泽浅刺2~3分，膻中、乳根、少泽、脾俞、足三里宜针后加灸，采用雀啄灸，以局部温热，患者耐受为度。余穴按常规方法针刺。

2. 其他疗法

（1）电针：双侧乳根穴针刺得气后接电针仪，以疏密波弱刺激，使病人稍有针感即可，每次20分钟。每日1次。

（2）耳针：取肝、脾、肾、胸区、胃、内分泌、皮质下。毫针轻刺激，每次20~30分钟；或用耳穴埋针、耳穴压豆法。

【按语】

1. 针灸治疗产后乳少效果明显。

2. 产妇应加强营养，可多食猪蹄、鲫鱼汤等食品；还要注意休息，保持心情愉快，纠正不正确哺乳方法。

3. 因乳汁排出不畅引起乳房胀满者，应使其挤压排乳，以避免乳腺炎的发生。

【古方选辑】

妇人无乳，少泽、合谷、膻中。（《针灸大成》）

乳汁不通，膻中灸，少泽针。（《针灸逢源》）

乳难，太冲及复溜主之。（《甲乙经》）

【医案举例】

王某，女，25岁。产后月余，因和爱人争吵，乳汁突然减少，乳房胀痛，胸胁胀满，胃脘不适，嗳气不畅，心烦易怒，头目眩晕，苔薄白，舌质红，脉象弦。证属肝郁气滞缺乳。治宜疏肝解郁，活络通乳。治取膻中、期门、太冲、少泽。每日1次，连针3次，乳汁即通，已能满足婴儿服用（北京中医学院东直门医院门诊病历）。

第十三节 阴 挺

妇女阴道中有物脱出，形如鸡冠、鹅卵，色淡红者，称为"阴挺，又称

"阴脱"、"阴菌"、"阴痔"、"阴挺下脱"。

　　阴挺，常见于现代医学的子宫脱垂、阴道壁膨出、阴痔等疾病。其中以子宫脱垂最为多见。子宫脱垂是指子宫从正常位置向阴道方向脱垂，子宫颈外口达坐骨棘水平以下，甚至子宫全部脱出于阴道口之外。子宫脱垂根据病情可分为3度：轻度（1度）：子宫体下降，子宫颈外口位于坐骨棘水平以下，但仍在阴道口内，腹压增加时脱出，休息卧床后能自动回缩；中度（Ⅱ度）：子宫颈及部分子宫体脱出阴道口外，不经手还纳不能复位回缩；重度（Ⅲ度）：整个子宫体脱出于阴道口外，还纳困难，脱出的子宫黏膜因与衣裤磨擦，可出现糜烂、溃疡、感染、脓性分泌物渗出。发病多由于分娩时用力太过，或产后过早体力劳动而致腹压增加所致。

【病因病机】

　　1. **脾虚**　素体虚弱，中气不足，或分娩时用力过度，或产后过早体力劳动，致使气虚下陷，无力系胞，导致阴挺。
　　2. **肾虚**　孕育过多，或房劳所伤，则肾气虚弱，带脉失约，冲任不固，无力系胞，导致阴挺。

【辨证】

　　1. **脾虚**　阴道中有物脱出，遇劳加重，自觉小腹下坠，四肢乏力，神倦懒言，面色无华，带下量多，舌淡苔薄，脉虚细。
　　2. **肾虚**　阴道中有物突出，腰酸腿软，小腹下坠，小便频数，头晕耳鸣，舌淡红，脉沉弱。

【治疗】

　　1. **基本治疗**
　　治则：健脾补肾，升阳固脱。取任脉、督脉、足太阴、足阳明、足少阴经穴为主。
　　处方：百会　气海　关元　维道　足三里　三阴交　子宫
　　方义：百会是督脉经穴，督脉连胞宫，且位于巅顶，是诸阳之会，能升阳举陷；关元、气海是任脉经穴，通于胞宫，且气海是"元气之海"，可调补冲任、益气固胞；维道为足少阳和带脉的交会穴，能约束任督二脉，维系带脉、收摄胞宫；足三里、三阴交能强健脾胃、补益中气。诸穴相合，具有益气升阳、固摄胞宫的作用。子宫是经外奇穴，是治疗阴挺的经验效穴。
　　随证配穴：小腹下坠加中脘、脾俞；腰膝酸软加肾俞、命门；头晕耳鸣加太溪、照海；刺灸方法：针灸并用，针用补法。

2．其他疗法

（1）电针：上穴每次选用2～4穴，交替使用，以疏密波弱刺激，每次20～30分钟。每日1次，10次为一个疗程。

（2）耳针：取子宫、皮质下、交感、肝、脾、肾。每次选3～5穴，毫针弱刺激，每次20分钟；或用压耳豆法、耳穴埋针法。

（3）穴位注射：取大肠俞、肾俞、气海俞、大肠俞、脾俞、足三里穴。每次选1～3穴，用维生素 B_1、维生素 B_{12}、复方当归、黄芪等注射液，任选1种，每穴注入1～2ml。每日1次。

【按语】

1．针灸对Ⅰ度、Ⅱ度子宫脱垂有显著疗效。对Ⅲ度患者宜采用综合治疗。

2．治疗期间指导病人作提肛练习，每日1次，每次15～20分钟，以加强疗效。

3．积极治疗引起腹压增高的病变，如习惯性便秘、慢性支气管炎等，以利于本病的恢复。

4．治疗期间患者应注意休息，避免过于劳累，避免负重。

【古方选辑】

妇人阴挺出，四肢淫泺，心闷，照海主之。（《甲乙经》）

女子绝子，阴挺出，不禁白沥，上髎主之。（《甲乙经》）

阴挺出，太冲、少府、照海、曲泉。（《针灸大成》）

【医案举例】

罗某，女，32岁，已婚。分娩后会阴坠胀伴腰酸腹胀，加重半年。妇科检查诊为"子宫下垂"（Ⅰ度）。经服药治疗时轻时重，每因劳累则发作。查：面部虚浮无华，腹部软无压痛，未触及癥瘕痞块，舌淡、苔薄，脉沉细。以补阳益气为治法，取百会、关元、归来、三阴交。经治疗30次后，诸症消失，妇科检查子宫位置正常。半年后追访，未再复发。（《针灸治疗学》）

第十四节　经行乳房胀痛

妇女在经前、经期或经后乳房胀痛，重者胀痛牵引胸胁，甚至乳房内有硬块，不敢触衣，经后逐渐消失者，称为"经行乳房胀痛"。

本病常见于现代医学的"经前期紧张综合征"。

【病因病机】

1. 肝气郁结 经行阴血下注于冲任，冲脉隶属足阳明胃经而附于肝经，乳房属胃经，乳头属肝经。情志不畅，肝气郁结，横逆犯胃，乳络失畅，甚至瘀结成块，故而乳房胀痛，并随月经周期性发作。

2. 肝肾阴虚 素体肝肾阴虚，经行则阴血更虚，乳络失于濡养；或阴虚火旺，灼伤乳络，因而疼痛。

【辨证】

1. 肝气郁结 经前乳房胀痛连及两胁，乳中结块，疼痛拒按，不敢近衣，烦躁易怒，经色紫黯或有块，经后痛止块消，舌质黯红或有瘀点，脉弦。

2. 肝肾阴虚 经后两乳胀痛，腰膝酸软，夜眠不佳，五心烦热，或伴两目干涩，咽干口燥，舌红少苔，脉细或细数。

【治疗】

1. 基本治疗

治则：肝气郁结者疏肝解郁，理气止痛。肝肾阴虚者滋肝养肾。取任脉肝、脾经穴为主。

处方：膻中　乳根　太冲　三阴交

方义：膻中是任脉穴，八会穴中的气会，有理气行血的作用；乳根是足阳明胃经经穴，近乳房，可以疏调局部气机，通络止痛；太冲是足厥阴肝经原穴，有疏肝解郁，调血止痛的作用；三阴交是足部三条阴经的交会穴，可健脾补血、补肝益肾，为治疗妇科疾病的常用要穴。

随证配穴：肝气郁结者加肝俞、膈俞、合谷；肝肾阴虚者加太溪、肝俞、肾俞；乳房胀痛严重者加内关、行间、期门；烦躁易怒加百会、神庭以安神宁志；五心烦热加劳宫、太溪、大钟滋补肾阴清虚热。

刺灸方法：实证针刺泻法，虚证针刺补法。膻中宜向下平刺 0.5～1.5 寸，乳根宜向乳房基底部平刺 1 寸左右，期门斜刺 0.5～1 寸，肝俞、膈俞穴向下或朝脊柱方向斜刺，不宜深刺，以免刺伤内脏。

2. 其他疗法

（1）皮肤针：在下腹部任脉、脾经、肝经、肾经循行线上轻轻叩刺，以局部皮肤潮红为度，针后可加拔罐。

（2）耳针：取肝、肾、脾、子宫、皮质下、内分泌、耳尖穴，以毫针中度刺激，留针 15～30 分钟；也可用耳穴埋针法或压耳豆法。

【按语】

1. 针灸治疗本病有较好的疗效，可以从整体上脏腑的功能。在月经来潮前 5～7 日症状尚未明显时开始治疗，可收到更好的防治效果。

2. 本病受心理因素影响较大，应对患者做好解释工作，消除紧张情绪。注意调节生活起居，保持心情愉快。

3. 经行乳房胀痛分为虚实两类。实证乳房胀痛，局部有结块，痛不可触，多由于肝气郁结所致，在经前刚有胀感时开始治疗，直至月经来潮，连续治疗 3～4 个月；虚证乳房胀痛，局部无结块，按之柔软，多由于肝肾阴虚所致，平时应注意补虚，亦可长期口服补益之药。

第十五节　滞　产

滞产，是指妊娠足月到分娩时胎儿不能顺利娩出，总产程超过 24 小时者，又称为"难产"。滞产常见于子宫收缩异常（即产力异常），骨盆、子宫下段、子宫颈、阴道发育异常（即产道异常），胎头和骨盆不相称或胎位不正常等情况。本节主要讨论产力异常引起的滞产。

本病可见于现代医学的异常分娩。

【病因病机】

1. **气血亏虚**　因孕妇素体虚弱，正气不足；或产时用力过早，耗气伤力；或临床胞水早破，浆干液竭，而致难产。

2. **血瘀气滞**　因临产时过度紧张，心怀忧惧，以致气血瘀滞；或产前过度安逸，以致气滞不行，血流不畅；或感受寒邪，寒凝血滞，气机不利，而致难产。

【辨证】

1. **气血亏虚**　分娩时腹部阵痛微弱，坠胀不甚，或下血量多而色淡，面色苍白，神疲肢软，心悸气短，舌淡苔薄，脉大而虚或沉细而弱。

2. **气滞血瘀**　分娩时腰腹剧烈疼痛，下血黯红，量少；久产不下，面色紫黯，精神紧张，胸脘胀闷，时欲呕恶，舌质黯红，脉沉实。

【治疗】

1. 基本治疗

治则：调理气血，行滞催产。取手足阳明足太阴经穴为主。

处方：膻中　膈俞　合谷　三阴交　至阴　独阴

方义：膻中属任脉，为气之会穴，膈俞为血之会穴，二穴相配，共同发挥调理气血之功效；合谷为手阳明经原穴，三阴交为足三阴经的交会穴，二穴相配，可以理气行血而祛瘀；至阴为足太阳的井穴，独阴为经外奇穴，均为催产的经验要穴。

随证配穴：气血虚弱者配足三里、复溜、肩井；气滞血瘀者配太冲；腹痛剧烈者配地机；胸胁胀满者配内关。

刺灸方法：气血虚弱者针灸并用，针用补法；气滞血瘀者针用泻法。

2. 其他疗法

（1）耳针疗法：取内生殖器、子宫、皮质下、神门、内分泌、肾等穴。每次选穴 3 ~ 5 个，中等度刺激，每隔 5 分钟左右行针 1 次，也可用耳穴压丸。

（2）电针疗法：取至阴、独阴二穴，接上电针仪，用疏密波刺激 60 分钟左右直至产妇宫缩有力为止。

【按语】

1. 针灸治疗对产力异常引起的滞产有催产的作用，如因其他原因引起的滞产，应作其他处理。

2. 要解除产妇的思想顾虑，消除紧张情绪，妊娠期应多进饮食、劳逸适度，保持充沛的精力。

3. 定期做产前检查，排除器质性原因。

4. 若滞产时间过长，对产妇和胎儿的健康危害都很大，应做综合处理。

【古方选辑】

难产，合谷（补）、三阴交（泻）、太冲。（《针灸大成》）

妇女难产，独阴、合谷、三阴交。（《针灸大成》）

【医案举例】

孙某，女，36 岁。初产妇，临盆 1 日，浆水已下，阵痛减弱，未能分娩。症见气逆不舒，精神疲惫无力，大汗淋漓，烦躁焦虑。查：产妇形体瘦弱，发育矮小，舌质淡，脉沉细。诊为"滞产"，拟施剖腹产，产妇不同意，改由针灸治疗。治则：补气活血、健运胞宫。取穴：合谷（双）、三阴交（双）。操作：以细针补合谷，粗针泻三阴交，行针 20 分钟。留针 1 小时后，腹中阵痛加剧，交骨顿开，顺利分娩。(《中国当代针灸名家医案》)

第十六节　胞衣不下

胞衣，一般称之为"胎盘"。胞衣不下是指胎儿娩出 30 分钟以后，胎盘仍未完全娩出者，又称为"息胞"、"儿衣不下"。正常情况下，在胎儿娩出 15 分钟至 30 分钟内，胞衣应自行娩出。

本病相当于现代医学的胎盘滞留。

【病因病机】

1. 气虚　因素体虚弱，元气不足；或产程过长，用力过度，导致耗气乏力，无力娩出胞衣。

2. 血瘀　因分娩后，余血浊液没有及时排出，停留成瘀，瘀血阻滞胞脉，导致胞宫气血不能正常运行，不能娩出胞衣。

3. 寒凝　因临产或产时调摄失宜，寒邪入侵胞宫，致气血凝滞，经脉拘急，筋肉挛缩，而致胞衣不能娩出。

【辨证】

本病以胎儿娩出 30 分钟以上胎盘不能自然娩出为主证。

1. 气虚　产后胎盘不出，小腹微胀，按之有块不坚，按之不痛，阴道出血量多，色淡，神疲乏力，四肢倦怠，面色㿠白，舌淡，苔薄白，脉细无力。

2. 血瘀　产后胎盘不出，小腹刺痛、拒按，按之有块而硬，阴道出血量少且挟有血块，色黯红，舌质紫黯，苔薄白，脉沉弦而涩。

3. 寒凝　产后胎盘不出，小腹冷痛，按之有包块，阴道出血量少且有血块，面色苍白，四肢寒冷，舌淡，苔薄白，脉沉紧。

【治疗】

1. 基本治疗

治则：补益气血、活血化瘀、温经散寒，逐下胞衣。取任脉腧穴为主。

处方：关元　三阴交　独阴　气海

方义：气海、关元为任脉要穴，取气海以补益元气、温暖胞宫，关元通于胞宫以调理胞脉；三阴交为足三阴经的交会穴，补则养血益气，泻则行瘀导滞；独阴为经外奇穴，是理胞宫逐下胞衣之经验要穴。

随证配穴：气虚者配足三里、膻中；血瘀者配膈俞、合谷；寒凝者配灸神阙、气穴；阴道出血较多者配隐白，小腹痛甚者配地机。

刺灸方法：气虚者针用补法，可加灸；血瘀者针用补泻兼施，可灸；寒凝者针用平补平泻，重灸。

2．其他疗法

（1）耳针：取交感、腹、皮质下。毫针强刺激，留针30分钟。

（2）电针：取合谷、三阴交。针刺得气后接电针仪，通电约30分钟。

【按语】

1．针灸治疗对本病的轻症有效。

2．病情较重、出血量多时宜采取综合治疗。

3．若大量出血导致晕厥者，应及时采用急救措施。

【古方选辑】

胞衣不下，中极、肩井……，照海、外关二穴，能下产妇之胞衣也。（《针灸大成》）

胞衣不下及死胎不出，申脉、合谷、昆仑。（《秘传常山杨敬齐针灸全书》）

【医案举例】

龚某，女，24岁，产后胞衣数小时不下，经助产人员手术不应效。其势甚危，购药而不济急，急用针灸补合谷，泻曲骨、三阴交。同时蓖麻仁捣烂如泥贴两足心，立即胞衣下。（《临证心悟》）

第十七节　恶露不绝

产妇分娩后1~2周内从阴道内溢出残留余血和浊液，称为产后"恶露"，属正常生理现象。产后恶露持续3周以上仍淋漓不断者，称为"恶露不绝"，又可叫"恶露不尽"、"恶露不止"。恶露不绝迁延日久，易导致血亏液竭，耗伤正气，甚至引发产后发热、晕厥等严重疾患，应予以重视。

本病常见于现代医学的子宫复旧不良、胎盘胎膜残留、产后感染等。

【病因病机】

1. **气虚失摄** 因体质素虚，正气不足，产时又失血耗气，以致正气愈虚；或因产后操劳过早，劳倦伤脾，气虚下陷，以致冲任不固，不能摄血，而产后恶露不绝。

2. **血热内扰** 平素阴虚，复因产时失血，阴液更亏，营阴耗损，而致阴虚生内热；或因产后过服辛辣之品，或感受热邪，或肝郁化热，而致热扰冲任、迫血下行，而产生恶露不绝。

3. **气滞血瘀** 产后胞脉空虚，寒邪乘虚而入侵胞宫，与血相搏，瘀血内阻；或胞衣残留，影响冲任，导致血不归经，而产生恶露不绝。

【辨证】

1. **气虚失摄** 产后恶露过期不止，量多或淋漓不断，色淡红，质稀薄，无臭味。伴小腹空坠，神倦懒言，面色㿠白。舌质淡，苔薄白，脉缓弱。

2. **血热内扰** 产后恶露过期不止，量较多，色深红，质地黏稠，有臭秽气，面色潮红，口燥咽干，舌质红，苔薄黄，脉细数。

3. **气滞血瘀** 产后恶露淋漓涩滞不爽，量少，色紫黯有块，小腹疼痛拒按，舌紫黯或边有紫点，脉弦涩或有力。

【治疗】

1. **基本治疗**

治则：固摄冲任，益气摄血，清热凉血，化瘀止血。取任脉和足太阴经穴为主。

处方：关元 气海 三阴交 血海

方义：关元、气海为任脉腧穴，关元能固冲任、摄阴血；气海有益气生血、益气摄血之功效；血海和三阴交均为足太阴脾经经穴，二穴共用可发挥调经理血之功效，用补法则化生新血，用泻法则活血化瘀，用平补平泻法则凉血止血。

随证配穴：气虚失摄者配足三里、百会；血热内扰者配中极、行间、阴谷；气滞血瘀者配膈俞、石门、地机；面色潮红者配太溪；小腹下坠者配中脘、百会。

刺灸方法：气虚失摄者针灸并用，针用补法；血热内扰者不灸，针用泻法；气滞血瘀者针用泻法。

2. **其他疗法**

(1) 耳针：取子宫、神门、内分泌、皮质下、交感、脾、肾。每次选 3~4

个穴位，针刺，中等度刺激，每天一次，每次留针 15～20 分钟。也可用埋针法、压丸法、压磁法。

（2）电针：取 2～4 穴，针刺得气后接通电针仪，用疏密波，每次留针 30 分钟左右，强度以病人能耐受为度。

【按语】

1. 针灸治疗本病疗效较好。

2. 产后病人应注意精神调摄，不可暴怒忧思，忌食生冷，饮食要清淡而富有营养，避免过劳和房室。

【古方选辑】

产后恶露不止，气海、中及、三阴交。（《针灸逢源》）

因产恶露不止，中极、阴交百壮，石门七壮至百壮。（《针灸集成》）

【医案举例】

张某，女，29 岁，产后月余，恶露淋漓不断，其色浅淡，无臭，腹痛绵绵，面色少华，舌淡苔薄白，脉细弱。证属气虚失摄，冲任不固型恶露不绝。取穴：气海、合谷、三阴交。操作：用艾炷灸气海 5 壮，针刺合谷、三阴交，用补法，每日 1 次。共针灸 8 次后，诸症逐渐平复。（《妇科针灸备要》）

第十八节　恶露不下

产妇分娩后，残留于胞宫内的余血和浊液，称为"恶露"。产妇分娩后 3 周以内，恶露应自然排净，若恶露停滞不下或排出量少且伴有小腹疼痛者，称为"恶露不下"。

【病因病机】

1. **气滞血瘀**　因情志不畅，肝气郁结，致疏泄失常，气机不利，则血行受阻而发为恶露不下。

2. **寒凝血瘀**　因产时或产后外感风寒，或饮食生冷，导致恶露受寒邪凝滞而发为恶露不下。

【辨证】

1. **气滞血瘀** 产后恶露不下，下亦甚少，小腹胀甚于痛，胸胁胀满，善太息，舌紫黯或有瘀斑，苔薄白，脉弦涩。

2. **寒凝血瘀** 产后恶露不下或下亦甚少，色黯红，小腹冷痛，得热则减，面色青，肢冷畏寒，舌紫黯，苔薄白，脉沉紧。

【治疗】

1. **基本治疗**

治则：理气解郁，温经散寒，调和气血。取任脉、足太阴经穴为主。

处方：关元　气海　地机　三阴交

方义：关元、气海为任脉要穴，有通调冲任、行气活血、温通胞脉的功效；地机为足太阴脾经的郄穴，主治血证，可行滞解郁、活血化瘀；三阴交为足三阴经的交会穴，可健脾、疏肝、补肾。

随证配穴：气滞血瘀者配太冲、肝俞；寒凝血瘀者配中极、气冲；小腹疼痛者配天枢、归来；冷痛甚者加灸神阙；胸胁胀甚者加支沟、阳陵泉。

刺灸方法：气滞血瘀者针用泻法，寒凝血瘀者针灸并用，平补平泻。

2. **其他疗法**

(1) 耳针：取内生殖器、肝、肾上腺、交感、神门、内分泌、皮质下。每次选 2~3 穴，毫针刺法，弱刺激，留针 20 分钟左右，每天 1 次。也可用耳穴压丸。

(2) 电针：取针灸主穴 2~4 个，针刺得气后接上电针仪，每日 1 次，每次留针 30 分钟左右。

【按语】

1. 针灸治疗本病疗效较好。

2. 恶露属于余血、浊液，应及时排出，若停蓄胞宫不下，可引发产后血晕、产后发热，甚至形成癥瘕、血鼓等证，应及早治疗。

【古方选辑】

产后血块痛，气海、三阴交。(《针灸大成》)

天枢、中极，治血结成块。(《针灸资生经》)

【医案举例】

卢某，30岁。产后恶露极多，给注射垂体后叶素后，恶露突然中止，腹痛拒按。针关元、中极、三阴交后腹痛止，并有恶露流出。(《针刺神经疗法及针灸研究资料汇编》)

第十九节　产后血晕

产妇分娩后，突然头晕眼花，不能坐起或心胸满闷，恶心呕吐，痰涌气急，心烦不安，甚则口噤神昏，不省人事，称为"产后血晕"。本病为产后至危之候，若抢救不及时，可导致正气暴脱，瞬即死亡。应引起高度重视。

本病可见于现代医学的产后休克、羊水栓塞等。

【病因病机】

1. 血虚气脱　平素气血虚弱，复因产程过长或用力过度；或因产时失血过多，气随血脱，心神失养，发为昏厥。

2. 血瘀气逆　产时感受寒邪，寒凝血滞，恶露不下；或产妇肝郁气滞，气郁成瘀，血瘀气滞并走于上，扰乱心神而发为血晕。

【辨证】

本病以产妇刚分娩后，突然晕厥为主证。

1. 血虚气脱　产后失血过多，突然晕眩，不省人事，面色苍白，心悸，愦闷不适，渐至昏不知人，眼闭口开。甚则四肢厥冷，冷汗淋漓，舌淡无苔，脉微欲绝或芤。

2. 血瘀气逆　产后恶露不下或量少，少腹阵痛拒按，甚至心下急满，气粗喘促，神昏口噤，不省人事，两手握拳，牙关紧闭，面色紫黯，唇舌青紫，脉沉而涩。

【治疗】

1. 基本治疗

治则：醒脑开窍。以督脉腧穴为主，兼取足太阴、手厥阴经穴。

处方：水沟　内关　百会　三阴交

方义：水沟为督脉要穴，为醒脑开窍之要穴，内关为手厥阴心包经的络穴，可醒神宁心，两穴相配治疗产后血晕，其醒脑开窍补心之相得益彰。三阴交属脾经，可补益后天以养气血。

随证配穴：血虚气脱者配关元、气海、足三里；血瘀气逆者配支沟、公孙；出血配隐白、大敦；小腹疼痛拒按配归来。

刺灸方法：血虚气脱者针灸并用，重灸，针用补法，血瘀气逆者针用泻法。

2. 其他疗法

(1) 耳针：取神门、子宫、交感、肝、心、肾上腺，每次选 3～5 穴，针刺，强刺激，间歇性行针，留针 1～2 小时。

(2) 穴位贴敷：取蓖麻仁 30 粒，冰片 1g，附子 15g，共打烂如糊状，敷贴在神厥穴上。

【按语】

1. 针灸治疗产后血晕有一定效果，其醒脑开窍之功尤为显著。

2. 本病为产后至急至危之证，应采取综合疗法积极救治，以免贻误病情。

3. 对产后血晕患者，应密切观察病人的生命体征及阴道出血的情况，病人神志清楚以后，仍要注意观察，并采取头低位平卧，以防止意外发生。

【古方选辑】

产后血晕不识人，支沟、三里、三阴交。(《针灸大成》)

产后血晕不省人事，三里、支沟、三阴交。(《证治准绳·女科》)

【医案举例】

王某，女，39 岁，1976 年 7 月 11 日初诊。第 3 胎顺产已 5 天，仍然头晕、眼花、恶心。检查：面色苍白，自觉四肢麻木、心悸。血压 100/60mmHg，体温 36℃，脉沉细，诊断为产后血晕。治法：针百会、足三里、内关，均用刮针手法，留针 15 分钟，5 分钟行针 1 次，并用艾条灸气海 30 分钟。针灸后，症状即时减轻。次日复诊：血压 105/60mmHg，头晕显著好转，四肢已不麻木，有时仍有心悸。针百会、内关，手法及行针同上，仍灸气海 30 分钟。13 日 3 诊：症状基本消失，又灸气海 1 次痊愈。(《针灸临证集验》)

第四章 儿科病证

第一节　急惊风

急惊风是以四肢抽搐、颈项强直、牙关紧闭、口噤不开、两目上视甚或角弓反张、神昏为主要症状的婴幼儿常见急症。又称为"惊厥"、"抽风"。本病任何季节都可发生，一般以 1~5 岁的小儿多见。发病后病情比较凶险，变化快，若失治或误治可威胁小儿的生命。

本病多见于西医学的小儿高热、脑炎、脑膜炎、脑发育不全、癫痫等疾病。

【病因病机】

1. **外感时邪**　若气候骤变，小儿肌肤不密，极易感受时邪，化火生风，内陷厥阴，发为神昏抽搐之症。

2. **痰热内扰**　因乳食不节，胃肠积滞，导致脾失健运，痰浊内生，气机壅滞，久之郁而化热，热极生风，蒙蔽心包，发为抽搐。

3. **暴受惊恐**　因小儿神气怯弱，元气未充，若乍闻异声，乍见异物，或不慎跌仆，暴受惊恐，恐则气下，惊则气乱，导致神无所依而发为惊厥。

【辨证】

1. **外感惊风**　发病急，症见发热头痛，咳嗽流涕，咽红，面红唇赤，烦躁不安，继而神昏、四肢抽搐、两目上视、牙关紧闭。苔薄黄，脉浮数。

2. **痰热惊风**　发热，痰多色黄，呕吐腹泻，喉间痰鸣，腹胀腹痛，便秘或大便腥臭，或神昏痉厥。苔腻、脉滑。

3. **惊恐惊风**　夜卧不宁，频作惊惕，四肢欠温，躁动抽搐或昏睡不醒，醒后啼哭，面色乍青乍红。苔薄，脉细数。

【治疗】

1. 基本治疗

治则：清热熄风，豁痰开窍，镇惊宁神。取督脉和手阳明大肠经穴为主。

处方：水沟　合谷　太冲　中冲　十宣

方义：水沟为督脉腧穴，可通调督脉、开窍镇惊、醒脑启闭；合谷、太冲两穴合用谓之"四关"，可以熄风镇惊泻热；中冲为心包经井穴，可泻热醒脑、镇惊宁神；十宣可泻诸经之邪热，并有醒脑开窍的功效。

随证配穴：外感惊风者加风池、太阳；痰热惊风者加中脘、丰隆、神门；惊恐惊风者加四神聪、印堂；呕吐者加内关、中脘。

刺灸方法：针用泻法，不灸。

2. 其他疗法

（1）耳针：取心、交感、神门、皮质下、脑点。毫针刺法，用强刺激，每隔 10 分钟捻转 1 次，留针 60 分钟。

（2）三棱针：取十宣或十二井穴点刺放血。

（3）指针：用拇指指甲重掐水沟、合谷、太冲，以抽搐停止为度。

【按语】

1. 针灸治疗本病效果肯定，可以镇惊止痉以救急，止痉过后，必须查明原因，采用相应治疗措施。

2. 惊风伴痰涎过多者，应注意保持呼吸道畅通。

【古方选辑】

小儿惊风，少商、人中、涌泉。(《针灸大成》)

小儿惊风，取腕骨。(《针灸聚英》)

【医案举例】

陈某，男，7 岁。症见角弓反张，谵言妄语，高热神昏，舌尖红，苔剥脱少津。证属高热炼津，肝风内动。治宜泻热救阴，熄风宁神。处方：针泻丰隆、风池、风府、大椎、神道、中枢、脊中。治疗经过：翌日延诊，解下黑便极多，神志即清，痉厥亦止，连诊 4 日，得以痊愈。(《当代中国针灸临证精要》)

第二节 痄腮

痄腮，又名"蛤蟆瘟"，是以发热、耳下腮部肿胀疼痛为特征的急性传染病。本病全年均可发生，冬春两季易于流行，发病年龄多见于 5～9 岁的小儿，年龄较大的儿童可并发睾丸炎。

本病常见于现代医学的流行性腮腺炎。

【病因病机】

1. **轻证** 外感风温邪毒，从口鼻而入，壅阻少阳经脉，郁而不散，结于腮部所致。

2. **重证** 若温毒炽盛，热极生风，内窜心肝，扰乱神明，则发为高热，昏迷、痉厥等变证。

【辨证】

1. **轻证** 轻微发热恶寒，一侧或两侧耳下腮部漫肿疼痛，咀嚼不便，或有咽红、全身轻度不适等。舌苔微黄，脉浮数。

2. **重证** 壮热烦躁，头痛，口渴饮水，腮部肿痛，坚硬拒按，咀嚼困难。舌红苔黄，脉滑数。

【治疗】

1. **基本治疗**
治则：疏风解表，清热解毒，消肿散结。取手阳明、手少阳经穴为主。
处方：翳风 外关 颊车 合谷
方义：本病因外感风热疫毒壅滞少阳经脉所致，故取手少阳、足少阳之会穴翳风来宣散气血的壅滞，配颊车更加强消散局部气血壅滞之功；外关配合谷，既能疏风解表，又能清热解毒。
随证配穴：轻证加丰隆；重证加耳和髎、外关、关冲、曲池；高热者加大椎、商阳点刺放血；睾丸肿胀者加太冲、曲泉。
刺灸方法：针用泻法。

1. **其他疗法**
（1）耳针疗法：取腮腺区、面颊区、皮质下、神门。每次选 2～3 穴，毫针强刺激，每日 1～2 次，3 天为一个疗程。

（2）灯火灸法：取角孙穴，用灯芯草蘸麻油，点燃后灸角孙穴，当听到"叭"的一声即可。

（3）三棱针：耳尖、关冲、少商放血。

【按语】

1. 针灸治疗本病有较好的疗效。

2. 本病属急性呼吸道传染病，应注意隔离，一般至腮肿消退为止。

3. 患儿发热期间，应卧床休息，进食流质或半流质饮食。

【古方选辑】

痄腮取侠溪、耳和髎、颊车。（《针灸资生经》）

【医案举例】

陈某，男，8岁。发热5日，恶心头痛，呕吐不欲饮食，右耳下肿胀，边缘不清，压痛明显，局部发热，咽部红肿充血，咀嚼困难，舌红，苔薄黄，脉数。取合谷、翳风、下关、颊车、扁桃穴（在下颌角切迹内缘，向咽喉斜刺1.5寸左右），每日1次。连针3次，患儿肿消热退。（《针灸治验》）

第三节　顿　咳

顿咳，即"百日咳"。是小儿常见的呼吸道传染病之一。临床以阵发性痉挛性咳嗽，咳后有特殊的吸气性吼声，最后呕吐痰沫而止为特征。本病一年四季都可发生，尤以冬春两季多见，患病年龄以5岁以下小儿多见。

【病因病机】

1. **初咳期**　因调护失宜，外感时邪引起痰浊内生，阻于气道，肺失宣降，以致肺气上逆，发为咳嗽。

2. **痉咳期**　若咳嗽日久不愈，邪郁化热化火，火热重灼肺津，液化为痰，阻塞气道而致连声顿咳。

3. **恢复期**　若痉咳日久，进一步伤及肺脾，则导致肺阴不足，脾胃虚弱。

【辨证】

1. **初咳期**　证见咳嗽，喷嚏，流鼻涕，痰稀白量不多，或痰稠不易咯出，咳嗽以入夜为重。舌苔薄白,脉浮。

2. 痉咳期 咳嗽逐渐加重,日轻夜重,呈阵发性发作,咳后有回吼声,至咳出黏痰或呕出乳食,阵咳才暂时停息。舌苔黄,脉滑数。

3. 恢复期 咳嗽渐轻,持续时间和次数都逐渐减少,回吼声亦逐渐消失。脾气虚者形体虚弱,神疲乏力,面色淡白虚浮,痰稀而少,纳差便溏,舌淡,苔少,脉细弱。肺阴虚者干咳无痰,心烦失眠,两颧发红,盗汗,手足心热,舌红,少苔,脉细数无力。

【治疗】

1. 基本治疗

治则:初咳期宜宣肺解表,化痰止咳;痉咳期宜清热化痰止咳;恢复期宜健脾益肺,补益气血。取手太阴肺经和手阳明大肠经穴为主。

处方:风门 列缺 合谷

方义:风门祛风解表;列缺为手太阴之络穴,合谷为手阳明之原穴,二穴相配疏风解表、宣肺止咳。

随证配穴:初咳期加丰隆;痉咳期加天突、孔最;恢复期加肺俞、脾俞、太渊、足三里;身热者加曲池;纳少便溏者加中脘、天枢。

刺灸方法:初咳期和痉咳期针用泻法,恢复期针用补法。

2. 其他疗法

(1) 耳针:取支气管、肺、神门、交感。每次取2~3穴,毫针中等刺激,每日1次。

(2) 皮肤针:取风门、肺俞、丰隆、足三里、太渊、内关,中等刺激,叩至局部皮肤潮红为止。每日1次。

(3) 拔罐:取风门、肺俞、膻中、脾俞、身柱,用小罐吸拔。每日1次。

【按语】

1. 针灸治疗本病疗效肯定。

2. 本病具有较强传染性,对确诊患儿应采取隔离。并注意室内通风,保持空气清新。

3. 严格观察病情变化,如发生高热、惊厥等重症者,应配合综合治疗。

4. 平时应注意生活调摄,以增强体质和抗病能力。

【古方选辑】

顿咳,取肺俞、天突。(《针灸大成》)

顿咳,灸肺俞穴。(《古今医统》)

【医案举例】

李某,女,5岁。顿咳10余天,咳时面赤唇紫,涕泪俱下,气噎呕吐,阵发不休,睑面浮肿,咳声如鹭鸶音,虽曾服药顿咳如故。舌质淡,苔白,脉浮数。是寒邪感于肺而聚于胃,致咳吐交作,治当宣肃肺胃。针灸方法:用半刺法取四缝(左),刺出黄白色黏液,少商(左)刺出血,合谷、内关、太渊(均左)。上方隔天治疗1次,左右轮取。经两次针治后,四缝即出血水,顿咳渐减,气噎呕吐止。4次后咳嗽已少,阵咳时间短而少,面肿亦退。6次后咳嗽已止,无其他痛苦,再予巩固治疗而痊愈。(《针灸临证指南》)

第四节 疳 疾

疳疾是由于喂养不当,或因多种疾病的影响,使脾胃受损,气液耗伤而导致全身虚弱羸瘦、面黄发枯的小儿常见慢性消耗性疾病。"疳"字有两种含义:一为"疳者甘也",谓其病由于多食肥甘所致;二为"疳者干也",是泛指全身消瘦、肌肤干瘪,气血津液不足的临床征象。

本病多见于现代医学的小儿营养不良及部分寄生虫病。

【病因病机】

1. **饮食不节,脾胃受损** 若乳食无度,饮食不节,壅滞中焦,酿成积滞,则损伤脾胃。脾胃乃后天之本,气血生化之源,如脾胃受损日久,水谷精微不能吸收,脏腑百骸失于滋养,渐至形体羸瘦,气血内亏,而成疳证。

2. **喂养不当,营养失调** 若因母乳不足,或过早断乳,未能及时给以辅食,或由于偏食、挑食,使脾胃生化乏源,从而产生营养失调,不能濡养脏腑、肌肉、四肢百骸,而形成极度消瘦的疳证。

3. **其他因素,转化成疳** 多见于长期吐泻或慢性腹泻,以及病后失调,伤及脾胃,气血失养而成疳证。

【辨证】

1. **疳气** 形体略瘦,面色萎黄少华,毛发稍稀,多数病儿表现为厌食或食欲不振,精神欠佳,好发脾气,大便或溏或秘,舌苔薄而微黄。

2. **疳积** 形体明显消瘦,肚腹膨胀,甚则青筋暴露,面色萎黄无华,毛发稀黄如穗结，精神不振，或易烦躁激动，睡眠不宁，或伴有揉眉挖鼻，咬指磨牙，动作异常，食欲减退等，或多吃多便。

3. 干疳　极度消瘦，面部呈老人貌，皮肤干瘪起皱，大肉已脱，皮包骨头，精神萎靡，啼哭无力，毛发干枯，腹凹如舟，不思饮食，大便或溏或结；时有低热，口唇干燥，舌质多淡嫩或红，苔光，甚则全身出现紫斑，产生突然暴脱。

【治疗】

1. 基本治疗

治则：健运脾胃，调中化滞，补益气血。取足太阴和足阳明经穴为主。

处方：四缝　中脘　足三里　脾俞　三阴交

方义：四缝为经外奇穴，刺出黄水，能治食积痞块，是治疗疳疾的经验要穴。足三里为足阳明胃经之合穴，可以扶土以补中。中脘为胃募、腑会穴，配脾之背俞穴脾俞以健运脾胃、补益气血。三阴交能除湿健脾开胃。

随证配穴：疳气加章门、胃俞；疳积加天枢、公孙；干疳加神阙、肝俞、膈俞；虫积加百虫窝；烦躁不安加神门。

刺灸方法：疳气者针用补法，四缝用三棱针点刺，挤出少量黄水；疳积针用补泻兼施；干疳针用补法，加灸。

2. 其他疗法

（1）割治：常规消毒后，取鱼际部位，纵切约 0.4 厘米，取出脂肪少许，然后用敷料敷盖。

（2）皮肤针：叩击督脉、华佗夹脊、足太阳经穴，每次叩 10 分钟左右，弱刺激，隔日 1 次。

【按语】

1. 针灸治疗本病效果良好，如感染虫疾应配合药物治疗。

2. 乳幼儿尽可能给予母乳喂养。

3. 不要过早断乳，而且应逐渐增加辅食，还要掌握先稀后干，先素后荤，先少后多的原则。

4. 经常带小儿到户外活动，呼吸新鲜空气，适当晒太阳，以增强体质。

【古方选辑】

疳疾，脾俞、胃俞、肾俞。（《神灸经纶》）

疳疾，灸胃俞各一壮，……，炷如小麦大。（《太平圣惠方》）

【医案举例】

李某，女，4岁，1955年夏初诊。家属代诉：患儿患疳疾已年余，经多方医治罔效，前来就诊，治以健脾益胃，取穴四缝、章门、中脘、脾俞、胃俞、足三里。先点刺四缝，挤出少许液体，其余诸穴均用针刺补法，并予足三里艾条灸治，再配捏脊疗法，连治2个半月，上述诸症由逐步好转而至痊愈。并嘱其家属每周捏脊1~2次，以巩固疗效。1年后随访，未见复发。(《针灸临证指南》)

第五节 积 滞

积滞是指小儿内伤乳食，停聚不化，气滞不行而形成的一种胃肠疾患。临床以腹胀、腹泻或便秘、纳呆、呕吐为特征。积滞与伤乳、伤食、疳疾等有密切的关系。

【病因病机】

1. **乳食内积** 若乳食不节，喂养不当，或过食厚味生冷之品，均可损伤脾胃，以致受纳运化失职，升降失调导致乳食宿久停滞不化，而发为积滞。

2. **脾虚夹积** 小儿脾胃虚弱，运化失职，故难于腐熟水谷，又因乳食不当，则易停滞不化，而发为脾虚夹积。

【辨证】

1. **乳食内积** 面黄肌瘦，烦躁多啼，夜卧不安，食欲不振，或呕吐酸馊乳食，腹部胀满，大便溏泻酸臭，小便短黄如米泔，常伴有低热。舌红苔腻，脉滑数，指纹紫滞。

2. **脾虚夹积** 面色萎黄，困倦无力，夜卧不宁，不思乳食，腹满喜按，大便稀溏。舌苔白腻，脉沉细而滑，指纹青淡。

【治疗】

1. **基本治疗**

治则：健脾助运，消食导滞。取任脉、足阳明、足太阴经穴为主。

处方：中脘 足三里 脾俞 天枢

方义：中脘、天枢可以通调胃肠之积滞；足三里、脾俞可以健运脾胃，理气和中。

随证配穴：乳食内积者加梁门、气海、里内庭；脾虚夹积者加四缝、太白；发热者加大椎、曲池；腹胀者加天枢、气海。

刺灸方法：乳食内积者针用泻法；脾虚夹积者补泻兼施。

2. 其他疗法

（1）皮肤针：取脾俞、胃俞、足三里、华佗夹脊穴（7～17椎）、四缝，轻刺激，隔日1次，10次为1疗程。

（2）捏脊：沿患儿背部脊柱两侧由下而上用拇、食、中三指捏华佗夹脊3－5遍。

【按语】

1. 针灸治疗本病效果显著。

2. 饮食调节是预防本病发生的重要环节，故乳食宜定时定量，不宜过饥过饱，不宜过食生冷、油腻之品。

3. 随着婴儿年龄的增长，应逐步供给相应的辅食。

【医案举例】

徐某，2岁。近2月来不喜玩耍，易啼哭，腹胀纳差，大便日2～3次，不成形，奇臭。检查：营养欠佳，头发稀少而干燥，腹膨胀。其余未见异常。诊断：单纯性消化不良及营养不良。刺四缝穴，隔日1次，共4次。两周后复诊，病情显著好转，精神活泼，食欲转佳，腹胀减轻，体重增加。（《针灸学简编》）

第六节 小儿遗尿

小儿遗尿是指3周岁以上的小儿经常在睡眠中小便自遗、醒后方觉的一种病证，又称为"遗溺"、"尿床"。3周岁以下的婴幼儿，由于智力发育尚未完善，未养成正常排尿的习惯，或贪玩少睡，精神过度疲劳等所导致的暂时遗尿，不属于病态。本病长期不愈，小儿容易产生自卑感，且对小儿的智力和体格发育都会产生影响，所以应予以重视。

【病因病机】

1. 肾气不足 小儿肾气不足，下元虚冷，不能温养膀胱，导致膀胱气化功能失常，闭藏失职，不能制约水道，而发为遗尿。

2. 肺脾气虚 肺主一身之气，能通调水道，下输膀胱；脾运化水湿而能制水。所以，当脾肺气虚，则上虚不能制下，下虚不能上承，导致膀胱约束无力而发为遗尿。

3. 肝经湿热 若肝经湿热郁结，热郁化火，迫注膀胱而致遗尿。

【辨证】

1. 肾气不足 睡中经常遗尿，神疲乏力，面色苍白，形寒肢冷，下肢无力，腰腿酸软，智力较差，小便清长，舌淡，脉沉细无力。

2. 脾肺气虚 睡后遗尿，少气懒言，面色无华，食欲不振，大便溏薄，舌淡，脉细无力。

3. 肝经湿热 尿频量少，尿味腥臊且色黄，平时性情急躁或夜间梦语龄齿，面赤唇红，舌红，苔黄，脉弦数。

【治疗】

1. 基本治疗

治则：肾气不足、脾肺气虚者温补肾阳、补益脾肺而固摄下元，肝经湿热者泻肝清热。取任脉和膀胱经背俞穴为主。

处方：中极 三阴交 肾俞 膀胱俞 三焦俞

方义：肾俞以温补肾气，固摄下元。三阴交以调理足三阴经的经气，有止遗尿的显著功效。中极配膀胱俞为俞募配穴法，二穴合用可振奋膀胱的功能，加强膀胱对尿液的约束能力。三焦俞可通调三焦气机以利气化，使小便排泄正常。

随证配穴：肾气不足者加关元；脾肺气虚者加肺俞、脾俞；肝经湿热者加行间、太冲；尿频者加百会、列缺。

刺灸方法：肾气不足、脾肺气虚者针灸并用，针用补法；肝经湿热者，只针不灸，针用泻法。

2. 其他疗法

（1）耳针：取膀胱、肾、脑点、皮质下、肝、尿道。每次选取 3~4 穴，毫针浅刺，中等刺激，每天 1 次，每次留针 20 分钟左右。也可用耳穴埋针或压丸。

（2）灸法：取百会、神门、关元、中髎。每次取 2~3 穴，灸 5~7 壮或 10 分钟。

（3）穴位注射：取肾俞、次髎、三阴交，用 1% 普鲁卡因注射液每穴 1ml，每次 1 穴，三穴交替使用，隔日 1 次。

（4）头针：取额 3 线、顶中线、沿皮刺，持续行针 5~10 分钟。

【按语】

1. 针灸治疗本病疗效肯定，要及早治疗。

2. 治疗期间家属应密切配合，如睡前控制饮水，定时叫醒患儿小便以养成定时排尿的习惯，并注意适当加强患儿营养。

3. 对患儿勿采取嘲笑和歧视的态度，培养战胜疾病的信心。

【古方选辑】

气海、关元、阴陵泉、大敦、行间。(《类经图翼》)

神门、鱼际、太冲、大敦、关元。(《针灸大成》)

【医案举例】

鲁某，男，11 岁，自幼遗尿，从未间断，每夜 3～4 次，身体营养中等，未发现有生理缺陷。取穴：关元、三阴交。经三次治疗，遗尿停止，未再复发。(《针灸学简编》)

第七节 小儿多动症

小儿多动症是以患儿注意力不集中、情绪不稳定、多动、任性、冲动但智力基本正常为主要表现的疾病。本病的发病原理尚不明了，一般认为可能有遗传倾向。

【病因病机】

1. **肾虚肝旺** 因先天禀赋不足，肾精亏虚不能生髓充脑，导致髓海空虚，元神失养而发为本病。

2. **心脾两虚** 心主血脉，又主神志，脾主思虑。若心脾两虚，则气血生化无源，脑髓失于滋养，神志失聪而发为本病。

【辨证】

1. **肾虚肝旺** 好动，注意力不集中，任性冲动，动作笨拙，性格暴躁，难以静坐；或五心烦热，盗汗，大便秘结，舌红苔薄白，脉细数。

2. **心脾两虚** 心神不宁，多动不安，注意力不集中，言语冒失，做事有始无终，形体消瘦或虚胖，纳呆，面色淡黄无华，舌淡苔薄白，脉虚弱。

【治疗】

1. 基本治疗

治则：肾虚肝旺者滋养肝肾，育阴潜阳；心脾两虚者补益心脾，安神定志。取手厥阴、手少阴经穴为主。

处方：神门　内关　四神聪

方义：神门为心经原穴，内关为心包经络穴，二穴共用可宁心安神；四神聪为经外奇穴，可安神定志、益智健脑。

随证配穴：肾虚肝旺者加肾俞、行间、太溪；心脾两虚者加心俞、脾俞、三阴交；躁动不安者加太冲；纳呆者加中脘、足三里。

刺灸方法：肾虚肝旺者以针为主，补泻兼施；心脾两虚者针灸并用，针用补法。

2. 其他疗法

耳针：取皮质下、心、肾、神门。针刺、埋线或压丸皆可。

【按语】

1. 针灸治疗本病有较好的效果。
2. 家长、学校和社会应共同关心患儿，不要歧视和施加精神压力。
3. 合理安排作息时间，培养良好的生活习惯和健康行为。

第八节　小儿麻痹后遗症

小儿麻痹后遗症，又称"小儿痿证"，是指感受时邪疫毒引起的一种急性传染病。在麻痹前期表现为发热、咳嗽、全身肌肉疼痛，或伴有呕吐、腹泻等，继而出现肢体痿软，肌肉弛缓。后期以肌肉萎缩，骨骼畸形为主要特征。本病一年四季均可发生，夏秋两季多见，1～5 岁小儿发病率高。

本病相当于现代医学中的脊髓灰质炎后遗症。

【病因病机】

1. 风热犯肺　因风热之邪，侵袭肺卫，肺热叶焦，不能疏布津液，导致筋脉失养，发为痿证。

2. 湿热内浸　因湿热之邪蕴结阳明，导致宗筋弛纵，不能束筋骨利关节，发为痿证。

3. **肝肾亏虚**　因素体虚弱或久病不愈，导致精血亏损，筋脉失养发为痿证。

【辨证】

1. **风热犯肺**　发热汗出，咳嗽流涕，咽红咽痛，全身不适，或伴有头痛、呕吐、腹痛、腹泻、溲赤便干，舌红，苔薄黄，脉浮数。

2. **湿热内浸**　多见双下肢疼痛沉重，身热身重，脘腹痞满，呕吐腹泻，面黄，小便赤短，舌红，苔黄腻，脉濡数。

3. **肝肾亏虚**　病久肢体痿软不用，肌肉明显萎缩，肢体变细，皮肤欠温，腰膝酸软，关节纵缓不收，骨骼畸形，舌质淡，苔少，脉沉细。

【治疗】

1. **基本治疗**

治则：风热犯肺，湿热内浸者清热祛邪，行气活血；肝肾亏虚者补益肝肾，强筋健骨。取手足阳明经穴为主。

处方：曲池　合谷　三阴交　足三里　阳陵泉

方义：阳明经为多气多血之经，取之可疏通经络、调理气血；曲池为手阳明之合穴，能通行气血，解表散邪；合谷可泄热；三阴交为足三阴经的交会穴，可健脾、补肝、益肾，以达强筋、壮骨的作用；阳陵泉是筋会穴，能通调诸筋；足三里能化生气血，濡养诸筋。

随证配穴：风热犯肺者加风池、列缺、尺泽；湿热内浸者加阳陵泉、中极；肝肾亏虚者加肝俞、肾俞、太溪；高热者加大椎；呕吐者加内关。

刺灸方法：风热犯肺和湿热内浸者针用泻法；肝肾亏损者针灸并用，针用补法。

2. **其他疗法**

(1) 耳针：取肺、肝、肾、皮质下、脊髓、下肢。每次取 2 ~ 3 穴，毫针中等刺激，每日 1 次，留针 30 分钟。

(2) 皮肤针：取脊柱两侧及大椎、陶道、命门、腰阳关、足三里，用皮肤针轻叩。

【按语】

1. 针灸治疗本病有助于功能改善，若关节严重畸形者，应进行手术矫正。

2. 要配合功能锻炼，注意纠正不良姿势。

3. 对瘫痪小儿应定时翻身，日间每 2 小时翻身 1 次，夜间 3 ~ 4 小时翻身 1 次。

【古方选辑】

环跳、阴陵、阳陵、阳辅、太溪、至阴。（《神应经·扁鹊神应针灸玉龙经》）

悬钟、环跳。（《针灸大成》）

【医案举例】

甘某，女，2岁。两下肢麻痹18天，始于高热，诊断为脊髓前角灰白质炎，现后遗足痿。双脚麻痹以左足为甚，膝反射消失，神情委顿，声音低沉，右腹肌微突出，汗出，食欲减，脉微数，苔薄黄燥。针取气冲、腹结、阳陵泉、上巨虚、解溪、昆仑、行间。半刺法，自右而左，泻法，用开合补泻法，不留针。经6次治疗，下肢伸展自如，能倚椅靠立。气冲又加环跳、悬钟、筑宾，用补法，余同上方，共治25次而愈。（《针灸治验录》）

第九节 小儿脑性瘫痪

小儿脑性瘫痪简称"脑瘫"，是指小儿由各种原因（如感染、缺氧、缺血、外伤等），造成脑实质损害，出现非进行性中枢性运动功能障碍所导致的瘫痪。临床以肢体瘫痪、手足不自主徐动、智力低下、言语不清为其主要症状。属于中医"五迟"、"五软"、"痿证"的范畴。

【病因病机】

1. 先天不足 因父母体质虚弱而致精血不足；或因孕期母体疾病缠绵而致胎元失养，使胎儿先天禀赋不足。以致小儿出生后肝肾亏虚，气血不足而成脑瘫。

2. 后天失养 因分娩难产而致胎儿窒息缺氧、颅脑损伤或母体疾病缠绵，治疗不当均可损伤心脾，导致气血虚弱而发为脑瘫。

【辨证】

1. 肝肾不足 肢体瘫痪（单瘫、偏瘫或全瘫、截瘫），智力低下，生长发育迟缓，筋脉拘急，屈伸不利，急躁易怒或多动秽语，舌红，脉弦或弦细。

2. 脾胃虚弱 四肢痿弱，肌肉消瘦，四肢不温，手不能举，足不能立，咀嚼无力，口开不合，舌伸外出，涎流不禁，面色痿黄，智力迟钝，神情呆滞，少气懒言，舌淡，脉沉细。

【治疗】

1. 基本治疗

治则：补益肝肾、益气养血、健脾益智、疏通经络。取督脉、足阳明、足太阴经穴为主。

处方：四神聪　悬钟　阳陵泉　足三里　三阴交　百会

方义：取四神聪、百会健脑益聪，悬钟为髓会穴，补之可养髓充骨；阳陵泉为筋会穴，取之可疏通经络、强壮筋骨，足三里、三阴交可补益脾胃，调补气血。

随证取穴：肝肾不足者加肝俞、肾俞；脾胃虚弱者加中脘、脾俞；上肢瘫痪者加曲池、手三里、外关、合谷、后溪；下肢瘫痪者加环跳、风市、委中、丰隆；咀嚼乏力者加颊车、地仓；涎流不禁者加承浆。

刺灸方法：针用补法，可灸。

2. 其他方法

（1）耳针：取交感、神门、皮质下、脑干、肝、肾、心、小肠、肾上腺。上肢瘫痪加肩、肘、腕；下肢瘫痪加髋、膝、踝。每次选用 4～6 穴，针刺强刺激，留针 10 分钟，隔日 1 次，10 次为一个疗程。或用王不留行籽压丸后，每日按压刺激 2～3 次。

（2）头针：取顶颞前斜线、顶旁 1 线、顶旁 2 线、颞前线、枕下旁线。毫针刺激，留针 1～4 小时，每日 1 次，10 次为一个疗程。

（3）穴位注射：取风池、大椎、肾俞、曲池、足三里、阳陵泉、承山等穴，每次选 2～3 穴，用胎盘组织液、灯盏花注射液、维生素 B_1、B_{12} 注射液等，每穴注射 0.5～1.0ml。每日 1 次，10 次为 1 个疗程。

【按语】

1. 针灸治疗本病疗效较好，但应及早治疗。

2. 治疗期间要对患儿配合语言、肢体功能和智能训练，可提高治疗效果。

【医案举例】

郑某，男，2 岁半。出生时因难产窒息，2 岁多还不能独自站立、行走，扶站时脚跟不触地，但可独自支撑坐稳，不会自己翻身，抱起时有僵直感，面容痴呆，无听觉反应，不会讲话，右眼睑下垂。针四神聪、颞三针（耳尖直上为第 1针，第 1 针同一水平线上前后各 1 寸为第 2、3 针）、脑 3 针（脑户和左右脑空）

等，同时采用维生素 B_{12}、维丁胶性钙、胎盘注射液、脑活素等注射液行肢体穴位注射。每日 1 次。治疗 1 个月后，可在扶持下脚掌放平站立、慢行数步，听觉已有反应；3 个月后神志及运动明显好转，开始学讲话；5 个月后，可独自行走5 米远，表情灵活，右眼睑不再下垂，讲话增多并较前清楚。（《四川中医》）

第五章

外科病证

第一节　蛇　丹

　　蛇丹以成簇的水疱沿身体一侧呈带状分布排列，宛如蛇形而且疼痛剧烈为其特征。因多缠腰而发，故又名"缠腰火丹"。

　　本病多见于现代医学的带状疱疹。

【病因病机】

　　1. **肝经郁火**　多为情志内伤，肝经郁火聚于肌肤、脉络或复感火热时邪，客于少阳、厥阴经络，熏灼肌肤、脉络发为疱疹。

　　2. **湿毒蕴脾**　多由饮食。伤脾，导致脾经湿热内蕴，复感火热时邪，客于阳明、太阴经络，浸淫肌肤、脉络而发为疱疹。

　　3. **瘀血滞络**　病久则皮损表面火热湿毒得以外泄，疱疹消退。但余邪留恋，以致气血凝滞，经络不通。此证多见于年老体弱者。

【辨证】

　　1. **肝经郁火**　皮损色红，疱壁紧张，灼热刺痛，同时伴口苦咽干、烦躁易怒、大便干或小便黄，舌红，苔黄，脉弦数。

　　2. **湿毒蕴脾**　皮损色淡，疱壁松弛，兼见渴不欲饮、胸脘痞闷、胃纳不佳大便时溏，舌红，苔黄腻，脉濡数。

　　3. **瘀血滞络**　皮疹消退后局部疼痛不已，兼见心烦不寐，舌紫黯，苔薄白，脉弦细。

【治疗】

1. **基本治疗**

治则：祛风清热，化湿解毒，通络止痛。取手阳明、足太阴和足厥阴经穴为主。

处方：支沟 曲池 外关 阴陵泉 行间 夹脊穴 皮损局部

方义：支沟为手少阳三焦经穴，阴陵泉为足太阴脾经合穴，两穴相配能清泻三焦，健脾化湿；曲池为手阳明合穴，能散风清热，外关为手少阳络穴，疏利少阳，行间为足厥阴肝经荥穴，具有疏肝泻热之功；皮损局部针后加灸及拔罐以通络、祛瘀解毒；取相应夹脊穴以调畅患处气血。

随证配穴：肝经郁热加太冲、侠溪、阳陵泉；脾经湿热加大都、三阴交、血海；瘀血滞络则根据皮疹部位不同加相应的穴位，颜面部加阳白、颧髎；胸胁部加期门、大包；腰腹部加章门、带脉等。

刺灸方法：针刺泻法；皮损局部围刺并加灸或拔罐。每日1次。

2. 其他疗法

（1）耳针：取肺、肝、胆、胃、皮质下等穴用强刺激，留针30分钟，每日1~2次。

（2）皮肤针：取皮损周围和病灶相应的夹脊穴或背俞穴。用重叩法，以微微出血为度。疱疹初起阶段，每日2次，等疼痛减轻，疱疹开始吸收时，改为每日1次。

（3）电针：在皮损周围，用毫针呈菱形沿皮围刺后，接通脉冲电针仪，中度刺激15~20分钟，每日1次。

【按语】

1. 针灸治疗本病有明显的止痛效果，并且能减少神经痛的后遗症状。本病若能早期治疗，大多数病人1周内即可痊愈。

2. 若疱疹患处皮损严重，可用2%龙胆紫涂擦，防止继发感染。合并其他病时，采取中西医结合综合治疗措施。

3. 治疗期间应忌食辛辣、鱼虾、牛羊肉等发物。

4. 皮肤常规护理，避免摩擦，防止继发感染。保持床单干净，勤换内衣。

【古方选辑】

带状疱疹：大椎、曲池、肝俞。（《针灸配穴》）

【医案举例】

刘某，女，41岁。2天前感觉腰背部刺痛，渐之有米粒大小的几簇密集丘疹、水疱疼痛向胸腹部蔓延。自服消炎及止痛药物无效。初诊：腰背胸腹出现大片疱疹，面积在20cm×20cm左右。体温37.5℃，口苦，便干，舌红，苔薄黄，脉弦数。证属邪客少阳，治疗取少阳经。针刺外关、足临泣，同时在皮损局部刺络拔罐。次日复诊，疼痛明显减轻，原拔罐部位已结痂，剩余疱疹亦干枯，且面积缩小。仍按原法治疗 2 次而愈。(《针灸临床杂志》)

第二节　湿　疹

　　湿疹是以多形性皮疹倾向、湿润、剧烈瘙痒、易于复发和慢性化为特征的一种过敏性炎症性的皮肤病。又称"湿疮"，属于中医学"癣疮"范畴。

　　本病多见于现代医学的过敏性疾病，属迟发型变态反应。因发病部位不同而名称各异。

【病因病机】

　　1．湿热浸淫　过食肥甘辛辣，湿热内蕴，复感风热、湿邪，内外相合，客于肌肤，发为湿疹。

　　2．脾虚湿蕴　素日脾虚湿困，又复感风湿热邪，邪气相搏，聚于肌肤而成本病。

　　3．血虚风燥：多为病程日久，年老体弱，耗伤精血，导致血虚风燥，肌肤失养而成。

【辨证】

　　1．湿热浸淫　本病发病急，初起皮损潮红灼热，肿胀，继而粟疹成片或水疱密集，瘙痒无休，渗液流汁，可泛发全身各部。伴身热，心烦，口渴，大便干，尿短赤。舌红，苔薄白或黄，脉滑或数。

　　2．脾虚湿蕴　发病较缓，皮损潮红，瘙痒，抓后糜烂，滋水淋漓，可见鳞屑。伴有神疲，纳少，腹胀便溏，小便短赤，舌淡胖，苔白或腻，脉濡缓。

　　3．血虚风燥　病久，且反复发作，皮损色暗或色素沉着，或皮损粗糙肥厚，呈苔藓样变，剧痒，头昏乏力，口干不欲饮。舌淡，苔白，脉细弦。

【治疗】

　　1．基本治疗

　　治则：湿热浸淫型清热化湿；脾虚湿蕴型健脾利湿；血虚风燥型养血润燥。以手足阳明经、足太阴脾经腧穴为主。

　　处方：曲池　足三里　三阴交　阴陵泉　皮损局部

方义：曲池为手阳明经穴，能清肌肤湿气，又清血热而祛风止痒；足三里为胃经经穴能健脾化湿，补益气血，标本兼顾；三阴交、阴陵泉运脾化湿；皮损局部疏局部经络之气，祛风止痒。

随证配穴：湿热浸淫加脾俞、水道、肺俞；脾虚湿蕴加太白、脾俞、胃俞；血虚风燥加膈俞、肝俞、血海。

刺灸方法：补泻兼施，辨证酌选，留针15分钟；皮损局部用皮肤针重叩出血后，再拔火罐。急性期每日1次，慢性期隔日1次。

2．其他疗法

（1）耳针：急性湿疹，取肺、神门、肾上腺、耳背静脉；慢性湿疹加肝、皮质下。耳背静脉点刺出血，余穴均用毫针泻法，快速捻转，留针1~2小时。

（2）皮肤针：轻叩华佗夹脊穴及足太阳经第一侧线，以皮肤红晕为度。每日1次。

（3）穴位注射：取曲池、足三里、血海、大椎等穴，每次选2穴，用维生素 B_1、维生素 B_{12}、板蓝根注射液，或自血加25%的枸橼酸钠注射液，每穴注入1~2ml。隔日1次。

（4）多头火针围针：局部皮损区，常规消毒，手持师怀堂多头火针在酒精灯上烧红，迅速点刺皮损区，先根据皮损区大小在边缘围针一周，然后点刺中间的丘疹、水疱，疱破为度。隔日治疗1次，5次为一疗程。

【按语】

1．针灸治疗湿疹能提高机体免疫力，显著缓解症状，效果明显。但目前要根治本病尚有较大难度。

2．患病部位应避免搔抓，忌用热水烫洗或用肥皂等刺激性物洗涤患处，忌用不适当的外用药。

3．避免外界刺激，回避各种致敏因素。忌鱼虾蟹、浓茶、咖啡、酒类等辛辣发散之品。

4．保持情志畅达，避免精神紧张，防止过度劳累。不穿戴尼龙、化纤内衣、袜子等衣物。

【古方选辑】

皮肤中毒风，灸两臂屈肘曲骨间，各二十一炷。(《备急灸法》)

湿疹，大椎、曲池、三阴交。(《针灸配穴》)

【医案举例】

王某，男，23岁。不明原因两耳垂潮湿，有渗液，轻度糜烂，瘙痒。经皮肤科诊断为"急性湿疹"。口服脱敏药，并用氧化锌软膏涂患处，20余天无好转，改用针刺治疗。取血海、足三里、三阴交、大椎；耳穴取交感、皮质下、肺、神门。经穴针刺得气后，接电针治疗仪，用疏密波连续刺激30分钟，每日1次。第二天渗液消失，患处皮肤干燥结痂，第三天开始脱屑，再治3次，痊愈出院。(《中国针灸》)

第三节　风　疹

风疹是一种以身体瘙痒，搔后出现红斑隆起，状如豆瓣，堆累成片，发无定处，忽隐忽现，消退后不留痕迹为特征的皮肤病。又称为"痞瘟""瘾疹"，俗称"风疙瘩"。

本病多见于现代医学的荨麻疹。

【病因病机】

1. **外感风热**　风热侵袭，遏于肌表，脉络受阻，营卫失调所致。
2. **外感风寒**　风寒侵袭，蕴于肌肤，阻遏脉络，导致营卫不和而发。
3. **肠胃积热**　禀赋不足，过食鱼虾荤腥，或有肠寄生虫，导致胃肠不和，积湿生热，内不能疏泄，外不能透达，郁于肌腠而发。
4. **血虚风燥**　素体气血不足或久病反复发作，气血耗伤，血虚则生风化燥，气虚则卫外不固，风邪乘虚而入，导致营卫失和而发。

【辨证】

1. **风热袭表**　风团颜色鲜红，灼热剧痒，遇热加重，兼见发热恶寒、咽喉肿痛，苔薄黄，脉浮。
2. **风寒束表**　风团色白，遇风寒加重，得暖则减，恶寒，口不渴，舌淡，苔薄白，脉浮紧。
3. **肠胃积热**　皮疹色红，成块成片，兼见脘腹疼痛，神疲纳呆，恶心呕吐，便秘或泄泻，苔黄腻，脉滑。
4. **血虚风燥**　病程迁延日久，皮疹反复发作，午后或夜间尤甚，兼见心烦少寐，口干，手足心热，舌红，少苔，脉细数。

【治疗】

1. 基本治疗

治则：风热袭表型疏风清热；风寒束表型散寒解表；血虚风燥型养血润燥；肠胃积热型泻火、通调腑气。取手阳明经及背俞穴为主。

处方：合谷　曲池　血海　膈俞　三阴交

方义：曲池、合谷属手阳明经穴，通经络、行气血、疏风清热；血海属足太阴经穴，有养血、凉血之功；膈俞属血会，能活血止痒，与血海相配寓"治风先治血，血行风自灭"之意；三阴交属足太阴经，乃足三阴经之交会穴，可养血活血、润燥止痒。

随证配穴：风热袭表加大椎、风门；风寒束表加风门、肺俞；血虚风燥加风门、脾俞、足三里；肠胃积热，加内关、足三里。

刺灸方法：合谷、曲池针刺泻法，其余各穴均用补法；风寒束表者可在风门、大椎加用灸法。急性者每日治疗1次；慢性者隔日1次；荨麻疹发作与月经有关者，可于每次月经来潮前3～5天开始治疗。

2. 其他疗法

(1) 耳针：①神门、肺、枕、内分泌、肾上腺，毫针用中强刺激，留针20分钟，每日1次。②耳尖、耳背静脉，三棱针点刺出血，每周2次。

(2) 皮肤针：风池、血海、曲池、风市、颈7至骶4夹脊穴，用重叩法至皮肤隐隐出血为度，每日或隔日1次。

(3) 三棱针：取曲泽、委中、大椎、风门，每次选用1个四肢穴和1个躯干穴。曲泽或委中穴用三棱针快速点刺1cm左右深，使暗红色血液自然流出，待颜色转淡红后再加拔火罐10～15分钟；大椎或风门穴用三棱针刺0.5～1cm深，加拔火罐，留置10～15分钟。

(4) 拔罐：取神阙穴，用大号玻璃罐拔之，先留罐5分钟，起罐后再拔5分钟，如此反复拔3次；也可以用闪罐法反复拔罐至穴位局部充血。

(5) 穴位注射：取合谷、曲池、血海、三阴交、大椎、膈俞等穴。每次选用1～2穴，用复方丹参注射液，或自身静脉血加入抗凝剂，每穴2～3ml。

【按语】

1. 针灸治疗本病效果良好，一般通过1～4次的治疗即能退疹止痒。

2. 对慢性荨麻疹应查明原因，针对慢性感染灶、肠道寄生虫、内分泌失调等原因给予相应治疗。若出现胸闷、呼吸困难等，应采取综合治疗。

3. 在治疗期间应避免接触过敏性物品及药物。忌食鱼腥、虾蟹、酒类、咖啡、葱蒜辛辣等刺激性饮食，保持大便通畅。

4. 避风，多喝水，还要保持皮肤的清洁卫生。

【古方选辑】

风热瘾疹：曲池、曲泽、合谷、列缺、肺俞、鱼际、神门、内关。（《针灸集成》）

风毒瘾疹：曲池、绝骨、委中出血。（《玉龙经》）

【医案举例】

李某，女，30岁。3小时前双下肢突发数个小风团，奇痒，用手抓后，痒感更甚，风团逐渐变大、增多，瘙痒的范围也迅速扩大。查：双下肢及背、胸等部位有散在的大小不等、形状不一的疹块，高于皮肤，表面发红，有的已融合成片。诊断为"急性荨麻疹"。遂针刺双侧曲池、血海。针刺得气后患者即觉奇痒减轻。10分钟后，疹块开始退色，变白变平，由中央向四周扩展，逐渐形成红环，最后完全消退。12小时后，上述症状又一次出现，重复上述治法，20分钟后症状完全消失。2周后随访，未再复发。（《山东中医杂志》）

第四节 疔 疮

本病形小根深，底脚坚硬如钉，故名疔疮。好发于颜面和手足部，在临床因其患病部位和形状不同，而有唇疔、蛇眼疔、红丝疔、托盘疔、烂疔等名称。

本病多见于现代医学的颜面部疖、痈、急性甲沟炎、化脓性指头炎、急性淋巴管炎、气性坏疽等。

【病因病机】

1. **热毒聚结** 初起多因皮肤不洁或破损，风热火毒侵袭，毒热聚结肌肤，或因恣食膏粱、醇酒、辛辣，致脏腑蕴热，热毒由内发外所致。

2. **热毒炽盛** 火热毒邪外不能透达，内不能疏泄，毒热燔灼气血，肉腐血败，酿脓溃破，甚或毒聚肌肤，皮肉迅速腐烂臭秽。

3. **热毒络营** 若热毒亢盛，流窜经络，则发红丝，若毒入营血，内攻脏腑，则呈危候。

【辨证】

1. **热毒聚结** 初起可见粟粒样脓头，根深坚硬，或痒或麻，渐致红肿热痛；可伴有发热恶寒等全身症状，舌红，苔黄，脉数。

2. **热毒炽盛** 疔疮肿势蔓延，红肿焮热，疼痛剧烈，脓头破溃，伴发热口渴、头痛、便秘、溲赤，苔黄腻，脉弦滑数。

3. **热毒络营** 患肢红丝上窜，肘、腋或腘窝、腹股沟部常有臖核肿痛。轻者红丝较细，全身症状较轻，重者红丝粗肿，伴发热恶寒，头痛烦躁，舌红，苔黄，脉数。

【治疗】

1. **基本治疗**
治则：清热解毒，透脓消肿，凉血活血。取督脉手阳明经穴为主。
处方：身柱 灵台 合谷 委中
方义：本病为火毒炽盛，流窜经络，郄穴是经气深聚之处，火毒入营，泻之可清营泻热，活血祛瘀。灵台、身柱为治疗疔疮的经验穴，用以清热解毒；合谷、委中清热解毒，祛瘀消肿。
随证配穴：热毒炽盛加曲池、大椎、曲泽；热毒络营加病变所属经脉之郄穴刺络出血。
刺灸方法：针用泻法或以点刺出血为主，各腧穴均可用三棱针点刺出血3~5滴，也可加拔火罐使出血量增多，还可在疖肿部位采用隔蒜灸法，每处疖肿灸3~5壮。

2. **其他疗法**
（1）耳针：神门、肾上腺、枕、相应部位。每次选2~3穴，中强刺激，留针30~60分钟。
（2）挑治：取背部肩胛间区阳性反应点。粗针挑治，每周2次。

【按语】

1. 针灸治疗疔疮有一定疗效。疔疮走黄证候凶险，须及时抢救。
2. 疔疮初起，局部切忌挤压、针挑、拔罐，红肿发硬时忌手术切开，以免引起感染扩散。如已成脓，应予外科处理。
3. 忌食辛辣厚味等发物。
4. 手部疔疮后期应配合指屈、指伸功能锻炼，防止筋挛指僵。

【古方选辑】

疔疮：合谷、曲池、足三里、委中。(《针灸大成》)

疔：疔生背上，委中、灵道。(《针灸集成》)

【医案举例】

刘某，男，37岁。右手红肿疼痛1天。患者于1天前右手中指生一小米粒大小水疱，用手挤破，次日清晨全手红肿，疼痛不已，心烦不宁，坐卧不安。肌注抗生素、口服消炎药均未见好转，午时壮热寒战，头痛呕吐。查：右手至肘部红肿，腕以下发紫，颜面红赤，神昏谵语，舌紫红、苔黄，脉洪大，体温40.5℃。诊断为"疔毒走黄"（火毒炽盛）。取大椎（针尖向下沿督脉透刺），神道透至阳。留针2小时后痛减；6小时后红肿消失，腕以下由紫变红，体温下降。留针12小时，取针后从穴位挤出血10余滴，3日后痊愈。(《中国当代针灸名家医案》)

第五节 丹 毒

丹毒是以患部鲜红灼热，色如涂丹的一种急性感染性疾病。本病起病突然，迅速扩大，发无定处，一般好发于小腿和颜面部。生于头面者，又称"抱头火丹"，发于下肢者，称"流火"，春、秋季是本病多发季节，常见于儿童和老人。

本病多见于现代医学的皮肤或黏膜感染链球菌而引起的急性网状淋巴管炎。

【病因病机】

1. **风热内郁** 头为诸阳之会，风热外袭，阻遏经络，化火化毒，热毒郁于肌肤，不得外泄而成，或因抠鼻、挖耳、头部创伤等，邪毒乘隙入侵所致。

2. **湿热内蕴** 初因脾胃湿热内积，下流足胫，化为火毒，或素有湿脚气，创伤染毒而发。后期为湿热久恋，阻遏经络，血瘀气滞，易于复发。

3. **胎毒内蕴** 新生儿丹毒，多因母食膏粱辛辣，胎火、胎毒内蕴，复风热毒气，搏于气血，蒸发于外而成；或因断脐、臂腿等处破伤，毒邪乘隙侵入而成。

【辨证】

1. **风热内郁** 好发于头面部，皮肤焮红灼热，肿胀疼痛，甚则发生水疱，眼胞肿胀难睁，兼恶寒发热头痛，舌红，苔薄黄，脉浮数。

2. **湿热内蕴** 好发于下肢，局部以焮红肿胀、灼热疼痛为主，亦可发生水疱、紫斑，甚至化脓或皮肤坏死，反复发作，可形成大脚风（象皮腿），兼发热心烦，口渴胸闷，苔黄腻，脉洪数。

3. **胎毒内蕴** 发于新生儿，常见于脐周、臀腿之间，局部红肿灼热，重者游走甚速，遍及全身，兼见壮热烦躁，舌红，苔黄，指纹紫黑。

【治疗】

1. **基本治疗**

治则：疏风清热，除湿通络，凉血解毒。取皮损局部和手阳明经腧穴为主。

处方：合谷 曲池 血海 阴陵泉 委中 皮损局部

方义：合谷为手阳明经原穴，主治面部疾患，配曲池能清阳明经之热毒。委中亦称血郄，点刺拔罐，与皮损局部散刺出血，能清泻血分热毒，乃"菀陈则除之"之理。血海、阴陵泉为足太阴经穴，泻之能清利湿毒。

随证配穴：风热加大椎、风门；湿热加内庭、丰隆；胎毒加中冲、大椎、水沟。

刺灸方法：委中、阿是穴可用三棱针点刺出血，并可在刺络的基础上加拔火罐（面部禁用）；余穴针刺泻法，用提插捻转泻法。每日1~2次。

2. **其他疗法**

（1）耳针：肾上腺、神门、皮质下、枕。中强刺激，留针30~60分钟。或王不留行籽耳穴压豆，每日按压3~5次，3日更换1次。

（2）刺络拔罐：于皮损局部用三棱针散刺或皮肤针叩刺，使其少量出血，针刺后加拔火罐。每日1~2次。

【按语】

1. 针灸治疗丹毒有效，多应用于下肢丹毒。头面部丹毒病情一般较重，应采用中西医结合疗法配合针灸疗法，以防出现败血症或脓毒血症。

2. 治疗中被污染的针具、火罐、棉花应注意严格消毒，防止交叉感染。

3. 应进低盐优质蛋白饮食，并注意热量及维生素的补充。

4. 患肢制动，局部皮肤应用50%硫酸镁热敷，以促进局部血流，减轻疼痛肿胀等不适，注意防止发生褥疮。

【古方选辑】

浑身发红丹：百会、足三里、曲池、委中。（《针灸大成》）

【医案举例】

安某，男，61岁。左下肢小腿灼热肿胀、痛痒兼作1个月。查：小腿皮肤鲜红，扩展面为18cm×19cm，边缘清楚且高于皮肤，行步艰难。伴烦躁、失眠。肌注青霉素2周无效，用度冷丁、安定仅能暂时止痛。用三棱针于患部周围皮下暗紫色小血管怒张处刺破血管（每次刺4~5针），待黑血自行溢出。每日1次，3次后隔日1次，并加刺血海、隐白，摇大针孔，挤血数滴。结果：2次消肿，3次止痛，6次痊愈。2个月后随访无异常。（《中国当代针灸名家医案》）

第六节 乳 痈

乳痈是一种以乳房部结块肿胀疼痛、溃后脓出稠厚为特征的急性化脓性乳房炎性疾病。

本病多见于现代医学的急性乳腺炎、急性化脓性乳腺炎。

【病因病机】

1. **气滞热蕴** 多因恣食肥甘，胃腑积热；或五志过极，肝气郁结，或乳头破裂，外邪火毒侵入；或胎气过盛，阳明蕴热，致脉络阻塞，营气不和，排乳不畅，热毒积乳互凝，结肿成痈。

2. **火毒炽盛** 乳房属足阳明胃经多气多血，邪热蕴蒸阳明，乳汁瘀积不通，久积化热化火，火毒炽盛，肉腐成脓。

3. **正虚毒恋** 病久不愈，遂致脓肿溃烂，脓汁清稀，久病气血亏虚，难以祛腐生肌，以致愈合缓慢或形成乳漏。

【辨证】

1. **气滞热蕴** 乳汁瘀积成块，皮色不变或微红，肿胀疼痛，兼见恶寒发热、头痛身楚、口渴，便秘，苔黄，脉弦数。

2. **火毒炽盛** 乳房肿痛，皮肤焮红灼热，肿块变软，有应指感，或切开排脓后引流不畅，红肿热痛不消，有"传囊"现象，兼见壮热，口臭便秘，舌红，苔黄腻，脉洪数。

3. **正虚毒恋** 溃脓后乳房胀痛虽轻，但疮口脓水不已，脓汁清稀，愈合缓慢或形成乳漏，兼见疲乏无力，面色少华，或低热不退，胃纳不佳，舌淡，苔薄，脉弱无力。

【治疗】

1. 基本治疗

治则：泻热散结，解毒透脓；正虚毒恋者，宜扶正祛邪。取足阳明胃经、足太阴脾经和足厥阴肝经腧穴为主。

处方：膻中 乳根 期门 肩井

方义：膻中、乳根均位于乳房局部，膻中为气之会穴，乳根属于胃经，刺之可宽胸理气，消除患部气血之阻遏；期门邻近乳房，又为肝之募穴，善疏肝理气、化滞消肿；肩井清泻肝胆之火，为治疗乳房肿痛的经验效穴。

随证配穴：气滞热蕴加合谷、太冲、曲池；火毒炽盛加内庭、大椎；正虚邪恋加胃俞、足三里、三阴交。

刺灸方法：针刺泻法。病情较重者每日针刺 2 次。膻中应向患侧乳房横刺；乳根向上刺入乳房底部，不可直刺、深刺，以免伤及内脏；期门沿肋间隙向外斜刺或刺向乳房，不能直刺、深刺，以免伤及内脏；肩井不可向下深刺，以免伤及肺尖，针尖应向前或后下方刺入。

2. 其他疗法

（1）艾灸：主穴：肩井、乳根。配穴：曲池、手三里、足三里。用艾条温和灸法灸患侧穴位，每穴每次灸 5～10 分钟，每日灸 1～2 次。

（2）耳针：胸椎、内分泌、肾上腺、胸。强刺激，留针 20～30 分钟。

（3）三棱针：取背部颈 7 至胸 12 间的阳性反应点。寻找红斑，直径约 0.5mm，不高于皮肤表面，颜色鲜红，指压不褪色，稀疏散在，数量不等。将所有红斑常规消毒，用三棱针点刺并挤压，使之出血少许。

（4）挑治：在肩胛骨下部或脊柱两旁找压之不褪色的瘀血点，用三棱针挑破，使之出血少许。若背部瘀血点不明显，可在患侧膏肓穴上 2 横指处挑治。

（5）刺络拔罐：初期取大椎、第 4 胸椎夹脊、乳根（患侧）。在所取穴处用三棱针点刺出血，后加拔火罐。每日 1 次。

（6）穴位注射：用维生素 B_1 注射液 2ml 加维生素 B_6 注射液 2ml，每次选 3～5穴，每穴注入 1ml。

【按语】

1. 针灸治疗本病初期未化脓者疗效较为满意。

2. 乳痈初期，可配合局部热敷、按摩，以提高疗效。脓已成者要及时切开排脓，如高热肿痛重者应采取综合疗法治疗。

3. 注意饮食调配，宜清淡，忌食辛辣、肥甘之品。

4. 哺乳妇女乳头应经常保持清洁，断乳时，应先逐渐减少哺乳时间，再行断乳，以防乳汁瘀积。同时，应注意精神调养，避免情绪激动。

【古方选辑】

乳痈：膺窗、足临泣、神封、乳根、足三里、下巨虚、天溪、侠溪。(《针灸资生经》)

乳痈：膻中、大陵、委中、少泽、少府。(《针灸大成》)

乳痈：肩井、乳根、合谷、少泽、鱼际、太溪、足临泣。(《针灸全书》)

【医案举例】

范某，女，30岁。左乳房肿痛7天。患者1周前左乳房发生肿胀疼痛，疼痛牵引左上肢。因青霉素过敏，故改用针灸治疗。查：左乳房乳头外侧红肿，触之发硬，肿块如鸡卵大，无波动感，舌红，苔黄，脉数。诊为"乳痈"，证属肝郁胃热。治以疏肝清胃、通络散结。取大椎、身柱、心俞、肝俞、膈俞、屋翳，每次选用3~5穴，均用三棱针点刺出血，并加拔火罐15分钟；另取肩井、极泉、内关毫针泻法，留针30分钟；阿是穴隔蒜灸，每日1次，7次而愈。(《中国当代针灸名家医案》)

第七节　乳　癖

乳癖是以乳房部位出现大小不等、形状不同、表面光滑、推之移动、有压痛或胀痛的肿块，每因喜怒而消长，常在月经前加重，月经后缓解的一种疾病。

本病多见于现代医学的乳腺增生、乳房纤维瘤和乳房慢性囊性增生等病。

【病因病机】

1. **肝郁痰滞**　乳房为肝胃两经所司，脾经循其侧。忧思郁怒，肝失条达，气血逆乱；肝郁抑脾，脾不运湿，痰湿阻滞乳络而成肿块。

2. **冲任失调**　冲任隶属肝肾，久病，多产，坠胎或房劳不节，损及肝肾，阴虚血少，冲任失调，则经络失养而成瘤疾，上则痰滞乳络，下则经水逆乱。

【辨证】

1. **肝郁痰滞**　常见于青壮年妇女。乳房肿块随喜怒消长，兼见胸闷胁胀、善郁易怒、失眠多梦、心烦口苦，苔薄黄，脉弦滑。

2. 冲任失调 常见于中年妇女。乳房肿块月经前加重,经后缓解,兼有头晕耳鸣、腰酸乏力、神疲倦怠、月经量少色淡,或经闭,舌淡,苔白,脉沉细。

【治疗】

1. 基本治疗

治则:疏肝理气,补益肝肾,取痰散结,调理冲任。以足阳明经、足厥阴腧穴为主。

处方:膻中 乳根 屋翳 期门 丰隆

方义:本病病位在乳,涉及肝、胃两经。膻中、乳根均位于乳房局部,膻中为气之会穴,乳根属于胃经,刺之可宽胸理气、消除患部气血之瘀阻;屋翳宣畅乳部经气,散结化滞;期门邻近乳房,又为肝之募穴,善疏肝理气、化滞散结;丰隆为胃经之络穴,功擅除湿化痰、通络消肿。

随证配穴:肝郁气滞加太冲、肩井;痰湿阻络加内关、中脘、足三里;冲任失调加关元、三阴交、肝俞、肾俞。

刺灸方法:膻中向患侧乳房横刺,乳根向上刺入乳房底部,屋翳、期门沿肋间隙向外斜刺或刺向乳房,三穴均不能直刺、深刺,以免伤及内脏;针刺泻法。

2. 其他疗法

(1)耳针:取内分泌、交感、皮质下、乳腺、垂体、卵巢、肝。毫针中度刺激;或用王不留行籽贴压。

(2)皮内针:取屋翳穴。将皮内针由内向外平刺入皮下,以患者活动两臂不觉胸部疼痛为宜,用胶布固定,留针2~3天。留针期间每日按压2~3次。

(3)穴位注射:用当归注射液或丹参注射液与维生素 B_{12} 注射液按1:1的比例混合,每次可选2~3穴,每穴注入药液0.5ml左右。

【按语】

1. 针刺对本病有较好的疗效,能使乳房的肿块缩小或消失。少数患者有癌变的可能,必要时应手术治疗。

2. 应及时治疗月经失调及子宫、附件的慢性炎症。

3. 控制辛辣油腻类食物的摄入。

4. 保持心情舒畅。

【古方选辑】

乳痈、乳疽、乳岩、乳气、乳毒、侵囊:肩髃、灵道、温溜、足三里、条口、下巨虚。(《类经图翼》)

【医案举例】

刘某,女,40岁。双乳疼痛并有肿块1年余,生气后疼痛加剧、肿块增大。伴头昏、失眠、乏力、忧心忡忡,舌尖红、舌边有瘀点,脉弦细。查:双乳外下有45 cm×45 cm×25 cm的肿块,质地中等,边界弥漫。经红外线扫描示:乳腺增生病。取穴:①膻中、屋翳、合谷、足三里(均双);②肩井、天宗、肝俞、脾俞(均双)。每日1次,两组穴交替使用。经治8次,双乳疼痛、肿块消失。(《针药并治乳房病》)

第八节　肠　痈

肠痈是以转移性右下腹疼痛及反跳痛、胃肠道症状、白细胞增多为特征的一种疾病,是外科最常见的急腹症之一。

本病多见于现代医学的急性阑尾炎、慢性阑尾炎及阑尾周围脓肿等。

【病因病机】

1. 血气瘀滞　饱食后剧烈运动或跌仆损伤,导致肠络损伤,气血壅滞成痈。

2. 湿热积滞　多因饮食不节,恣食厚味、生冷、损伤脾胃,传化不利,湿热积滞,气血瘀阻,结而成痈。

3. 热盛脓溃　肠腑蕴脓日久,热毒燔灼,致痈溃破,酿成危候。

【辨证】

1. 血瘀气滞　肠痈初起,腹胀,胃脘部或绕脐作痛,腹壁柔软,旋即疼痛转移至右下腹,痛点固定、拒按,触之有轻度反跳痛,兼见恶心呕吐,不发热或微热;苔白腻,脉弦紧。

2. 湿热积滞　右下腹疼痛加剧,腹壁紧张,触之有明显反跳痛,兼发热口干、便秘溲赤。舌红,苔黄腻,脉弦滑数。

3. 热盛脓溃　腹痛剧烈,可遍及全腹,有弥漫性压痛、反跳痛和肌紧张,局部可触及包块,兼见壮热,舌红绛而干,苔黄厚干或黄厚腻,脉弦滑数或洪大而数。

【治疗】

1. 基本治疗

治则:清热导滞,散瘀消肿。取手足阳明经腧穴为主。

处方：阑尾穴　上巨虚　天枢　曲池　阿是穴

方义：本病病位在大肠腑，据《黄帝内经》"合治内腑"的原则，取大肠之下合穴上巨虚及治疗肠痈之经验穴阑尾，合用以理气散结，疏导阳明之腑气；曲池为手阳明大肠经之合穴，可清泻肠腑邪热；天枢为大肠之募穴，配阿是穴作用可直达病所，导滞散结。

随证配穴：血瘀气滞加合谷、中脘、血海；湿热积滞加大肠俞、合谷；热盛酿脓加大肠俞、支沟；壮热加大椎；恶心呕吐加内关、足三里。

刺灸方法：针刺泻法，留针 60～120 分钟，每日治疗 2 次。

2. 其他疗法

(1) 耳针：阑尾穴、交感、神门、大肠。强刺激，留针 20～30 分钟，每日 1～2 次。

(2) 电针：足三里、阑尾穴、阿是穴。每次选 1 对穴位，进针得气后分别接电针仪正负极，选用连续波，中等强度，留针 20～30 分钟，每隔 8～24 小时治疗 1 次。

(3) 穴位注射：阑尾穴、阿是穴。用 10% 葡萄糖注射液每穴注射 2～5ml，针刺深度 0.5～0.8 寸，每日 1 次。

(4) 激光针：阑尾穴、麦氏点。用氦—氖激光治疗仪，输出功率 3～5mV，激光管口距皮肤 30～60mm，麦氏点照射 10 分钟，双侧阑尾穴各 5 分钟。每日 2 次。

【按语】

1 针灸对急性阑尾炎未化脓者疗效较好。如已化脓、穿孔，须转外科手术治疗。

2 慢性阑尾炎局部可配合艾条温和灸或隔姜灸。

3 治疗期间应以清淡流质饮食为主。

4 病人取半坐位，禁食，以减少肠蠕动，注意观察病人体温、脉搏、呼吸，腹部体征的变化。

【古方选辑】

肠痈：灸肘尖锐骨各百壮。(《备急千金要方》)

肠痈痛：太白、陷谷、大肠俞。(《针灸大成》)

【医案举例】

李某，女，29 岁。右下腹部疼痛 3 天，加剧 1 天。患者于 3 天前午饭后心窝部开始疼痛，4小时后转到右下腹部。疼痛为持续性，阵发性加重。查：面色苍白，腹肌紧张，右下腹明显疼痛，麦氏点压痛阳性，舌红，苔黄厚，脉沉数。诊为"急性阑尾炎"（气滞血瘀型），治以行气活血、行瘀导滞。取大肠俞、三焦俞、足三里、阑尾穴、天枢、上巨虚、曲池、气海。每次选2～3穴，针用泻法，留针30分钟；其中，三焦俞、大肠俞二穴每次必选其一，用三棱针点刺出血，拔火罐15分钟。每日2次，交替运用。经2天治疗后腹痛消失而愈。（王雪苔。《中国当代针灸名家医案》）

第九节 落 枕

落枕是以单纯性颈项强痛，活动受限为主要临床表现的一种疾病。本病又被称为"颈部伤筋"。

本病多见于现代医学的颈肌劳损、颈项纤维组织炎、颈肌风湿病、枕后神经痛、颈椎肥大等引起的斜颈等。

【病因病机】

1. **血阻气滞** 睡眠时颈部姿势不当，或因颈部扭伤，局部经脉气血阻滞，经气不调所致。

2. **风寒侵袭** 风寒外袭，侵袭颈背，局部经脉、气血运行受阻而发。

【辨证】

1. **血阻气滞** 晨起颈项疼痛，不能俯仰转侧，活动时患侧疼痛加剧，头部歪向病侧，局部明显压痛，有时可见筋结，舌紫黯，脉弦紧。

2. **风寒侵袭** 颈项部强痛，拘紧麻木，伴有淅淅恶风、微发热、头痛等，舌淡，苔薄白，脉弦紧。

【治疗】

1. **基本治疗**

治则：疏筋通络，祛风散寒。取督脉、手太阳小肠经、足少阳胆经腧穴及阿是穴为主。

处方：大椎 落枕穴 压痛点 后溪 悬钟

方义：本方采用远近相结合的取穴方法。大椎有祛风散寒之功，局部的压痛点可疏通疼痛部位的经气；落枕穴为治疗落枕的经外奇穴；后溪、悬钟分属小肠和胆经，其经脉、经筋分布于项背部，从远端疏导项背部的经气。

随证配穴：病及督脉、太阳经可加风府、天柱、肩外俞；病及少阳经者可加风池、肩井；向肩胛区放射痛加天宗、秉风等。

刺灸方法：针用泻法，同时嘱患者在行针中向前、后、左、右活动颈项部；由风寒所致者局部加灸。

2．其他疗法

（1）皮肤针：先用皮肤针叩刺颈项强痛部位，使局部皮肤微红，然后叩刺肩背压痛点。

（2）耳针：取颈、颈椎、压痛点。强刺激，捻针时嘱患者徐徐转动颈项，约2~3分钟，留针60分钟，每日1次，痛缓解后仍须针1~2次。

（3）艾灸法：颈项强痛由颈椎肥大或感受风寒而引起者，可用艾炷隔姜灸大椎、风门3~5壮，然后再灸颈椎压痛点及肌肉痉挛部位3~5壮。每灸1壮，患者感灼痛时，即将姜片在穴位上旋转移动，待艾炷燃尽为止，再易炷点之。

【按语】

1．针灸治疗落枕疗效快而且显著。

2．治疗的关键在于局部取穴，强调"以痛为腧"手法要用强刺激，并令患者配合颈项部运动。

3．注意保持正确的睡眠姿势，枕头高低适中，枕于颈项部；避免风寒等外邪侵袭。

4．平时注意颈部活动，并配合毛巾热敷、按摩等方法。

【古方选辑】

颈项拘急引肩背痛：取后溪、承浆、百会、肩井、中渚。（《针灸大全》）

【医案举例】

韩某，男，24岁。主诉：头项部强痛、转侧困难3天。起因为夜卧无枕、睡眠体位不当所致。查：项背处压痛明显，未见肿胀，苔薄白，脉弦滑。取后溪穴针之，并于患处施灸，项背强痛即刻减轻，颈项活动较前灵活。续治2次而愈。（《针灸辨证治疗学》）

第十节　网球肘

网球肘是以肘部疼痛、关节活动障碍为主症的一种疾病，属中医学"伤筋"范畴，又名"肘劳"。

本病多见于现代医学的肱骨内上髁炎、肱骨外上髁炎和尺骨鹰嘴炎等。

【病因病机】

本病主要是由慢性劳损所致。肘、腕长期操劳，风寒之邪乘虚侵袭肘节，以致劳伤气血。肘部气血不和，经脉失养，经筋络脉失和而成。

【辨证】

本病起病缓慢，反复发作，无明显外伤史。自觉肘关节酸痛无力，疼痛牵及肘尖、肘内外侧及前臂。局部肿胀不明显，肱骨内上髁、肱骨外上髁或尺骨鹰嘴处压痛，关节活动正常，肘关节抗阻力试验阳性。

【治疗】

1. 基本治疗

治法：舒筋活络，止痛。取病变局部穴位、手阳明大肠经腧穴为主。

处方：合谷　手三里　曲池　肘髎压痛点

方义：阳明为多气多血之经，又"主润宗筋"，对于劳损引起的肘关节痛，取手阳明大肠经肘髎、曲池、手三里、合谷，并配以温灸方法，旨在疏通经络气血，温经散寒止痛，阿是穴疏通局部气血，以止痛。本病以局部取穴为主，配以手阳明大肠经穴，共达疏筋活络止痛之效。

随证配穴：下臂旋前受限者加下廉；下臂旋后受限者加尺泽；肘内侧疼痛加少海；肘尖疼痛加天井。

刺灸方法：手阳明经穴针刺泻法；阿是穴可作多向透刺或多针齐刺，留针30分钟；并可同时施灸，也可在痛点拔一小火罐。

2. 其他疗法

（1）火针：取阿是穴（可取1~2个痛点），常规消毒后将火针置酒精灯上烧红，迅速点刺，如仍有疼痛，则3~5日后再治疗1次。

（2）刺络拔罐：先用皮肤针在局部叩刺至局部皮肤渗血，再用小火罐拔5分钟左右，使之出血少许。

（3）耳针：取相应部位敏感点、神门、皮质下、肾上腺等。针刺并留针15～30分钟；或埋针24小时；疼痛剧烈者，也可用粗毫针或三棱针点刺耳尖和相应部位敏感点出血。

（4）电针：选1～2组腧穴，针刺后接通电针仪，用连续波或疏密波强刺激10～15分钟。

【按语】

1. 针灸治疗本病效果满意，一般2～3次即可见效。

2. 治疗期间应避免肘部过度用力，急性发作者应绝对避免肘关节运动。病程较长、局部肌腱或组织发生粘连者可配合推拿和敷贴疗法，并作适当的活动，有利于康复。

3. 注意局部保暖，免受风寒。

4. 减少肘部、腕部用力的活动，用热水袋、热毛巾敷或配合按摩手法。

【古方选辑】

肘痛，尺泽主之。（《针灸甲乙经》）

肘劳，天井、曲池、间使、阳溪、中渚、阳谷、太渊、腕骨、列缺、液门。（《针灸九龙》）

【医案举例】

黄某，男，46岁。半年前因劳动、受寒出现右肘关节疼痛，并逐渐加重，近来活动极度受限。曾用强的松龙封闭无效。查：右肱骨外上髁稍肿胀，压痛明显，前臂内、外旋受限，不能握拳。诊为"网球肘"。取曲池、手三里、合谷、肘髎、阿是穴。针刺得气后用泻法，留针30分钟。起针后隔姜灸3～5壮。每日1次，6次痊愈。（《中国当代名医针方针术集成》）

第十一节　漏肩风

漏肩风是以单侧或双侧肩关节疼痛及功能障碍为主症的常见病，又名"肩凝症"、"冻结肩"。由于患者年龄多在50岁左右，故又有"五十肩"之称。女性发病率高于男性。

本病多见于现代医学的肩关节周围炎。

【病因病机】

1. 外邪内侵 局部感受风寒湿外邪致肩部经脉痹阻不通，不通则痛而致漏肩风。

2. 气滞血瘀 闪挫，或习惯偏侧而卧，筋脉受到长期压迫，或情志刺激等致肝瘀气滞，遂致气血阻滞，不通则痛而成漏肩风。

3. 气血不足 年老体衰或因劳累过度而导致肝肾精亏，遂致气血不足，不荣则痛而成漏肩风。

总之，风寒湿邪侵袭、劳损是其外因，气血不足、筋脉失养是本病的内因。筋脉痿而不用，日久关节粘连则是本病的主要病机。

【辨证】

本病以肩关节疼痛和功能障碍为主症。

1. 疼痛 早期呈阵发性单侧或两侧疼痛，常因天气变化及劳累而诱发，其疼痛可向颈部和上臂放射，或呈弥散性疼痛。以后逐渐发展至持续性疼痛，并逐渐加重，昼轻夜重，严重者不能睡眠，不能向患侧侧卧。晨起关节稍活动，疼痛可减轻。局部按压出现广泛性压痛。

2. 功能障碍 肩关节呈不同程度僵直，手臂上举、前伸、外旋、后伸等各个方向的主动和被动活动均受限，特别是当肩关节外展时，出现典型的"扛肩"现象。影响梳头、摸背、穿衣等动作。严重时，肘关节功能亦受限，屈肘时不能抬肩。后期病变组织产生粘连，日久不治，则会使肩部三角肌等肌肉粘连，冻结，萎缩，形成"肩凝症"。甚者失去功能，此时疼痛程度减轻。

因此，本病早期以疼痛为主，后期以功能障碍为主。

本病的病变部位在肩部的经脉和经筋，从经脉循行上看，漏肩风多与三阳经以及太阴经有关。本病若以肩前中府穴处疼痛为主，后伸疼痛加剧者属太阴经证；疼痛以肩外侧肩髃、肩髎穴处疼痛为主，三角肌压痛，外展疼痛加剧者属阳明、少阳经证；以肩后侧肩贞、臑俞穴处疼痛为主、肩内收时疼痛加剧者属太阳经证。

【治疗】

1. 基本治疗

治则：疏筋通络，外邪内侵者祛风散寒化湿，气滞血瘀者行气活血，气血不足者益气养血。取手三阳经穴为主。

处方：以肩关节局部取穴为主，配以远部取穴。

肩髃 肩前 肩贞 肩髎 阿是穴 天宗 合谷 养老 阳陵泉

方义：本病是由于外感风寒湿邪或劳损筋脉，使局部气血痹阻或气血不足致筋脉失养所致，故局部近取肩髃、肩前、肩贞，是谓"肩三针"，配局部肩髎、天宗、阿是穴，可祛风散寒、疏经通络；远部选取合谷、养老、阳陵泉穴，以疏解阳明、太阳、少阳经气，收祛风散寒、利湿通络、舒筋活血之效。

随证配穴：太阴经证加尺泽、阴陵泉；阳明、少阳经证加手三里、外关；太阳经证加后溪、大杼、昆仑；痛在阳明、太阳经加条口透承山。

刺灸方法：外邪内侵、气滞血瘀者，针灸并用，泻法；气血不足者，针灸并用，补法。

2. 其他疗法

（1）刺络拔罐：病变局部拔罐，隔日1次。或对肩部肿胀疼痛明显而瘀阻浅表者可用皮肤针中等强度叩刺患部，再加拔火罐；如瘀阻较深者可用三棱针点刺2~3针致少量出血，再加拔火罐，使瘀血外出，邪去络通。每周2次。

（2）毫针透刺或芒针：取肩贞透极泉、肩髃透极泉、条口透承山等。肩不能抬举者可局部多向透刺，使肩能抬举。条口透承山时边行针边令病人活动患肢，动作由慢到快，用力不宜过猛，以免引起疼痛。

（3）穴位注射：在肩部穴位注射当归、红花、元胡、川芎等注射液，或10%葡萄糖注射液、维生素B_1注射液，每穴0.5~1ml。每日或隔日1次。

（4）耳针：取肩、肩关节、锁骨、神门、对应点等。每次选3~4穴，毫针强刺激，留针30分钟；也可用王不留行籽贴压。

（5）电针：取肩髎、肩髃、肩前、天宗、曲池、外关、养老等。每次选3~5穴，接通电针仪，早期用连续波、后期用断续波强刺激10~15分钟。

【按语】

1. 针灸是治疗本病最有效的方法之一，可明显的缓解甚至消除肩部疼痛。但必须明确诊断，排除肩关节结核、肿瘤、骨折、脱臼等肩部其他疾病，及与颈椎病、内脏病等引起的牵涉痛相区别。

2. 针灸对病程较短的肩周炎疗效较好，但对有明显的肌肉萎缩和肩关节粘连的患者，则应配合其他疗法综合治疗，如可结合推拿、手针、激光、磁疗、低频脉冲、微波等方法。

3. 肩周炎患者在针灸治疗的同时，还必须进行积极的自主和被动功能锻炼，常见的方法有：①"蝎子"爬墙：面对墙壁，用双手或单手缓缓向上爬动，使上肢尽量高举，然后再缓缓向下回到原处，反复进行。②背后拉手：双手向后反背，由健手拉住患肢腕部，渐渐向上抬拉，反复进行。③外旋锻炼：背部靠墙而立，双手握拳屈肘，做上臂外旋动作，尽量使拳背靠近墙壁反复进行。

4. 平时要注意肩部保暖，避免风寒的侵袭，并适当进行肩部活动，预防本病的发生。

【古方选辑】

肩痛：曲池、天髎、巨骨、养老、天柱。（《备急千金要方》）

肩臂痛：肩髃、腕骨、支沟、关冲、天宗，涌泉、巨骨。（《证治准绳》）

疗肩重不举，肩髃。（《针灸资生经》）

【医案举例】

王某，男，60 岁，于 2002 年 5 月 10 日就诊。患者 2 月前出现右侧肩部疼痛，昼轻夜重，夜不能寐，肩关节活动受限，曾服布洛芬及热敷效不显而来诊。查见右肩无红肿，肩前及肩峰端压痛明显，各方向活动均受限，尤以外展、后伸为著。针刺手法为主的物理疗法：取阿是穴、肩髃、肩贞、肩前、肩髎为主穴，配曲池、合谷、臂臑、臑会、外关、后溪，常规消毒，快速进针，提插捻转，得气后，行平补平泻法 1 分钟，留针同时局部配合 TDP 治疗仪照射，温度以舒适为宜。共 30 分钟，每 10 分钟捻针 1 次，以增强得气感，起针后，痛点明显处锋勾针挑治并拔罐放血 0.5 ～ 1.0ml 为佳。推拿手法加针刺巨刺法：患者取坐位，取对侧下肢条口透承山，常规消毒，进针得气后行泻法 1 分钟，留针。同时拿肩井，揉肩关节周围组织，再滚肩关节与上肢后、外和前侧；配合肩关节拔伸手法；点按天宗、肩内陵、肩髃、肩贞穴；摇肩关节，最后抖动患肢；擦肩关节周围。多种手法混合使用，大约 30 分钟，然后取针。康复训练：治疗结束后，进行肩关节训练，第一节，侧身爬墙，觉肩关节有疼痛感效佳；第二节，弯腰 90 度，患侧上肢做划圈活动，顺、逆时针方向均要求同等次数；第三节，患肩做被动运动，如上臂外展、上举、后伸及内旋、内收等，以患者耐受为度。疗程：针刺、推拿每天 1 次，锋勾针、拔罐隔日 1 次，康复训练每天 2 次，10 天为 1 疗程。按上法治疗 1 疗程后疼痛明显减轻，活动转佳，继治 1 疗程痊愈。（《针灸临床疗法》）

第十二节　扭　伤

扭伤是指人体软组织的损伤，以局部肿胀、疼痛和关节活动受限为主证的外科病症。属于中医学"伤筋"范畴。损伤部位常发生于踝、腕、肘、膝、肩、髋、腰、颈等关节部位处。

【病因病机】

本病多因剧烈运动或持重不当，跌仆，牵拉以及过度扭转等，引起关节周围软组织的损伤，致经气运行受阻，气血壅滞局部而成。

【辨证】

临床主要表现为受伤局部红肿热痛，功能障碍。

新伤局部微肿，肌肉压痛，表示伤势较轻；如红肿高耸，关节曲伸不利，表示伤势较重。陈伤一般肿胀不明显，常因风寒湿邪侵袭而反复发作。

【治疗】

1. **基本治疗**

治则：行气活血，消肿止痛。以受伤局部取穴为主，循经远取为辅。

处方：

颈：颈夹脊　风池　天柱　大椎　后溪　养老

肩：肩髃　肩髎　肩贞　养老

肘：曲池　小海　少海　天井

腕：阳池　阳溪　阳谷　外关

腰：腰夹脊　肾俞　腰阳关　委中

髋：居髎　环跳　秩边　承扶

膝：膝眼　梁丘　膝阳关　阳陵泉

踝：解溪　昆仑　太溪　丘墟　照海　申脉

方义：扭伤取穴，一般是以损伤部局部及邻近取法的原则，以有效地行气活血，消肿止痛。使受伤软组织功能恢复正常。伤势较重的，亦应采用循经近刺和远刺相结合的方法。

随症选穴：除局部与远端循经取穴外，还可采用对应取穴法，同经相应取穴法，以及左右交叉取穴法等方法，可尽快缓解局部的疼痛和肿胀。

刺灸方法：毫针刺用泻法。陈伤留针加灸。

2. **其他治疗**

（1）灸法：阿是穴，艾条灸10～15分钟，或隔姜灸5～7壮。本法适用于陈旧性损伤。

（2）刺络拔罐：取扭伤部位相关腧穴或阿是穴。先用皮肤针重叩出血，或用三棱针点刺，然后再加拔火罐。适用于新伤局部血肿明显、陈伤瘀血久留、寒邪袭络等证。

（3）穴位注射：选用当归、红花、川芎等注射液或 5% ～10% 葡萄糖注射液、氢化可的松加入 0.5% ～1% 普鲁卡因适量，每穴注入 0.5ml，隔日 1 次。

（4）耳针：取相应部位敏感点、神门、脑、皮质下、肾上腺。毫针中度刺激，捻针时让患者同时活动受伤部位的关节，留针 30 分钟，每日或隔日一次，也可用王不留行籽贴压。

【按语】

1. 扭伤早期根据肿胀情况应配合冷敷止血，然后 24～48 小时后再予以热敷，以助消肿。受伤后适当限制扭伤局部的活动，避免加重损伤。

2. 针灸治疗急性扭伤，远部取穴后进针，频频捻转，令患者作肢体运动，对止痛和恢复正常体位有显著效果，但必须排除骨折、脱臼、韧带断裂等疾病。

3. 病程长者要注意局部护理。运动宜适度，避免再度扭伤。局部要注意保暖，避免风寒湿邪的侵袭。

4. 慢性扭伤可配合推拿、药物进行治疗，可参考痹证的治法。

【古方选辑】

挫闪腰痛，胁肋痛：尺泽、曲池、合谷、手三里、阴陵泉、阴交、行间、足三里。（《针灸大成》）

肩井一穴治仆伤，肘臂不举浅刺良。（《医宗金鉴》）

【医案举例】

李某，男，40 岁。1999 年 12 月 28 日就诊。患者于 2 天前右外踝下楼时不慎扭伤，当时疼痛不堪，自贴膏药缓解，昨日骑车时再次扭伤右外踝部，当即疼痛，行走困难。查体：右外踝下方肿胀明显，外踝尖部相当于申脉穴处压痛最甚，关节功能受限，X 片显示：未见明显骨质异常。即诊断：右踝关节腓侧副韧带扭伤。治疗取：①患侧踝关节；②健侧养老穴。两穴皆用捻转泻法，针刺后令患者动足，即感疼痛消失，行走自如，唯有外踝尖部微胀感，经过 3 次巩固治疗后，病愈。（《辽宁中医杂志》）

第十三节　筋　疣

筋疣是指在筋膜部位发生的囊性肿物，有结缔组织包膜，囊内含胶状黏液，一般为单房性的，也可有多房性的，以腕关节多见，也可发生于足背、腘窝以及手掌指关节和足趾的背面等处。好发于青壮年，尤其女性多见。

本病多见于现代医学的腱鞘囊肿。

【病因病机】

本病多为过度劳累或外伤所致。过度劳累伤筋、经气阻滞、血行不畅、瘀血内停或外伤致经脉受损，气滞血瘀而逐渐形成。

【辨证】

囊肿为缓慢发展的局限性圆形或椭圆性的小肿块，表面光滑，边界清楚，高出皮肤，不与皮肤相连，基底固定，推之能活动，质地为橡皮样或有囊性感，关节位置调节或囊内压降低时，可出现波动感，反之坚硬如石，一般疼痛或压痛较轻，关节功能不受限或轻度受限。

【治疗】

1. 基本治疗

治则：行气活血，消瘀散结。以局部围刺为主，针用泻法。

处方：囊肿局部阿是穴

方法：用28号1～1.5寸毫针，先固定囊肿，常规消毒后，以囊肿最高处为中心，刺破肿块，可一针多方向透刺，或在中央及周围行齐刺、扬刺法。起针后，揉按该部，可能见有胶状物从针孔挤出。挤出囊液后最好在局部置一硬币，后用消毒纱布加压包扎3～5天。囊肿较大者，可用注射器抽吸囊液，复针刺数孔，如法加压。如囊肿不愈或再起，1周后可再刺同前。

2. 其他疗法

（1）火针：先固定囊肿，常规消毒后，避开血管然后用火针，在酒精灯上烧红，迅速刺入囊肿深部，快速出针后立即挤出囊内液体，并用酒精棉球消毒后加压包扎。1周后可再刺同前。

（2）三棱针法：用三棱针对准囊肿的中心部位刺入，刺至囊膜后，将针缓慢退出，挤压囊肿四周，使囊内胶性黏液排出。如囊肿部位大，可另刺1针，在局部施以按揉手法5分钟，直至囊内胶性黏液全部排出，然后加压包扎3～5天。

（3）灸法：每次选取2～4个穴位，以艾条悬灸法，连续施灸10～20分钟，每日灸治1～2次，10次为1疗程。或在病变局部施以隔姜灸，也有明显的促进囊液吸收的作用。

【按语】

1. 针灸疗法对此病有较好的疗效，可作为首选之法。无论是针刺、火针、三棱针及针灸并用，还是其他针法，一般多主张刺入囊内，排出积液，然后再加灸、或火针等方法。尤其以三棱针点刺后再加艾灸，疗效最佳。也有人采用囊肿四周各1针，囊肿顶部垂直1针，针深直达囊肿基底部，即所谓的"五虎擒羊法"，疗效也较满意。

2. 针刺前后，应作常规消毒，以防感染，挤出囊液后最好在局部置一硬币，然后加压包扎3~5天。操作时要注意局部严密消毒，防止感染。

3. 治疗期间和治愈后1个月内，应注意休息，避免过劳，尽量减少劳损筋膜间的摩擦，否则易影响疗效，引起复发，如囊肿复发，可再予针灸治疗。针灸后最好将局部加压包扎3天，以加速吸收，并减少复发率。施用灸法时，应严加注意，防止灼伤皮肤。

4. 配合电疗、针刺、指压、红外线照射、激光、穴位埋线等综合治疗方法，可改善局部循环，促进囊内胶状体吸收和消散，治愈率高，且复发率低，具有很大的发展潜力。

【医案举例】

胡某，男，39岁。2年前左腕背部关节上沿起一包块，直径4.5cm，在某县医院诊断为"腱鞘囊肿"，并予手术摘除。一年后在原位复发，渐大，有3cm左右。首先在局部常规消毒，然后用左手拇、食指将囊肿部皮肤绷紧并加以固定。右手持针，用26号针，先从囊肿最高点直刺，刺破肿块。然后在囊肿前、后、左、右四周边缘，以45度角向囊肿部各斜刺1针，留针20分钟，摇大针孔出针，最后挤压，排尽黏液。每日治疗1次，连续治疗5~8次即可痊愈。为防止复发，痊愈后须将囊肿处加压包扎3~5天。经用上法治疗5次痊愈，随访4年未复发。(《针灸临床杂志》)

第十四节 腰 痛

腰痛是指自觉腰部脊柱或其两侧疼痛的症状，又称"腰脊痛"。

本病多见于现代医学的腰部软组织损伤、脊柱病变、肌肉风湿及部分内脏病变等。

【病因病机】

1. **寒湿腰痛** 多由感受风寒，或坐卧湿地，风寒水湿之邪客于经络，经络之气阻滞而成腰痛。正如《金匮要略》所说"身劳汗出，衣里冷湿，久久得之。"

2. **瘀血腰痛** 每因闪挫撞击，或积累陈伤，导致腰部气血阻滞，不通则痛。

3. **肾虚腰痛** 素体禀赋不足，或老年肾气虚惫，或劳欲过度，损伤肾气，"腰为肾之府"，腰部脉络失于温煦、濡养，不荣则痛。

从经脉循行上看，腰痛主要归足太阳膀胱经、督脉、带脉和肾经（贯脊属肾）。故腰脊部经脉、经筋、络脉的不通和失荣是腰痛的主要病机。

【辨证】

腰痛以腰部疼痛为主要表现。疼痛在腰脊正中部，为督脉病症；疼痛部位在腰脊两侧，为足太阳经病症。

腰椎 X 光片、CT、MRI、妇科相关检查有助于本病的诊断。

1. **寒湿腰痛** 腰部冷痛重着、酸麻，活动转侧不利，拘紧俯仰，或腰脊痛连臀腿。遇阴雨天发作或加重。苔白腻，脉沉而迟缓。

2. **瘀血腰痛** 腰痛触之僵硬有牵掣感，痛有定处，舌质暗，脉涩。

3. **肾虚腰痛** 腰痛隐隐，或酸多痛少，腰腿酸软无力，喜按喜揉，劳则更甚；或四肢不温，脉沉细；或手足心热，舌红，脉细数。

【治疗】

1. **基本治疗**

治则：寒湿腰痛宜散寒除湿，瘀血腰痛宜活血化瘀，肾虚腰痛宜益气补肾。取督脉、足太阳膀胱经腧穴为主。

处方：肾俞 大肠俞 委中 阿是穴

方义：腰为肾之府，肾俞可壮腰益肾；大肠俞、阿是穴可疏通局部经脉、络脉及经筋之气血，通经止痛；委中是腰背足太阳经两分支在腘窝的汇合点，"腰背委中求"，可疏调腰背部经脉之气血，为治腰背疼痛的要穴。

随证配穴：寒湿腰痛加灸腰阳关、阿是穴；瘀血腰痛加膈俞；肾虚腰痛加灸命门。

刺灸方法：寒湿腰痛及瘀血腰痛，均针灸并用，泻法；肾虚腰痛，针灸并用，补法。

2. 其他疗法

（1）穴位注射：取地塞米松 5mg 和普鲁卡因 2ml 混合液于痛点注射，每穴 0.5～1ml。每日或隔日 1 次。

（2）皮肤针：在腰痛局部用皮肤针叩刺出血，并加拔火罐。适用于寒湿腰痛和瘀血腰痛。

（3）耳针：取患侧腰骶椎、肾、神门。毫针刺并嘱患者活动腰部；或用揿针埋藏；或用王不留行籽贴压。

【按语】

1. 针灸治疗腰痛因病因不同而疗效常有差异。风湿性腰痛、急性腰扭伤以及腰肌劳损疗效最好；脊柱病变和腰椎间盘突出引起的腰痛，针灸可明显缓解症状；腰部的韧带撕裂疗效较差；内脏疾患以及全身性疾病引起的腰痛要以治疗原发病为主，因脊柱结核、肿瘤等引起的腰痛，则不属针灸治疗范围。

2. 平时常用两手揉按腰部，早、晚各 1 次，可减轻和防止腰痛。

3. 对于椎间盘突出引起的腰痛可配合推拿、牵引等综合疗法。

【古方选辑】

肾虚腰痛：举动艰难，取足临泣、肾俞、脊中、委中。（《针灸大全》）

足太阳腰痛：足太阳脉令人腰痛，引项脊尻背如重状，刺其郄中。太阳正经出血……少阳令人腰痛，如以针刺其皮中，循循然不可以俯仰，不可以顾，刺少阳成骨之端出血，成骨在膝外廉之骨独起者……，足少阴令人腰痛，痛引脊内廉，刺少阴于内踝上二寸。（《素问·刺腰痛》）

腰痛：气虚、血虚、肾病、风湿、湿热、瘀、寒、气滞、血滞于下，委中出血，灸肾俞、昆仑。（《针灸聚英》）

【医案举例】

乔某，男，48·岁。左下肢疼痛 20 余天。患者 12 年前有腰部扭伤史，20 余天前打喷嚏后，腰部疼痛向下放射至足，不能活动，左下肢酸胀疼痛，平卧稍可缓解，入夜尤甚。15 天前曾经某医院做 X 光检查，诊断为腰椎增生，服药过敏后辗转多处医院治疗不效，又来我院就诊。查体：患者脊柱四肢无畸型，第 4、5 腰椎有压痛并向左腿后外侧放射，左侧腰肌略紧张；左臀点有压痛并向左腿外侧放射，左腿直腿抬高 30 度，右腿直腿抬高 80 度，肌张力正常，无明显肌萎缩，右足肤温略低，左腿外侧浅感觉稍差，四肢腱反射存在，病理反射未引出，分髋试验，屈踝试验均阴性。诊断为（1）中医：痹证。（2）西医：腰椎增生合并坐骨神经痛。取腰椎夹脊穴、大肠俞、委中、环跳、阳陵泉、昆仑6穴。经过三天治疗后，腰及左下肢疼痛即有缓解，直腿抬高50°，八天后疼痛明显减轻，直腿抬高可达70°，锻炼行走。经15天治疗后，疼痛完全缓解，行走自如。（《石学敏针灸临床验集》）

附：坐骨神经痛

坐骨神经痛是指沿坐骨神经通路及其分布区为主要特点的综合征。本病极为常见，约占神经痛的40%，男性青壮年较多。

【病因病机】

1. 风寒外袭 久居湿地，或涉水、冒雨，汗出当风，风寒湿邪入侵，痹阻腰腿部而致疼痛。

2. 气滞血瘀 腰部闪挫、劳损、外伤等原因可损伤筋脉气血瘀滞，不通则痛。

3. 湿热浸淫 湿热邪气浸淫，或湿浊郁久化热，或机体内蕴湿热，流注足太阳、少阳经脉均可导致腰腿痛。

坐骨神经痛主要属足太阳、足少阳经脉及经筋病症。

【辨证】

以腰部或臀部、大腿后侧、小腿后外侧及足外侧出现放射性、电击样、烧灼样疼痛为主症。通常分为根性坐骨神经痛和干性坐骨神经痛两种，临床上以根性坐骨神经痛多见。

根性坐骨神经痛的病位在椎管内脊神经根处，常继发于腰椎管狭窄、腰椎间盘突出，脊柱炎、脊柱裂（结核）等。主要表现为自腰部向一侧臀部、大腿后侧、小腿后外侧及足外侧放射痛，腰骶部、脊柱部有固定而明显的压痛、叩痛，小腿外侧、足背感觉减退跟腱反射减退或消失，咳嗽、打喷嚏、弯腰、排便等导致腹压增加时疼痛加重。

干性坐骨神经痛的病变部位在椎管外沿坐骨神经分布区，常见于髋关节炎、骶髂臀部损伤、盆腔炎及肿物、梨状肌综合征等疾患。腰痛不明显，臀部以下沿坐骨神经疼痛，在坐骨孔上缘、坐骨结节与大转子之间、腘窝中央、腓骨小头下、外踝后等处小腿外侧足背感觉减退，跟腱反射减退或消失，腹压增加时无影响。

本病属于祖国医学的痹证。

腰椎X光片、肌电图、CT等检查有助于本病的诊断。

【治疗】

1. 基本治疗

治法：疏经通络，行气止痛，针灸并用，泻法。

处方：取足太阳、足少阳经腧穴为主。

（1）足太阳经型：环跳　阳陵泉　秩边　承扶　殷门　委中　承山　昆仑

（2）足少阳经型：环跳　阳陵泉　风市　外丘　阳辅　悬钟　足临泣

方义：根据经络循行及坐骨神经解剖位置，坐骨神经痛有沿足太阳经、足少阳经放射疼痛两种情况，故循经取穴和足太阳经穴或足少阳经穴以疏导两经之气，达到"通则不痛"的治疗目的。环跳为两经交会穴，一穴通两经；阳陵泉乃筋之会穴，可疏筋通络止痛，故可通用。

加减：有腰骶部疼痛者，加肾俞、大肠俞、腰夹脊、阿是穴疏调腰部经络之气。

2. 其他疗法

（1）耳针：取患侧交感、皮质下、臀、腰椎。针刺或用王不留行籽贴压。

（2）刺络拔罐：用皮肤针叩刺腰骶部阿是穴；或用三棱针在压痛点刺络出血，并加拔火罐。

（3）电针：根性取腰 4～5 夹脊、阳陵泉或委中；干性取秩边或环跳、阳陵泉或委中、阳辅。针刺后通电，用密波或疏密波，刺激量逐渐由中度到强度。

（4）穴位注射：用 10% 葡萄糖注射液 10～20ml，加维生素 B_1 100mg 或维生素 B_{12} 100μg 混合，注射腰 2～4 夹脊及秩边等穴，在出现强烈向下放射的针感时稍向上提，将药液迅速推入，每穴 0.5～1ml。疼痛剧烈时亦可用 1% 普鲁卡因注射液 5～10ml，注射于阿是穴或环跳穴。

【按语】

1. 针灸治疗坐骨神经痛效果显著。因坐骨神经是人体中最长的一条周围神经，在全部的行程中，各处均可受损而产生坐骨神经痛，而不同情况的治疗方法亦有差异，故对其损害部位及病因的鉴别极为重要。遇到腰腿疼患者时，如果疑为坐骨神经痛，应首先除外一些在疼痛部位和坐骨神经痛有某种相似之处的疾患。如由肌纤维组织炎引起的肌痛，慢性腰肌劳损、骶髂关节炎所致下肢相应部位的疼痛等。坐骨神经痛如因肿瘤、结核等引起者，应治疗其原发病；腰椎间盘突出引起的可配合牵引或推拿治疗。

2. 急性期应卧床休息，椎间盘突出者需卧硬板床，腰部宜束阔腰带。劳动时需采取正确姿势。平时注意防寒保暖。

【医案举例】

张某，男，27 岁。腰及右腿疼痛 1 月。患者因居住临建寒湿之地而患腰腿痛，昼轻夜重，行走不便。查体：精神好，面色润泽，两目有神，右侧腰腿疼痛，动则加剧，腰脊强，尻、腘、腨部均痛，疼痛部位游走不定，舌苔薄白，脉浮紧，右下肢直腿抬高 50°，分髋试验（＋），布氏征（＋），拉塞格氏征（＋），右膝、跟腱反射正常，病理反射未引出，右臀、腘、踝点均有压痛。诊断为坐骨神经痛。选穴：大肠俞、环跳、委中、飞扬、风池、昆仑。治疗 1 次后，未见显效，加刺内关、人中，针后症状明显减轻。10 天后，右侧腰腿痛基本缓解，直腿抬高 85°，但有时足外侧麻木感，15 天后足外侧麻木感消失，行走自如，临床治愈。(《石学敏针灸临床验集》)

第十五节 粉 刺

粉刺是青春期男女常见的一种毛囊及皮脂腺的慢性炎症。好发于颜面、胸背，可形成黑头粉刺、丘疹、脓疱、结节、囊肿等损害，常伴有皮脂溢出。青春期以后，大多自然痊愈或减轻。

本病多见于现代医学的痤疮。

【病因病机】

1. **肺经风热** 肺经风热，熏蒸于肌肤。
2. **脾胃湿热** 过食油腻辛辣之品，脾胃运化失常，湿热内生，蕴于肠胃，不能下达，上蒸头面、胸背而成。
3. **冲任失调** 冲任失调，肌肤疏泄失畅而致。

【辨证】

本病以颜面、胸背部炎性丘疹、脓疱、结节、囊肿，甚至瘢痕等，挤压时可挤出乳白色粉质样物为主症。

痤疮初期可见粟粒或针孔大小丘疹，头黑体白半透明状，挤压时可挤出白色粉质样物；在本病的发展过程中可演变为炎性丘疹、脓疱、结节、囊肿，甚至瘢痕等，往往同时存在。病程缓慢，常持续到中年才逐渐缓解而痊愈，遗留或多或少的凹状萎缩性疤痕或瘢痕疙瘩。

1. **肺经风热** 多以丘疹为主，可有结节、脓疱、囊肿等，苔薄黄，脉数。

2. 脾胃湿热 多有颜面皮肤油腻不适，皮疹有结节、脓疱、囊肿等，伴有纳呆，便秘，苔黄腻，脉濡数。

3. 冲任失调 病情与月经周期有关，可伴有痛经、月经不调等，舌黯红，苔薄黄，脉弦细数。

【治疗】

1. 基本治疗

治则：疏风清热，调理冲任。取局部和手足阳明经腧穴为主。

处方：局部取穴　大椎　曲池　合谷　内庭

方义：本病好发于颜面部，取局部穴疏通局部经气，调畅肌肤的疏泄功能；大椎清热凉血，泻火解毒；阳明经多气多血，面部为阳明经的分野，取合谷、曲池、内庭清泻阳明邪热。

加减：肺经风热加少商、尺泽、肺俞；湿热蕴结加丰隆、足三里、三阴交、阴陵泉；冲任不调加期门、太冲、肝俞、血海、膈俞、三阴交。

刺灸方法：针刺用泻法。

2. 其他疗法

（1）耳针：取内分泌、肺、肝、脾、大肠、肾上腺、耳尖。毫针中强度刺激，动留针 15～20 分钟；也可用王不留行籽贴压或激光照射法（每穴照射 3 分钟，每日 1 次），两侧耳穴交替使用。

（2）刺络拔罐：取大椎、肺俞、膈俞、肝俞、太阳、尺泽、委中。每次选 2 穴，用三棱针快速点刺穴位处瘀血的络脉，使自然出血，待血色转淡后，再以闪火法拔罐，隔 2～3 日 1 次。

（3）挑治：先在背部督脉、膀胱经等处寻找暗红色、压之不褪色的红点，消毒后用左手将红疹夹起，右手用三棱针刺入皮下 5mm，然后将针尖向前上方用力挑起，将纤维组织挑断。每周 1 次。

（4）耳穴割治：取内分泌、肝、耳尖、肺、大肠、面颊。两侧耳穴交替选用。先将耳廓揉搓充血，用碘酒、酒精消毒后用手术刀刺破所选穴位皮肤，使之溢血少许，用消毒干棉球压迫。隔 1～2 日后割治一次。

（5）耳穴激光照射：取肺、脾、肝、大肠、三焦、内分泌、肾上腺、面颊。用氦—氖激光针灸仪，每次选用 3～4 穴，两侧耳穴轮流使用。每穴照射 3 分钟，每日 1 次。

【按语】

1. 本病青年男女多发，针灸对本病有一定的疗效，部分患者可达到治愈目的，部分患者可减轻症状。轻症注意保持面部清洁卫生即可，不需治疗。

2. 常用热水清洗患部，保持毛囊通畅。

3. 避免挤捏，以免引起继发感染，留下疤痕。

4. 针灸治疗过程中应注意调整患者脾胃功能，少吃辛辣、高糖、高脂肪食物，多食蔬菜、水果，禁用溴、碘类药物。

5. 女性患者如伴有月经不调，应予以治疗。

【古方选辑】

肺风，满面赤疮暴生者，少商、委中泻，其疮年深者，合谷泻。(《玉龙经》)

【医案举例】

李某，男，20 岁，工人，2001 年 4 月 17 日就诊。面部粉刺 3、4 年余，检查面部有高低不平的炎性丘疹。左侧颧骨下有 3 个囊肿，右侧口额部有 2 个囊肿，均为黄豆大小，可挤出白色粉质样物。前胸部粉刺丘疹散在分布，瘙痒，舌红脉浮数。证属肺经郁热，为囊肿型的粉刺，治宜清肺经郁热，促积热外泄。行挑刺疗法，让患者反爬在椅子背上，尽量躬起背，撩起后衣，充分暴露背部。用手掌在脊柱两侧摩擦数次，在第 1 胸椎至第阴胸椎旁开五分至三寸范围内，找到类似丘疹，稍突起皮肤，针帽大小，呈灰白色、棕褐、暗红或浅红色、压之不褪色的反应点即是挑刺点。经常规消毒后，左手拇指、食指固定施术部位两侧，右手持三棱针，挑破表皮，使疹点翻起，挑断皮下部分纤维组织；挤出少量血液，然后用酒精棉球覆盖伤口，胶布固定。每次挑一、二个反应点，5 至 7 天挑刺一次。三次后面部及胸部粉刺肿胀消退、委陷。五次后面部较光滑，未见有新粉刺出现，但囊肿部位愈后仍留有少量疤痕。(《中华医学丛刊》)

第十六节 痔 疮

痔是指直肠末端黏膜下和肛管以下的静脉丛发生扩大、曲张所形成的柔软的静脉团（肛门内外有小肉突出）。生于肛齿状线以上者称内痔，生于肛齿状线以下者称外痔，内外兼有的为混合痔。一般内痔多见。因痔核出现肿痛、瘙痒、流水、出血等症，所以通称痔疮。本病为多发于成年人。

【病因病机】

1. 湿热下注 饮食失调，饮酒过度，嗜食辛辣肥甘，蕴生湿热，下注发为痔疮。

2. 气滞血瘀　五志过极，久坐久立，负重远行等致肛肠气血不调，络脉瘀滞成痔疮。

3. 气虚下陷　素体虚弱，或因产后、久病劳倦等致中气不足，气虚下陷，筋脉弛缓引起直肠脱垂不收而为痔疮。

【辨证】

1. 湿热下注　肛内肿物外脱，可自行回纳，肛门剧烈疼痛，触之更甚，便血鲜红，大便燥结，或黏滞不爽，小便黄赤，口渴，舌红苔黄腻，脉数。

2. 气滞血瘀　肛内肿物脱出，甚或嵌顿，肛管紧缩，便血鲜红或青紫色，见于便前或便后，量或多或少，或有肛门剧烈疼痛，触之更甚，舌质紫暗，脉细涩或弦。

3. 气虚下陷　肛内肿物脱出不能及时自还，肛门坠胀，便血量多，质清或色晦暗不鲜。伴有面色少华，少气懒言，纳少便溏，头晕目眩，心悸等。舌质淡，脉细或弱。

【治疗】

1. 基本治疗

治则：湿热下注、气滞血瘀者宜清热利湿、行气活血；气虚下陷者宜益气健脾、升阳举陷。取督脉和足太阳经腧穴为主。

处方：长强　会阳　次髎　百会　承山　二白

方义：痔疮主要表现肛门局部气滞血瘀。长强属督脉，会阳、次髎属足太阳经，为近部取穴，可疏导肛门瘀滞之气血；百会位于巅顶，属督脉，功擅升举下陷之气，亦是下病上取之意；足太阳经别自尻下别入肛门，取足太阳之承山穴清泻肛肠湿热、消肿止痛、凉血止血；二白为经外奇穴，是古今治疗痔疮的经验效穴，《玉龙歌》中曰："痔痛之疾亦可憎，表里急重最难禁，或痛或痒或下血，二白穴在掌后寻"。

加减：湿热下注加阴陵泉、三阴交；气滞血瘀加膈俞、白环俞；气虚下陷加气海、脾俞、足三里；便后出血加孔最、膈俞。

刺灸方法：湿热下注、气滞血瘀者只针不灸，泻法；气虚下陷者针灸并用，补法。长强沿尾骶骨内壁进针 1～1.5 寸，会阳常规针刺，均要求针感扩散至肛门周围；承山穴向上斜刺，使针感向上传导；百会可用艾条温和灸 10～15 分钟。

2. 其他疗法

（1）挑治：每次选一痔点挑治，七天左右一次。痔点在第 7 胸椎两侧至腰骶部范围内寻找红色丘疹，一个或数个不等，出现的部位亦不一致。用粗针逐一挑破，并挤出血珠或黏液。

（2）耳针：取大肠、直肠下段、肛门、神门、皮质下、肾上腺、缘中。操作方法：每次选穴4～5穴，毫针刺入，中等刺激强度，每次留针20～30分钟，每日1次。或每次选3～5穴，用压籽法，每日按压2～3次，每次每穴按压20～30下，3天更换1次，两耳轮换，10次为1疗程。

（3）埋线：取一侧关元俞、大肠俞、承山，埋入羊肠线，20～30天1次。

【按语】

1. 针灸对痔疮具有镇痛、消炎、止血的功效。可用于不宜或不愿手术的患者，也可用于痔疮的手术后止痛，但其根治之法，还须由专科处理。

2. 平时少食辛辣等刺激性食物，保持大便通畅，并宜适当做提肛加腹式深呼吸运动，可减少痔疮的发生。

3. 避免久站久坐或长时间一个体位工作。注意肛门卫生，每晚睡前用热水坐浴。

【古方选辑】

痔疮：二白、百会、精宫、长强。（《针灸大成》）

五痔：委中、承山、飞扬、阳辅、复溜、太冲、侠溪、气海、长强。（《针灸大成》）

飞扬主痔篡伤痛；商丘、复溜主痔泄后重；劳宫主热痔；会阴主痔；承筋、承扶、委中、阳谷主痔痛。（《千金方》）

【医案举例】

孙某，女，36岁，农民，陕西省彬县人。反复便血、肛门坠胀、异物感11年。1989年秋因久坐湿地而大便下血鲜红，在当地医院急予止血，血止出院，出院后用验方外洗，偶大便带血丝，肛门坠胀，异物感，至1999年始行走后肿胀疼痛。在省级医院查：截石位3点、齿线上有一约10cm×0.8cm之痔核，6～9点处豆大痔核3～4枚，肛门7～10点处有一无红肿之赘生物，约0.5cm×12cm，诊为混合痔。

取穴：二白、承山、承扶、次髎、会阳、大肠俞、长强。针刺方法：取适当体位，皮肤常规消毒下，用0.35mm毫针针刺，得气后留针20～30分钟，每5分钟行针1次，二白、承山、会阳等穴可用强刺激透天凉法，余穴可用平补平泻，每日1次。配穴：伴脱肛者，加灸百会、神阙；肛门肿痛者配秩边、飞扬。

针刺 2 次后行走肛门无肿痛，7 次后查肛门内痔核全部消散，肛门处未见明显缩小，共针 9 次而止，随访 2 年未复发。(《湖南中医杂志》)

第十七节 瘿 气

瘿气俗称"大脖子"，以颈部肿大为主症。古书将本病分为气瘿、肉瘿、血瘿、筋瘿和石瘿等五类。本节叙述以气瘿为主。

本病多见于现代医学的单纯性甲状腺肿、甲状腺肿瘤与甲状腺炎等，可参考本节论治。

【病因病机】

1. **气滞痰凝** 情志抑郁，气结不化，津液凝聚成痰，气滞血瘀，气、痰、瘀三者互结于颈部而成。

2. **阴虚火旺** 气滞痰凝日久耗阴伤津致阴虚火旺，炼液成痰，结于颈部而成。

3. **气阴两虚** 气滞痰凝日久耗气伤津致气阴两虚。

【辨证】

颈前部粗大，漫肿或结块，质较软，皮色不变。缠绵难消，且不溃破。初起时一般全身症状不显著。其后可兼见阴虚火旺或气阴两虚等证候。

1. **气滞痰凝** 颈部漫肿，边缘不清，皮色如常，质软不痛，喜消怒长，苔薄腻，脉弦滑。见于气瘿初期。

2. **阴虚火旺** 颈部轻度或中度肿大，急躁易怒，五心烦热，心悸多汗，头晕，目胀眼突，手、舌震颤，舌红少苔，脉弦细数。

3. **气阴两虚** 瘿肿日久，肿势加重，颈部明显增粗或结块，兼见气短乏力，便溏纳少，面色萎黄，自汗，舌淡少津，脉见细数。

【治疗】

1. **基本治疗**

治则：行气解郁化痰，阴虚火旺者滋阴降火，气阴两虚者益气养阴。取颈部和任脉、足阳明经腧穴为主。

处方：阿是穴 天突 天鼎 膻中 合谷 足三里 三阴交 丰隆 太冲

方义：瘿肿结于喉部，故取瘿肿局部阿是穴、天突、天鼎以疏通局部经气，降气化痰消瘿；膻中、合谷、太冲行气活血、化痰散结消肿；足三里、三阴交、丰隆运脾化痰消瘿。

随证配穴：气滞痰凝者加内关；阴虚火旺者加太溪、复溜、阴郄；气阴两虚者加气海、照海；声音嘶哑加扶突、廉泉。

刺灸方法：气滞痰凝者只针不灸，泻法；阴虚火旺者与气阴两虚者均以针刺为主，平补平泻。天突穴先直刺 0.2~0.3 寸，然后将针柄竖起，针尖向下，沿胸骨后缘刺入 1~1.5 寸左右；瘿肿局部施行围刺法，用 4 根 1 寸毫针分别以 45°角刺入囊肿周围，再用 1 根针从囊肿顶部刺入，直达囊肿基底部，小幅度捻转提插，注意勿伤及颈总动脉及喉返神经；扶突直刺入 0.5~0.8 寸；气阴两虚者可灸大椎、关元；其他腧穴常规操作。

2. 其他疗法

（1）电针：取瘿肿局部阿是穴 4 处，针刺得气后，同侧接正、负极，用疏密波中度刺激 20~30 分钟。2 日 1 次。

（2）耳针：取穴神门、皮质下、内分泌、相应部位（适用于单纯性甲状腺肿）。甲亢者酌加心、脾、脑点。刺法以毫针浅刺，每次取 2~3 穴，每日 1 次，或用王不留行籽贴压。

【按语】

1. 针灸对单纯性甲状腺肿疗效较好，若能同时加用碘剂治疗，则疗效更佳。但如腺体过大压迫气管，引起呼吸困难者，应考虑手术治疗。

2. 瘿气多流行于山区高原地带，好发于青年。本病主要成因是饮水或食物中含碘不足。所以在流行地区内，要改善水源，食用碘化食盐。平时应多食海带、紫菜等含碘食物。发育期的青少年、妊娠期和哺乳期的妇女更应注意补碘。

3. 甲状腺机能亢进者，如出现高热、呕吐、谵妄、脉细数等症状，为甲状腺危象，应迅速采取综合抢救措施。

【古方选辑】

五瘿：列缺、扶突、天突、天窗、缺盆、俞府、膺俞、膻中、合谷、十宣（出血）。（《针灸大全》）

诸瘿：灸肩髃，男左十八壮，右十七壮，女右十八壮，左十七壮，或再三取差止。（《千金要方》）

瘤瘿气咽肿：天府、臑会、气舍。（《针灸资生经》）

【医案举例】

患者周某，女，35 岁，仓库管理员。因颈部肿块 2 年于 1992 年 11 月 22 日初诊。B 超检查见左 23cm×26cm、右 21cm×24cm 甲状腺囊肿，T3、T4、TSH 正常。即以上述针刺拔罐配合中药治疗，1 疗程结束后 B 超检查左甲状腺囊肿 13cm×15cm、右 12cm×14cm 大小；2 疗程结束后 B 超检查左甲状腺囊肿 0.6cm ×0.8cm、右 0.5 cm×0.7 cm 大小；3 疗程结束后 B 超复查囊肿消失，治愈。随访 5 年未发。综合《灵枢·官针》"扬"和"齐"刺两法，选用 1～15 寸，28～30 号毫针。根据 B 超探查结果判定囊肿数目、大小、位置，囊肿较大的用扬刺法，较小的用齐刺法。针刺方向：囊肿中心部直刺 1 针，其他各针均以 45°角针尖朝向中心部在囊肿周围刺入，进针 0.5～1 寸，针刺得气后用大号玻璃火罐贴棉法拔罐，用罐筒把针罩住，留罐 10～20 分钟，起罐后以泻法出针。同时配合中药治疗，药用黄药子：山慈姑＝2：1 研末，体质强盛者，每次 10g，每日 2 次；体质较弱者用量减半，开水送服。10 天为 1 疗程，疗程结束后 B 超复查囊肿大小；未愈者，间隔 2～3 天进行下一个疗程。(《四川中医》)

第六章

五官科病证

第一节 麦粒肿

麦粒肿又称"针眼""偷针"。以睑缘局部性红肿、硬结，形如麦粒，痒痛并存为其共同特征。常发于一眼，也可两目同时而发。

本病现代医学也称"麦粒肿"，它是眼睑组织受细菌感染形成睑板腺组织的化脓性炎症。

【病因病机】

1. **外感风热** 风热之邪客于眼睑，火邪灼伤津液，则发生疖肿。
2. **脾胃湿热** 脾胃虚弱，运化无权，湿浊内生，日久化热，上攻于目，气血不和，反复为患。

【辨证】

本病初起较轻，胞睑皮肤微有红肿痒痛，继则形成局部局限性硬结，形如麦粒，推之不移，按之疼痛，全身伴有发热，微恶风寒，头痛，耳前可触及肿核，重者局部红肿热痛，甚则肿核大而拒按，眼缘毛根或眼睑内出现黄白脓点，脓成溃破排脓始愈。

1. **外感风热** 兼见恶寒，发热，头痛，咳嗽，苔薄，脉浮数。
2. **脾胃湿热** 兼见口臭，口干，口渴，便结，心烦，苔黄腻，脉濡数。

【治疗】

1. **基本治疗**

治则：疏风清热消肿，利湿和中止痛。取手阳明、足少阳经穴及局部穴位为主。

处方：鱼腰　太阳　四白　风池　合谷　阴陵泉

方义：鱼腰、太阳、四白为局部取穴以疏导眼睑局部之郁热；合谷为手阳明大肠之原穴以疏风清热消肿；风池足少阳经穴取之以疏散风邪；阴陵泉足太阴经穴取之以清脾胃湿热。

随证配穴：外感风热加曲池、外关；脾胃湿热加三阴交。

刺灸方法：毫针用泻法。太阳点刺出血。

2．其他疗法

（1）耳针：取眼、肝、脾、目等，强刺激，每日1次；耳尖点刺出血。

（2）拔罐：取大椎，用三棱针点刺出血后拔罐。

（3）梅花针：叩刺以病变局部出现灼热感或红晕为度。

【按语】

1．针灸治疗本病，炎症初期可使其吸收、消肿，并有止痛作用，疗效较好。

2．脓未溃之时，可做热敷，以干净毛巾浸入热水后拧干敷患处。

3．酿脓之后，患处切忌挤压，以免脓毒扩散，变生他症。

4．平时应注意眼部卫生，增强体质，防止发病。

【古方选辑】

针眼：视其背上有红点如疮，以针刺破即瘥，实解太阳之郁热也。（《针灸聚英》）

偷针：视背上有红点刺破出血，皆沾，小骨空、合谷、攒竹、二间、睛明、行间、光明、太阳。（《针经易学》）

【医案举例】

李某，男，21岁，工人。于2003年9月8日就诊。主诉：左眼痒痛1天。平素嗜食辛辣之品，1天前，出现左眼发痒、疼痛、肿胀，有异物不适感，伴有口苦、大便秘结，用氯霉素眼药水滴眼后，症状不减。查：左下睑颞侧皮肤红肿，可触及米粒大小硬结，下睑结膜局部充血（+），舌红苔黄，脉弦数。诊断为左睑下麦粒肿。取耳尖穴，三棱针快速点刺，挤出血液3~5滴后，用消毒干棉球擦净。第3天复诊：痒痛、肿胀及硬结消失，复用上法点刺耳尖出血以巩固疗效。《吉林中医药》

第二节 上睑下垂

上睑下垂又称"上胞下垂"、"睑废"。是以上眼睑下垂，不能抬起，以致遮挡瞳孔，影响视力的一种眼病。

本病常见于现代医学的眼肌型重症肌无力、动眼神经麻痹、眼外伤等病。

【病因病机】

1. 脾肾阳虚 先天禀赋不足，则命门火衰；脾阳不足，则阳气不升，胞睑失养，约束无力则发生本病。

2. 脾气虚弱 脾胃为后天之本，气血生化之源。脾气衰弱，中气不足，不能敷布精微，上荣于目，而致胞络失养，胞睑约束无力则上睑下垂。

3. 风邪外袭 久病耗伤气血或气血化源不足，荣卫不和，肌腠开泄，风邪外袭于胞睑，阻滞经络，筋肉失养而致上睑下垂。

【辨证】

1. 脾肾阳虚 多自幼双眼上睑下垂，眼睑无力抬举，视物时仰首举额张口，眉毛高耸，或以手提睑，舌淡苔白，脉沉细。

2. 脾气虚弱 起病缓慢，上睑下垂，晨起病轻，午后加重，甚者眼珠转动不灵，视一为二，伴有全身乏力，面色无华，头晕目眩，食欲不振，甚至吞咽困难，舌淡苔白，脉弱。

3. 风邪外袭 突然发病，多为单侧上睑下垂，睑肤麻木不仁，甚则眼珠转动失灵，舌红苔薄，脉弦。

【治疗】

1. 基本治疗

治则：补脾益气，疏风活络。取足太阳膀胱经、足阳明胃经穴为主。

处方：攒竹 丝竹空 阳白 脾俞 足三里

方义：本方丝竹空、阳白为局部取穴可通经活络；攒竹为太阳经穴调和气血以激发局部经气；足三里为足阳明经穴配脾俞调补脾胃，以资生化之源。

随证配穴：脾肾阳虚加太溪、命门；脾气虚弱加三阴交、百会；风邪外袭加合谷、风池。

刺灸方法：足三里、脾俞针灸并施。丝竹空、阳白、攒竹可透刺至鱼腰。

2. 其他疗法

（1）梅花针：沿患侧头部穴睛明、攒竹、眉冲、阳白、头临泣等穴，施以中等刺激叩刺，眼区穴及部位轻度叩刺，每日1次。

（2）神经干电刺激：取眶上神经与面神经刺激点（位于耳上切迹与眼外角连线中点处）。眶上神经接负极，面神经接正极。电流强度以患者能耐受为度。每次20分钟左右，隔日1次。

【按语】

1. 针灸治疗本病有一定疗效。
2. 动眼神经麻痹、眼外伤、沙眼等病引起的上睑下垂均可参考本内容治疗。
3. 先天性重症患者可考虑用手术矫正。

【古方选辑】

上睑低垂轻证：灸三阴交。（《眼科锦囊》）
上眼睑下垂：攒竹、鱼腰、丝竹空。（《针灸配穴》）

【医案举例】

芦某，女，5岁，因双眼上睑下垂5月余而住院治疗。入院前某大医院诊断为"重症肌无力眼肌型"，用药治疗效果不明显。诊见双眼上睑下垂，晨轻暮重，睑裂2mm。主穴：上承泣、睛明、太阳、瞳子髎、鱼腰、攒竹。配穴：风池、合谷、阴陵泉、三阴交、跗阳、申脉、外关、太冲、足三里。方法：用75%酒精作穴位常规消毒。选1.5～2寸毫针，直刺或斜刺，深度1～1.5寸，得气即止。用66805治疗仪接太阳、上承泣穴，以连续波刺激30分钟。眼周穴位出针时，应压迫止血，以防出血。每天1次，12天为1个疗程。中药以补中益气汤为主加减。入院后采用上述方法治疗2月余，痊愈出院，随访1年无复发。（《湖北中医杂志》）

第三节　天行赤眼

天行赤眼是以目赤睑肿和疼痛为主症的一种急性常见的眼病。本病又称"目赤肿痛"、"暴风客热"，俗称"红眼病"。

本病常见于西医的"急性结膜炎"、"流行性角膜炎"等病。

【病因病机】

本病多因外感风热和肝胆火盛循经上扰，上冲于目致使局部经气阻滞、血壅气滞。

【辨证】

1. 外感风热 眼睛突然红肿热痛，畏光流泪，分泌物多，目涩难开，兼头痛，发热，恶风，脉浮数，苔薄黄。

2. 肝胆火盛 目赤肿痛，畏光羞明，分泌物多，目涩难开，兼口苦，烦热，易怒，大便秘结，舌尖红，脉弦数。

【治疗】

1. 基本治疗

治则：清热祛风、清肝泻火、消肿定痛。取手阳明、足少阳经穴为主。

处方：合谷 风池 睛明 太阳

方义：目为肝窍，阳明、少阳、太阳经脉均循行于目部，故取阳明经穴合谷以调阳明经气，疏泄风热；风池为足少阳与阳维之会，故取本穴以祛风泄热、平肝泄火；睛明为足太阳经穴，取之可清泄局部之热邪、通络明目；太阳点刺放血，泄热消肿而定痛。

随证配穴：外感风热者加曲池、外关；肝胆火盛者加侠溪、行间。

刺灸方法：毫针用泻法。太阳点刺出血。

2. 其他疗法

（1）挑刺法：在大椎穴旁开0.5寸处及太阳、印堂等处挑刺隔日1次，每次选1个点。

（2）耳针：取眼、肝、胃等，强刺激、毫针浅刺，留针30分钟。耳尖点刺出血或用王不留行籽压耳，每3天更换1次。

（3）梅花针：取第1至第4颈椎、两颞部、眼眶周围轻轻叩打使其出血。

【按语】

1. 针灸治疗本病效果良好，一般治疗1~3次即可告愈，但在治疗时最好配合外用眼药及内服药。

2. 本病在流行时应将患者隔离，患者与健康人的洗脸用具、手巾或个人物品必须严格分开，以防本病进一步扩散。

3. 应注意眼部卫生，使用的手帕、毛巾应煮沸消毒，睡眠要充足。

4. 勿食辛辣之物。

【古方选辑】

眼目暴赤：太阳、大小骨空灸。(《玉龙经》)

目赤肿痛：阳谷(一分，泻之，灸)，至阴。(《医学纲目》)

目痛红肿不明：合谷、二间、肝俞、足三里均灸。(《神灸经纶》)

【医案举例】

郑某，男，16岁。主诉：双目红肿疼痛4天，痛痒交作，逐渐加重，目眵多。查：球结膜高度充血，流脓样目眵，舌尖红，苔微黄，脉弦数。取穴：陷谷透涌泉，耳尖放血。用三棱针在耳尖穴轻轻点刺一下，放血3～5滴，用消毒棉球将血擦干净。治疗2次而愈。(《中国临床医生》)

第四节　暴　盲

暴盲是指平时眼无它病，突然一眼或双眼视力急剧下降，甚至失明的严重内障眼病。一眼或两眼骤然失明，故称暴盲，是眼科的常见急症之一。

本病多见于现代医学的多种急性视力障碍眼底病，如视网膜中央动脉阻塞、眼底出血和急性视神经炎以及脑炎、癔病、糖尿病、各种中毒及传染病等原因引起的眼睛突然失明。

【病因病机】

1. **气滞血瘀**　情志不遂，怒气伤肝，气滞血瘀，脉络瘀阻；或忧思太过，暴怒惊恐，气机逆乱，气血不能运精于目而致精明失用。

2. **肝阳上亢**　平素肝阳偏亢，加之暴怒伤肝，肝火上冲，伤及营血，迫血妄行，则发生暴盲。

【辨证】

1. **气滞血瘀**　发病急骤，病人视力突然丧失，多伴有神情抑郁，头痛目胀，烦躁口渴，胸胁满闷，舌现紫斑，脉涩。

2. **肝阳上亢**　突然失明，多伴头痛眩晕，烦躁易怒，腰膝酸软，失眠盗汗，口苦咽干，舌红苔黄，脉弦数。

【治疗】

1．基本治疗

治则：清肝明目、活血通络。取足厥阴肝经和眼周局部穴位为主。

处方：睛明　瞳子髎　肝俞　期门

方义：睛明、瞳子髎为治眼病之要穴，能疏通经络，调和气血，有清肝明目的作用；期门为肝之募穴，配肝俞为俞募配穴法，有疏肝解郁明目之功。

随证配穴：气滞血瘀加内关、膈俞；肝阳上亢加太冲、光明。

刺灸方法：睛明紧靠眶缘直刺 0.5～1 寸，不捻转，不提插。余穴毫针均用泻法。

2．其他疗法

(1) 耳针：取肝、胆、脾、胃、内分泌等穴，辨证选穴，或埋揿针，或耳穴压丸，耳尖穴可点刺放血。

(2) 穴位注射：取球后、合谷或睛明、外关或光明、风池，用维生素 B_1 或 B_{12} 加少许 0.5% 盐酸普鲁卡因穴位注射，每天选取以上三组中的 1 组穴，交替使用，每穴 0.5ml，每 10 天为一疗程。

【按语】

1．本病早期治疗至关重要。暴盲发病后若及早治疗，视力可部分甚至完全恢复。但若迁延失治、误治，则难以复明。

2．本病来势急骤，为及时抢救保护视力，必要时应使用西药。

3．平时避免烟酒等不良嗜好，少食肥甘厚味，并能克制恼怒，可减少本病的发生。

【古方选辑】

暴盲不见物：针攒竹及顶前五穴（神庭、上星、囟会、前顶、百会），又刺鼻中大出血，立明。(《儒门事亲》)

暴盲不见物：攒竹、太阳、前顶、上星、内迎香，俱针出血。(《针灸集成》)

【医案举例】

刘某，男，58 岁。主诉：双眼失明 1 月余。患者素有高血压病史 20 余年。突发双目失明，入住某医院诊为"视神经炎"，治疗 1 月无效，出院后由其家属搀扶前来寻求针灸治疗。查：体胖，左上下肢活动受限，眼球活动灵活，双眼无光感，瞳孔对光反射消失，瞳孔等大，晶体正常，血压185/115 mmHg，舌质淡、苔薄微黄而润，脉细弦滑。诊断：暴盲，证属肝气上逆、气血郁闭。治则：清肝泻胆，调和气血，滋阴补肾，通络明目。采用近部取穴与循经远部取穴相结合。睛明轻刺平补平泻，瞳子髎、丝竹空先补后泻；肝俞平补平泻，光明捻转泻法；太冲、曲池、合谷捻转泻法，太溪提插补法。留针40分钟，每10分钟行针1次，每日1次。经针刺2次后患者自觉两眼微微透光，夜视灯光似萤火若有若无。针6次后能看见自己双手，针10次能看清对方面孔。共针20余次两眼视力基本恢复正常，随访半年未复发。(《中国针灸》)

第五节　近视眼

近视又称"能近怯远症"，是一种屈光不正的眼科疾病，外观眼部一般无明显异常，而以视近物清楚，看远物模糊为主症。本病多见于青少年。

【病因病机】

本病多数患者因先天禀赋不足，后天发育不良或不正确的用眼习惯导致肝肾亏损，目失所养而发病。

【辨证】

本病以视物模糊，视力减退，久视则眼酸，近视在进展期主要表现眼球前突，双眼球痛，看书视物模糊不清，不能远距离看视；常伴有头晕，目昏花，失眠，健忘，腰酸，舌红，脉细。

【治疗】

1. 基本治疗

治则：调补肾阴，清肝明目。取背俞穴和眼周局部穴位为主。

处方：睛明　攒竹　风池　肝俞　肾俞　光明

方义：睛明、攒竹为治眼疾的局部常用穴，可清肝明目，通调眼部气血；风池为手足少阳与阳维之交会穴，取之有通经活络、养血明目之功；目为司视之窍，五脏六腑之精气皆上注于目而能视，故取肝俞、肾俞以调补肝肾；光明为足少阳之络穴，联络于肝胆，故取之可调肝明目。

随证配穴：耳鸣耳聋加听宫、听会；前额疼痛加头维、神庭。

刺灸方法：睛明紧靠眶缘直刺0.5～1寸，不捻转，不提插。余穴毫针均用补法。

2. 其他疗法

(1) 耳针法：取眼、肝、肾，中等刺激，留针 30 分钟，隔日 1 次，10 次为 1 疗程，也可用王不留行贴压，每 3 日更换 1 次，左右交替。

(2) 梅花针疗法：点刺眼周穴位及风池穴，每日 1 次，10 次为 1 个疗程。

【按语】

1. 针灸治疗本病有一定疗效，但本病应注意预防。

2. 青少年患者应加强身体锻炼，坚持做眼保健操，辅助治疗。

3. 平时要注意眼部卫生，保护眼睛，预防本病的发生。

4. 避免在光线不好，近距离情况下和长时间阅读。

【古方选辑】

妇人不能远视：水泉。(《针灸资生经》)

睛痛不能远视：上星。(《秘转眼科龙木论》)

【医案举例】

赵某，女，9 岁，学生。自觉看书、写字时视力欠佳，随母亲常到医院五官科检查，测得裸眼视力，左眼为 0.5，右眼为 0.7，诊断为"假性近视。"耳压取穴为眼、目 1、目 2、肝、肾、皮质下、神门、新眼点。用 0.5×0.5 厘米大小的胶布，将王不留行籽贴压于上述穴位，每日按揉 5 次，每次约 10 分钟。每次治疗只贴单侧耳穴，两耳交替贴压，每 3 天换 1 次。穴位注射取穴为肝俞、足三里。药物用维生素 $B_{12}0.5mg$（1ml）。每侧注入 0.5ml，次日用同样的方法注射足三里（上侧），两穴交替。1 疗程后视力明显提高，再连续治疗 1 疗程后，左眼视力为 1.2，右眼视力为 1.5，半年后随访，视力稳定。(《针灸临床杂志》)

第六节 暴 聋

暴聋是指邪犯耳窍，起病突然的感音神经性耳聋。临床多见单耳发病，可伴有耳鸣。

本病主要指特发性暴聋（即突发性耳聋）。

【病因病机】

1. **风邪外袭**　耳为宗脉所聚，宗脉虚，则风邪乘之。
2. **肝火上逆**　暴怒伤肝，肝胆火逆，或情志不遂，肝郁化火，蒙蔽耳窍。
3. **气滞血瘀**　突然遭受精神刺激，耳窍经气阻滞，或突然强大的响声使内耳发生急性破坏，皆能造成气血瘀滞。

【辨证】

1. **风邪外袭**　起病较快，突发耳聋，兼见鼻塞流涕，或见头痛，耳胀闷，或见恶寒发热，身疼，苔薄白，脉浮。
2. **肝火上逆**　情志抑郁或恼怒之后，突发耳聋，兼见偏头痛，口苦，鼻咽发干，便秘，尿黄，面红目赤，易怒，舌红，苔黄，脉弦数。
3. **血瘀气滞**　耳聋，兼见耳中胀闷感、耳鸣不休，或因强大声音震击而致，耳痛拒按，舌暗红，脉涩。

【治疗】

1. **基本治疗**
治则：清泻肝胆，活血通络。取足少阳胆经、手少阳三焦经穴为主。
处方：听会　耳门　翳风　侠溪　太冲　合谷　三阴交
方义：手、足少阳经脉均绕行于耳之前后，故取手足少阳之耳门、翳风、听会以疏导少阳经气，通调耳窍气血；肝经原穴太冲，配胆经荥穴侠溪以清泻肝胆之火；合谷配三阴交、太冲行气活血通络。
随证配穴：风邪外犯加风池、外关；肝胆火逆加行间；气滞血瘀加期门、膻中。
刺灸方法：针用泻法。

2. **其他疗法**
(1) 耳针：取内耳、神门、皮质下、内分泌、肝、胆以及耳上的阳性反应点。每次选2~3穴。强刺激，或用电针，留针20~30分钟，隔日1次。
(2) 头针：适用于神经性耳鸣、听力下降者。取颞后线，间歇运针，留针20分钟。每日或隔日1次。
(3) 穴位注射：取听宫、翳风、听会、完骨、肾俞等穴。每次选2~3穴，用维生素 B_{12} 注射液，每穴注入0.2~0.5ml，每日或隔日1次。

【按语】

1．针灸治疗暴聋、耳鸣耳聋有较好疗效。
2．因听神经中毒、动脉硬化等引起本病者，较为难治。
3．预防暴聋应避免震击，注意劳动保护，同时调节情志，注意起居。

【古方选辑】

耳聋鸣：耳门主之。(《甲乙经》)
耳鸣、气闭：全凭听会、翳风。(《百症赋》)

【医案举例】

李某，男，46岁。患者于3个月前因大量饮酒后突然出现右耳胀满，听力减退，次日右耳听力全无，且伴有头痛、眩晕，时有恶心欲吐，曾去地市级医院就诊，给予低分子右旋糖酐及复方丹参液静滴3个月，并服中药20余剂未效。就诊情况：右耳听力全无，耳中时有隆隆声，伴头晕头昏，右侧头痛，耳后完骨压痛明显，舌淡红，苔薄白，脉弦，语音试验0/6m。诊断：暴聋。予取听会、合谷、完骨、风池。用针灸法治疗至第3天，听力好转，至第5天，则听力完全恢复，语音试验6/6m，但时头晕，头胀，继以上法治疗15次诸证悉除而获愈。随访至今未见复发。(《甘肃中医》)

第七节　耳胀耳闭

耳胀、耳闭，都是以耳内胀闷堵塞感为主要症状的耳病，为临床常见病证。病初起，耳内胀而兼痛，称为"耳胀"或"耳胀痛"；病久者，耳内如物阻隔，清窍闭塞，故称"耳闭"。

本病相当于现代医学的急、慢性非化脓性中耳炎。

【病因病机】

1．**风邪滞窍**　肺卫不固，风邪乘之，循经袭耳而致。小儿体嫩，故罹病者居多。

2．**痰湿聚耳**　形体肥胖，多痰多湿，或嗜食肥甘，痰浊积聚，痰扰于耳，耳窍失聪。

3．**肝肾阴虚**　年老体衰或房劳太过，精血亏虚，不能上充于耳窍。

【辨证】

1. 风邪滞窍 突然起病，耳中胀闷，或胀痛，耳鸣如风声，听力下降，鼓膜内陷。本证初起常见发热恶寒，鼻塞流涕，或见咳嗽咯痰、头痛等，小儿则哭闹不宁，苔薄白，脉浮。

2. 痰湿聚耳 耳胀不适，听力减退，头重头晕，或有胸脘痞闷，咳嗽咯痰，苔白腻，脉濡或滑。检查见鼓室积液，量多难消。

3. 肝肾阴虚 耳闭，听力下降，头晕眼花，腰膝酸软，咽干舌燥，手足心热，可见遗精，阳痿早泄，月经不调等，舌红，苔少而干，脉细数。

【治疗】

1. 基本治疗

治则：祛风化痰、填精聪耳。取手少阳三焦经、足少阳胆经穴为主。

处方：耳门 听会 风池 翳风 丰隆 肝俞 肾俞

方义：手足少阳经穴耳门、听会、翳风调和耳窍气血，有聪耳启闭作用；风池为足少阳经与阳维脉交会穴，是祛风之要穴，有疏风解表之功；丰隆和胃理脾，化浊祛痰；肝俞、肾俞补益肝肾。

随证配穴：风邪滞窍加用上星、合谷；痰湿聚耳加用肺俞、天突；肝肾阴虚加用太溪、三阴交。

刺灸方法：肝俞、肾俞针用补法，余穴均用泻法。

2. 其他疗法

（1）耳针：取内耳、神门、肺、肝、肾等穴或阳性反应点。每次取 1～3 穴，用中强刺激。

（2）头针：取颞后线，自率谷穴向前下方沿皮刺向曲鬓。留针 20 分钟，其间行针 2 次，每日或隔日 1 次。

（3）鼓气吹张法：即捏鼻、闭唇、鼓气，使气进入耳窍内，此时耳膜可有向外膨胀的感觉。本法适用于鼓膜内陷者，鼻塞涕多者不宜使用。

【按语】

1. 耳胀如果及时发现，用针灸治疗，或可以治愈。如果迁延日久导致耳闭，听力损失较重，则恢复较慢。

2. 治疗不及时，耳胀、耳闭可能转为脓耳等疾病。

【古方选辑】

耳鸣、气闭：全凭听会、翳风。(《百症赋》)

【医案举例】

赵某，男，27 岁，1997 年 4 月 14 日初诊。1 月前因感冒后出现双耳内胀痛，但无发热及流脓，经某医院静滴"青霉素"等治疗，效不显。自述双耳发胀疼痛，听力减退，查耳后及耳颞部疼痛，尤以翳风和完骨穴为甚，见鼓膜轻度充血，窍内有积液，鼓膜外突，眼红，口干口苦，舌红，苔薄黄腻，脉弦数。证属肝胆湿热，阻塞耳窍。治当清肝胆湿热，通三焦耳窍。治疗：近取耳门、听宫、听会（每次任选 1~2 穴），远取外关、阳陵泉或中渚、太冲。另用维生素 B_{12} 注射液 0.5ml 加当归注射液 2ml 穴注翳风、完骨穴，均用双穴，留针 30 分钟。隔日 1 次，经上法治疗 1 次后，即感耳胀感大减，处方中加入丰隆、三阴交穴又治 5 次，诸症消失。(《贵阳中医学院学报》)

第八节 鼻 渊

鼻渊又称"脑渗"、"脑溺"，是以鼻流腥臭浊涕，鼻塞，嗅觉减退为主症。本病常见于西医的急慢性鼻炎、急慢性鼻窦炎等病。

【病因病机】

鼻渊常因外感风寒袭肺，蕴久化热，肺气不宣，邪气上犯清阳或外邪已解，郁热未除，酿为痰液，壅于鼻窍；亦因肝胆火盛，影响清窍，形成鼻渊。

【辨证】

急性鼻渊：发病急，恶寒发热，头痛鼻塞多涕，咳嗽痰多，舌质红，苔薄白，脉浮数。

慢性鼻渊：病证反复发作，鼻流浊涕，色黄腥臭，头昏目眩，口苦咽干，舌质红，苔黄，脉弦数。

【治疗】

1. **基本治疗**

治则：急性祛风泄热，宣肺开窍，针刺用泻法；慢性清泻肝火，疏通鼻窍。

取手阳明大肠经和局部取穴为主。

处方：迎香　印堂　上星　风池

方义：迎香为手阳明大肠经，取之为治鼻塞香臭之效穴；上星为督脉经穴，印堂为奇穴，近于鼻部，两穴取之可醒脑清热通鼻窍；风池为足少阳与阳维脉之交会穴，取之可解表祛风为治头面五官病之要穴。

随证配穴：本病在急性期加合谷、列缺，宣肺泄热，祛风通络；慢性期加太冲、足三里以补益全身气血，加强抗病能力。

刺灸方法：针用平补平泻法。

2. 其他疗法

（1）耳针：取内鼻、下屏尖、肾上腺、额、平喘，中强刺激，留针30分钟，也可用王不留行贴压，3天更换1次。

（2）穴位注射：取合谷、迎香，用复合维生素B_{12}注射液，每穴注射 0.2 ～ 0.5 毫升，每次选用1穴，隔日1次。

【按语】

1. 本病在用针刺治疗同时可辨证辅以中药治疗。慢性患者，可施以艾条治疗。

2. 患者要增强体质，平时注意防寒保暖，以防诱发鼻窦炎。

3. 在急性发作期间，要注意公共卫生，防止传染。

【古方选辑】

鼻不收涕，不知香臭：水沟、天牖。（《针灸资生经》）

鼻渊：上星、曲差、印堂、风门、合谷。（《类经图翼》）

鼻渊、鼻痔：上星、风府，未效时，复刺禾髎、风池、人中、百会、风门。（《针灸大成》）

【医案举例】

陈某，女，55岁。主诉：鼻流脓涕1月，涕多腥臭难闻，时有头痛，头昏之症，咽喉干痛，舌质偏红，苔黄，脉弦。经确诊，此患者属于鼻渊之肝胆火旺证。给予针刺治疗。取穴：百会、上星、风池、印堂、迎香、合谷、太冲、太溪等穴，每次轮取，针用泻法，隔日一次，经二次治疗后，患者自述流出盏余脓臭涕，头痛，头昏症状减轻，经一个疗程治疗后，所流脓臭涕消失，共治10次，结束治疗，疗效评价为治愈。（《中国自然医学杂志》）

第九节　咽喉肿痛

咽喉肿痛又称"喉痹"，指咽喉部红肿疼痛，是咽喉疾病中常见的病证之一。

本病常见于现代医学中的急性咽喉炎、急性和慢性扁桃体炎等病。

【病因病机】

1. **外感风热**　外感风热，热邪熏灼肺金，郁于咽喉。

2. **实热证**　过食辛辣之品，引动胃火上蒸，消灼津液，炼液成痰，结于咽喉。

3. **虚热证**　肾阴亏耗，阴津不能上润咽喉而发。

【辨证】

1. **外感风热**　咽喉红肿疼痛，兼有恶寒，发热，干痒而咳疼痛加重，咳嗽痰多稠黏，喉间如有物梗阻，吞咽不利，舌质淡红，苔薄白，脉浮数。

2. **实热证**　咽喉部红肿剧痛，兼有高热，口渴，头痛，咳痰黄黏，吞咽困难，梗塞不通，口臭，大便干结，小便黄，舌质红赤，苔黄厚，脉洪数。

3. **虚热证**　咽喉部轻微红肿疼痛，兼有低热，干咳痰少，吞咽时觉疼痛，口干舌燥，面赤唇红，五心烦热，腰膝酸软，舌质红，脉细数。

【治疗】

1. 基本治疗

治则：清利咽喉。风热证解表疏风；实热证清胃泻火，虚热证滋阴降火。取手太阴肺经、手阳明大肠经穴为主。

处方：少商　商阳　合谷　天突

方义：少商、商阳为手太阴肺经、手阳明大肠经之井穴，三棱针点刺出血，以清泄肺热；合谷为手阳明大肠经之原穴，针泻之可疏风清热解表利咽喉；天突为阴维、任脉之交会穴，以清咽喉有形之痰，诸穴配伍清热利咽止痛。

随证配穴：外感风热加尺泽泻肺经之热；实热加内庭清泄阳明之郁热；虚热加太溪、照海滋阴降火，使虚火下行。

刺灸方法：风热证、实热证针用泻法；虚热证用补法或平补平泻。

2. 其他疗法

（1）耳针：取咽喉、心、下屏尖、胃、肾以中等刺激，留针 1 小时，每天 1 次，10 天为一疗程；也可用王不留行贴压，3 天更换 1 次。

（2）耳背刺络：耳背静脉点刺出血。当咽喉肿痛时，耳背浅显静脉红紫明显，用锋针在同侧点刺使其出血数滴即可。

【古方选辑】

喉痹不能言，取足阳明，能言取手阳明。（《灵枢·杂病》）

咽喉肿痛，少商、天突、合谷。（《针灸大成》）

咽喉肿痛，阳溪、少海、液门。（《神灸经纶》）

【按语】

1. 本病在用针灸治疗时，要配合口服六神丸。

2. 患者应注意加强体质，以提高机体的抵抗力。

3. 注意口腔卫生，避免过食辛辣刺激性食物，减少烟酒。

【医案举例】

赵某，男，27 岁。1 天前因在空调房间居留过久而出现咽喉痛、吞咽不利，但无畏寒发热等症状。检查咽黏膜充血肿胀，咽后壁淋巴滤泡和咽侧索红肿，悬垂水肿，双侧扁桃体未见肿大。诊断为急性咽喉炎。选合谷穴，常规消毒，用 28 号 5 寸毫针，快速直刺，并向后溪穴方向透刺 4～6cm，上下提插 3 次，当出现酸麻胀痛或触电样向食中指放射感时即可将针体退出，不留针。针刺过程 3～5 秒钟。每日 1 次，3 次为 1 疗程。双手交替，单侧扁桃体肿大者取对侧穴位。针刺治疗 1 次，疼痛立刻缓解。3 次后症状体征消失而愈。（《浙江中医杂志》）

第十节　牙　痛

牙痛，是口腔疾病常见症状之一；是以牙齿疼痛为主症，常常遇冷、热、酸、甜等刺激时加重。

本病常见西医的龋齿、牙髓炎、牙周炎等。

【病因病机】

1. 风火牙痛　风邪外袭经络，加之多食甘、酸之物，口腔不洁，垢秽蚀齿，风邪引动伏邪而发病。

2. **胃火牙痛** 牙痛多因胃肠积热，郁于阳明，化火循经上扰。

3. **虚火牙痛** 肾阴不足，虚火上炎，而发本病。

【辨证】

1. **风火牙痛** 牙痛甚则龈肿，伴有身热，恶寒，口渴，舌红苔薄白，脉浮数。

2. **胃火牙痛** 牙痛甚剧，伴有口臭、口渴，便秘，心烦，舌红苔黄厚，脉洪数。

3. **虚火牙痛** 牙痛隐隐，时作时止，按之痛减，牙齿浮动，咬物无力，口干不欲饮，舌尖红，脉细。

【治疗】

1. **基本治疗**

治则：风火，疏风清热；胃火，泻火，消肿；虚火，滋肾，泻肝。取手足阳明经穴为主。

处方：合谷 下关 颊车

方义：合谷为手阳明大肠经，其经脉入下齿中；下关、颊车为足阳明胃经，其经脉入上齿中为治疗牙痛的常用穴。

随证配穴：风火盛加大椎、外关；胃火盛加内庭；虚火盛加太溪、行间。

刺灸方法：毫针泻法。

2. **其他疗法**

(1) 耳针：取上颌、下颌、屏尖、神门、牙痛点、口，强刺激，留针30分钟，也可用王不留行贴压，3天更换1次。

(2) 皮肤针：取颈椎、大小鱼际、合谷、阿是穴，用梅花针隔日叩刺1次，5天为一疗程。

【按语】

1. 牙痛致病关键在于"火"，因此清热泻火为其主要治疗原则，针灸疗效佳。

2. 必须明确诊断，并针对病因进行彻底治疗。

3. 注意口腔卫生，尽量避免热、冷、酸、甜等刺激，经常漱口，养成良好习惯。

【古方选辑】

下牙痛、龋肿：下关主之。(《甲乙经》)

齿痛恶寒：大迎、颧髎、听宫、曲池、商阳；牙痛：翳风；风牙疼，牙车不开：上关。(《针灸资生经》)

牙痛出血不止：颊车、合谷、足三里、太溪。(《类经图翼》)

【医案举例】

马某，女，53岁。右侧第二磨牙残根滞留、疼痛。患牙需拔除，但患者下颌畸型，张口困难，无法注射麻药，遂采用针刺麻醉。嘱患者左手半握拳，针刺牙痛1穴（患牙对侧手背第二掌骨桡侧缘，掌指关节后0.5寸处定穴为牙痛1，手背第二掌骨尺侧缘与牙痛1相平处取另一穴为牙痛2），垂直进针后行快速捻转、平补平泻手法，患者针感强烈，但麻醉效果欠佳。于牙痛2穴再刺一针，针感强烈时，顺利无痛施术。继续留针10分钟，后随访无任何不适。(《中国针灸》)

第十一节　胞轮振跳

胞轮振跳又称"目瞤"，是由于气血不和，导致眼睑不自主牵拽跳动的疾病，重者可牵动口角乃至面颊部肌肉发生跳动。本证多为单侧患病，偶然发生者无需治疗，而双侧同病较少出现。少数病例日久不愈，于病程晚期可有㖞僻之变。

本病相当于现代医学的眼轮匝肌痉挛。

【病因病机】

1. 心脾两虚　久病、过劳、情志失调等损伤心脾，心脾气血两虚，筋脉失养，导致胞轮振跳。

2. 血虚生风　久病肝脾气血亏虚，血虚生风，虚风内动，牵拽胞睑而振跳。

【辨证】

1. 心脾两虚　胞睑跳动，时疏时频，过度紧张或劳累时加重，心烦失眠，心悸健忘，纳差，神疲乏力，舌淡，脉细弱。

2. 血虚生风 胞睑振跳频繁，牵拽面颊口角，眉紧肉跳，重者搐动不已。伴面色萎黄，唇色淡白，眩晕，舌淡红，苔薄，脉弦紧。

【治疗】

1. 基本治疗

治则：调补心脾，养血熄风。取局部穴和手足阳明经穴为主。

处方：丝竹空　鱼腰　攒竹　合谷　太冲　三阴交　足三里

方义：丝竹空、鱼腰、攒竹为局部取穴，可以调和眼周部位气血以熄风止痉；合谷、太冲，名曰"四关"，可平肝熄风止痉。三阴交、足三里分别为脾经和胃经的腧穴，用之健运脾胃，补益气血。

随证配穴：心脾两虚加神门、内关；血虚生风加肝俞、脾俞。

刺灸方法：补泻兼施。太冲、合谷用泻法，余穴用补法。

2. 其他疗法

（1）耳针：眼、神门、肝、心、脾。每次选2~3穴。胞轮振跳频繁者用强刺激，留针20~30分钟；或埋揿针、耳穴压丸，每日按压。

（2）头针：取枕上正中线、枕上旁线，沿皮刺，每日1次。

（3）穴位注射：取翳风、阳白、下关、足三里等穴。药物采用丹参注射液或维生素B族药物，每日或隔日穴位注射1次。

【按语】

1. 本证的病因较为复杂，针灸对本病有一定的疗效，但病程较长者，治疗效果较差。

2. 本证主要与局限性运动性癫痫可引起局限性面肌抽搐相鉴别，后者以口角部位多见，常伴有头眼转动，有时可见肢体抽搐，脑电图检查有癫痫波，临床不难鉴别。

3. 伴有颅神经受损症状者，为继发性面肌痉挛，应进一步检查。

【古方选辑】

目眣动不息：四白。（《针灸资生经》）

眼睑眣动：头维、攒竹。（《针灸大成》）

目眣：颧髎、大迎。（《百症赋》）

【医案举例】

俞某，女，34岁，农民。因夫妻离婚后，心情不畅，情志抑郁，时常心烦失眠，怔忡健忘，随即引起上眼睑跳动，开始时，每天2~3次，以后逐渐增加，时疏时密，不能自我控制，曾经中、西药治疗，效果欠佳，遂来我科要求针灸治疗。取穴：攒竹、阳白、四白、丝竹空、风池、太阳、足三里。操作：局部常规消毒，取28号1寸半不锈钢针，直刺攒竹、四白、风池、足三里等穴，再斜刺或平刺阳白、丝竹空、太阳等穴，使其产生酸胀感。留针半小时后再起针。隔日针灸一次，7次为一疗程。经用上法针灸治疗1个疗程后，病人满意而归。（《中国民间疗法》）

第十二节　冷泪症

冷泪症是因肝肾之气不足，泪窍约束无力，或迎风时引起泪液频频外溢，但无热感的一种眼病。

本病相当于现代医学的泪道不通或不畅以及泪囊功能不全引起的溢泪。

【病因病机】

1. **肝肾不足**　年老体弱，下元虚衰，或房劳伤肾，不能约束泪液。
2. **风邪外袭**　平素气血不足，或悲泣过度，或冬月寒冷，风邪外袭，则迎风泪出。

【辨证】

1. **肝肾不足**　眼泪常流，泪液清稀，伴有视物模糊，头晕耳鸣，腰膝酸软，舌红，苔薄，脉细。
2. **风邪外袭**　冷泪绵绵，迎风泪出更甚，伴有两眼隐涩不爽，遇风头痛，舌红，苔薄，脉弦。

【治疗】

1. **基本治疗**
治则：补益肝肾，祛风敛泪。取足太阳膀胱经、足少阴肾经穴为主。
处方：睛明　攒竹　风池　肝俞　肾俞　太溪
方义：取足太阳膀胱经的睛明、承泣能调局部气血以通泪窍。风池为手太阳、足少阳与阳维之会，是祛风的要穴，能调和气血；肝俞、肾俞、太溪滋肾水，养肝木，灸之有补益精血的作用。
随证配穴：气血两虚加脾俞、足三里；风邪外袭加合谷、三阴交、肝俞。

刺灸方法：针用补法，风池用泻法。肝俞、肾俞、太溪针后施灸。

2. 其他疗法

（1）耳针：目1、目2、脾、肝、肾。强刺激，留针30分钟。

（2）火针：取患侧睛明穴。选用28号火针烧热，待温后再针，直刺0.5～0.8寸，得气后出针。

【按语】

1. 泪窍未受阻者，针刺治疗效果佳。中老年人因眼睑皮肤松弛，失去正常的张力，导致泪道功能不全，出现溢泪者，针灸效果较好。

2. 如泪道完全阻塞，泪液满眶，可考虑手术治疗。

【古方选辑】

迎风有泪：头维、睛明、临泣、风池。（《针灸大成》）

迎风冷泪：睛明、腕骨、风池、头维、上星、迎香。（《针灸集成》）

迎风冷泪：攒竹、合谷、大骨空、小骨空。（《审视瑶函》）

【医案举例】

成某，女，15岁，学生。患者双眼迎风冷泪已4年左右。门诊检查：视力正常，双泪点位置正常，双泪囊、双泪腺检查阴性，双泪道冲洗均通畅。诊断：双眼迎风冷泪症。治疗经过：取双侧睛明穴。操作方法：令患者端坐椅上，头微向后仰，闭目。术者左手持一块消毒干纱布，右手持1.5寸毫针在酒精灯的火焰上烧红，随即用左手之纱布块揩拭一下毫针，缓缓压入睛明穴1寸，以得气为度。留针5分钟后起针。复诊：双眼溢泪已完全停止，为巩固疗效，第二次火针睛明穴。患者高兴而去。（《中医针法集锦》）

第十三节 青 盲

青盲是指患目外观端好，瞳神无障翳，一如常人，唯自觉视力下降，以致失明的一种眼病。《诸病源候论》说："青盲者，谓眼本无异，瞳子黑白分明，只不见物耳"。

本病多见于现代医学的原发性视神经萎缩以及视神经乳头炎症、视网膜动脉栓塞、青光眼等眼底病的后期所继发的视神经萎缩。

【病因病机】

1. **肝肾亏损** 肝肾阴亏，精血不足，使精气不能上荣于目，目无所见。
2. **肝郁气滞** 情志不遂，恼怒伤肝，肝气郁结，导致神光不得发越。

【辨证】

1. **肝肾亏损** 患者自觉视力逐渐减退，视物昏渺，蒙昧不清，或眼前阴影一片，呈现青绿蓝碧或赤黄之异色，兼见眼中干涩，头晕耳鸣，腰酸遗精，脉细数。

2. **肝郁气滞** 初起自觉视物不清，患眼外观如常人，无翳障，患者视力逐渐减退，眼前有青黄之异色，久之，不能分明暗或分辨人物而失明，兼见烦躁易怒，胸胁胀满，口苦咽干，脉弦。

【治疗】

1. **基本治疗**

治则：补益肝肾，通络明目。取足太阳经背俞穴、足厥阴肝经穴及局部腧穴为主。

处方：睛明 承泣 球后 肝俞 肾俞 太溪

方义：睛明又为足太阳膀胱经起始穴，因膀胱经与肾经表里，可聚集先天之精气于目；承泣为足阳明胃经起始穴，阳明为多气多血之经，故二穴相配既可疏通经络，又可引先、后天之精气上达于目；睛明、球后、承泣为眼周围的要穴，能够调和局部气血。肝俞、肾俞、太溪可滋补肝肾，肝阴得补，则目窍得以滋养。

随证配穴：肝肾亏损加照海、行间；肝郁气滞加期门、太冲。

刺灸方法：针用补法或平补平泻。

2. **其他疗法**

(1) 耳针：取肝、肾、皮质下、枕区、眼等穴。埋针或压丸，每天按压3~5次，5日更换一次。

(2) 头针：取额旁二线、枕上正中线、枕上旁线。针刺隔日一次，10次为一疗程。

【按语】

1. 针灸治疗本病有一定的疗效，可控制病情的发展，提高视力，改善患者生活质量，降低致残率。

2. 本病应调畅情志，生活规律，忌食辛辣刺激食物。

【古方选辑】

青盲无所见：商阳、巨髎、上关、瞳子髎、络却、承光。(《针灸资生经》)
青盲无所见：肝俞、商阳（左取右，右取左）。(《针灸大成》)
青盲：灸巨髎；以取肝俞、命门、商阳得效。(《针灸集成》)

【医案举例】

　　某女，53 岁，职工，1988 年 12 月 12 日初诊。主诉：双目失明 1 月，好转 4 个月。1988 年 5 月不明原因头痛，呈进行性加重，一周后两眼视力急剧减退，视野缩小，渐至失明。在沈阳以视神经萎缩住院治疗，一个月后双目逐渐复明。出院后遗有视野小，1 米内看不清人的面孔，不辨颜色，灯下视雾气蒙蒙，走路需人牵引。查体：双目无神。眼底：视神经乳头呈苍白色，眼底动脉细狭，静脉扩张。舌淡苔白脉沉细。诊断：视神经萎缩（青盲）。治疗：以滋养肝肾，填精补髓，开窍明目为原则。第一组穴：睛明、阳白、风池、合谷、瞳子髎。第二组穴：承泣、攒竹、球后、光明、行间、肝俞。每日针治 1 次，两组穴位交替使用。平补平泻法，留针 40 分钟。两周为一疗程，疗程间隔 1 天。第 3 个疗程后复查：眼底静脉清晰，视神经乳头苍白程度减轻。患者能看到较多的红蓝颜色，雾气减少。第 6 个疗程后，患者视灯下雾气消失，两米内能看清人的面孔，一百米处能看到建筑物的窗户，能分辨出彩电中的多种颜色。两年后随访，视力稳中有升，能从事打开水，洗衣，做饭，捡黄豆等家务劳动。(《中国针灸》)

第十四节　斜　视

　　斜视是指在两眼注视目标时，呈现一眼眼位偏斜，不能同时正视前方的一种眼病。又称"风牵偏视"或"双目通睛"。
　　本病常见于现代医学的麻痹性斜视。

【病因病机】

　　1. **风邪袭络**　络脉空虚，风邪乘虚侵袭经络，气血不和，筋脉失养，弛张不收，目系拘急而成。
　　2. **肝肾亏损**　肝肾亏虚，精血不足，目系络脉失养，目珠维系失调，导致斜视。

【辨证】

1. 风邪袭络 突然发病，目斜视，视一为二，伴头痛发热，眼痛，恶心欲吐，舌苔白，脉浮。

2. 肝肾亏损 起病缓慢，一眼或双眼黑睛偏向内眦或外眦，转动受限，视一为二。伴头晕目眩，耳鸣，视物昏朦不清，舌淡，脉沉细。

【治疗】

1. 基本治疗

治则：祛风通络，滋补肝肾。取足太阳、手足阳明经穴为主。

处方：风池　合谷　足三里　肝俞　肾俞

方义：合谷、风池善于祛风通络，肝俞、肾俞配足三里能够益气养血，滋补肝肾。

随证配穴：内直肌麻痹者，取睛明、印堂；外直肌麻痹者，取太阳、瞳子髎；上直肌麻痹者，取上明（眉弓中点，眶上缘下）、攒竹；下直肌麻痹者，取承泣、四白；下斜肌麻痹者，取丝竹空、上明；上斜肌麻痹者，取球后、四白。

刺灸方法：补泻兼施。针刺眼部穴位及风池穴应注意掌握针刺的方向、角度和深度，手法要轻柔，避免引起针刺意外事故。

2. 其他疗法

（1）电针：以眼区穴位为主：睛明、承泣、瞳子髎、球后等，亦可配合四肢远端穴位如太冲、太溪、足三里等。选用疏密波或断续波，电流强度以患者能耐受为度。隔日1次，每次20～30分钟。

（2）皮肤针：取眼周穴位及合谷、风池等，用中等强度刺激叩刺。

【按语】

1. 针刺治疗本病，效果肯定，尤其对病程短者疗效更好。针刺眼肌麻痹痊愈后，远期疗效稳定。

2. 先天性或外伤性斜视可参照本节内容治疗。

3. 多数临床报道认为，治疗本病在眼周邻近部位取穴疗效较好。

【古方选辑】

喎目：水沟。（《针灸甲乙经》）

眼喎通睛：客主人（一名上关），入一分，久留之，得气即泻。亦宜灸，日三七壮至二百壮，炷如竹筋大。（《千金翼方》）

【医案举例】

侯某，男，63 岁，厨师。1994 年 3 月 2 日来诊。主诉：复视半个月。近半个月来出现视物不清，视一为二，伴有头晕、口干、口苦。查体：舌淡，苔薄，脉弦。眼科检查眼底正常，左眼球外展明显受限，诊断为左眼外直肌麻痹，转我科进行针刺治疗。取穴：四白、阳白、太阳、风池为主穴，攒竹、鱼腰、丝竹空、足三里、太冲为配穴。手法：均采用平补平泻法，得气后留针 20 分钟，每隔 5 分钟施刮柄法 30 秒钟，以加强针感，每日 1 次，30 次为一疗程。取上述腧穴针刺治疗 9 次，复视及头晕、口干、口苦症状好转，眼球运动渐灵活；20 次后左眼球已能外展，复视等诸症消失，眼球活动自如。又巩固治疗 10 次，经眼科复查，一切正常，痊愈。1 年后追访未复发。(《中国针灸》)

第十五节　色盲症

色盲是指视物时辨色能力的缺陷，又称色觉障碍。患者每无自觉症状，只是在偶然的场合或体检时才发现。古称本病为"视物易色"症或"视赤如白"症。辨色能力缺如者为色盲，辨色能力减低者称色弱。临床上红绿色盲较为多见。本病发病率男性远高于女性。

【病因病机】

本病主要是由于肝肾亏虚，影响元府功能，目络气血失和，导致五色不能辨别。

【辨证】

色盲临床常见有三种：丧失红色辨色力者，为红色盲；丧失绿色辨色力者，为绿色盲；如红、绿色均不能辨认者为红绿色盲。另一种是全色盲，临床罕见。

【治疗】

1. 基本治疗

治则：补益肝肾，调养气血。取眼周穴位及足少阳经穴和足太阳经为主。

处方：睛明　瞳子髎　风池　光明　太冲　太溪

方义：睛明、瞳子髎、风池是治眼病的常用穴，疏通络脉，调和局部气血，以治其标；光明是胆经络穴，功擅明目；太冲、太溪为肝、肾两经的原穴，滋补肝肾，濡养目窍，以治其本。

随证配穴：气血虚弱加足三里、气海；气滞血瘀加三阴交、膈俞。

刺灸方法：针用补法。眼区腧穴针刺时，手法轻柔，不宜提插捻转，不留针。

2. 其他疗法

（1）耳针：取目1、目2、屏间前、屏间后、肝、肾。轻度刺激，间歇捻转，留针15～20分钟，隔日1次。

（2）电针：取眼局部穴位为主，如睛明、瞳子髎、丝竹空、承泣、攒竹、四白。每次选取3～5穴，用疏密波或断续波，中等刺激，每次10～20分钟，每日1次。

【按语】

1. 针灸治疗本病，红绿色弱比红绿色盲疗效好。

2. 某些实验表明，针刺眼区附近的穴位可影响感光器官对红绿光线的感受性，故针刺治疗本病有一定效果，近期疗效较好。

3. 在从事医学、美术、交通、化工等需要辨色的专业时，本病患者受到限制。

【医案举例】

袁某，男，18岁。因征兵体检发现红绿色盲，既往无其他任何眼部疾患，遂来我院诊治。针刺：第1组取风池、攒竹、瞳子髎、合谷；第2组取风池、阳白、四白、睛明、合谷。皮肤按常规消毒，风池穴快速进针不留针，强刺激，眼区穴位用平补平泻手法，留针30分钟，每间隔10分钟行针1次。针刺后为了让针感充分发挥效应，需静坐或静卧1小时，闭目体会眼部的感觉。两组穴位轮流使用，隔日治疗，20次为1疗程。药物：口服杞菊地黄丸，每日2次，每次9g。按上述方法以针刺为主，配合口服杞菊地黄丸。针刺10次后，能正确读出色盲图表，为巩固疗效，继针10次，经本院眼科复查，辨色力正常。1年后光荣入伍。（《上海针灸杂志》）

第十六节　脓　耳

脓耳又名聤耳、耳疳，泛指耳窍化脓性疾病，是因邪热上犯耳窍，血腐化脓所致，以鼓膜穿孔、耳内流脓为特征。

本病常见于现代医学的急性或慢性化脓性中耳炎。

【病因病机】

1. **肝胆火盛** 风热湿邪侵袭，以致引动肝胆之火，上聚耳窍，内外邪热搏结于耳窍，熏灼鼓膜，血肉腐败，则生脓汁。

2. **脾虚湿滞** 正气素弱或久病体虚，正气不胜邪毒，邪毒滞留，脾虚失运，水湿内生，泛溢耳窍；或因沐浴时水入耳中，湿浊滞留，腐蚀鼓膜而致。

3. **肾阴亏损** 先天禀赋不足或房劳伤肾，以致肾元亏损，抗邪力弱，耳窍空虚，痰湿滞留，腐败化脓。或湿热病后，余邪未清，停聚耳窍而发病。

【辨证】

1. **肝胆火盛** 急性发作，耳深部剧烈胀痛，耳内流脓，伴头痛耳鸣，听力减退，发热，面红耳赤，小便黄赤，舌红，苔黄，脉弦数。

2. **脾虚湿滞** 耳内流脓，量多、清稀，日久不愈，鼓膜穿孔，兼有面色萎黄，倦怠乏力，食少便溏，舌淡红，苔白腻，脉细无力。

3. **肾阴亏损** 耳内流脓，混有豆渣样物，带秽臭味，缠绵不愈，听力减退明显，伴神疲，头晕头痛，腰酸乏力，舌红，苔薄，脉细数。

【治疗】

1. **基本治疗**

治则：清泻肝胆、健脾利湿、通络开窍。取足厥阴肝经、足少阳胆经穴为主。

处方：行间 侠溪 阴陵泉 足三里 翳风 听宫

方义：足少阳胆经"其支者，从耳后入耳中，出走耳前"，与耳的关系密切。肝胆互为表里，行间、侠溪分别为肝胆两经荥穴，清泻肝胆，导热下行。足阳明胃经"循颊车，上耳前，过客主人"，故取足阳明之合穴足三里、足太阴之阴陵泉健脾利湿，托里排脓；取手少阳之翳风、手太阳之听宫以通络开窍，调和气血。

随证配穴：肝胆火盛加风池、外关；脾虚湿困加脾俞；肾阴亏虚加太溪、肾俞。

刺灸方法：阴陵泉、足三里针用补法，加灸；余穴用泻法。

2. **其他疗法**

(1) 穴位注射：取耳周围区域的 1~2 穴，用 0.5% 盐酸普鲁卡因注射液，配患侧或健侧合谷穴，交替使用，每穴 0.5~1ml，每日 1 次。

（2）耳针：取肝、胆、脾、肾、内耳、内分泌等。每次取上穴中 2~3 穴。用中等刺激。每日 1 次，留针 20~30 分钟。

【按语】

1. 针刺与艾灸可灵活辨证施治，可配合患耳局部药物及全身药物治疗。

2. 本病如果治疗不当，可转为慢性或变生他证。早期治疗，鼓膜可愈合，听力能恢复，或可治愈。

3. 本病应注意预防，如擤鼻时两鼻翼用手指交替压紧，分别擤出；应避免水、泪等物进入耳内。

4. 加强身体锻炼，增强体质。

【古方选辑】

聤生疮，有脓汁：耳门、翳风、合谷。（《针灸大成》）

【医案举例】

章某，男，65 岁，退休职工。1998 年 3 月 20 日就诊。反复两耳疼痛流脓 30 年，再发 3 天。屡经中西药物治疗，获效甚微。近年来发作频繁，严重影响工作和生活。本次于 3 天前劳累发病，两侧耳道疼痛流脓，脓汁清稀微臭，听力减退，耳鸣如蝉，倦怠乏力。舌质红，苔薄白，脉细数。症属肝肾亏虚，风热上郁。针刺取穴：听会、耳门、翳风、合谷、肝俞、肾俞、足三里。先针 1 侧 进针得气后中等强度刺激，其中肝俞、肾俞、足三里行补法。留针 20 分钟。共治疗 10 次，耳道逐渐干燥，疼痛消失，听力改善。随访半年未复发。（《黑龙江中医药》）

第十七节 鼻 衄

鼻衄是耳鼻喉科常见的急症，以鼻腔出血为主要症状。一般小量出血称鼻衄，大量出血不止称鼻洪或鼻大衄。

【病因病机】

1. **胃火炽盛** 足阳明经脉，始于鼻之交頞中，胃素积热，热伤阳络，血从鼻出，或嗜食烈酒辛辣之品而诱发。

2. **肺经热盛** 肺开窍于鼻，肺素蕴热，复感风热，或为燥热所袭，肺热上蒸，壅塞鼻窍，血热妄行。

3. **阴虚火旺** 肝肾阴虚，或久病伤阴，阴虚火旺、虚火上炎，血随火升，从鼻窍溢出。

【辨证】

1. **胃火炽盛** 鼻血量多，血色深红，烦躁身热，口渴引饮，口臭牙宣，大便燥结，舌红，苔黄，脉洪数。

2. **肺经热盛** 鼻衄点滴渗出，血色鲜红，兼见鼻塞、口干鼻燥、咳嗽，或有发热，舌红，脉数。

3. **阴虚火旺** 鼻衄量少或时作时休，口干少津，头晕目眩，失眠多梦，手足心热，耳鸣，舌红，苔少，脉细数。

【治疗】

1. **基本治疗**

治则：清热泻火，凉血止血。取鼻局部和手阳明经腧穴为主。

处方：迎香 印堂 上星 合谷

方义：迎香位于鼻旁，是治鼻病的要穴；合谷为手阳明经原穴，善清头面之热而止血；阳热亢盛，迫血妄行，故取督脉上星以泻上亢之热邪；印堂也在督脉循行线上，下行鼻柱，可泻诸阳经之热，清鼻窍之火。

随证配穴：胃火炽盛加二间、内庭；肺经热盛加用少商、孔最；阴虚火旺加太溪、太冲、三阴交。

刺灸方法：针用泻法。迎香、印堂、上星可用三棱针点刺出血。

2. **其他疗法**

(1) 耳针：内鼻、肺、胃、肾上腺、额、肝、肾。每次选 2~3 穴，捻转 1~2 分钟。每日 1 次。

(2) 压迫法：用手指按压患者的上星、囟会，或紧捏鼻翼，或用鼻腔填塞法。

(3) 冷敷法：以水袋或冷湿毛巾敷于患者的前额或颈部。

【按语】

1. 针刺和艾灸治疗鼻衄有一定效果，但应注意病因治疗。

2. 由血液病引起者，禁用针刺和刺血法。

3. 中老年人反复鼻衄者，应注意排除鼻咽部肿瘤。

【古方选辑】

衄血不止：承浆、委中。(《针灸甲乙经》)

鼻衄不已：灸涌泉二百壮……衄时痒，便灸足大趾节横理三毛中十壮，剧者百壮，衄不止灸之。(《千金翼方》)

【医案举例】

林某，男，12 岁，学生，1983 年 6 月 17 日急诊。病史：经常鼻衄，因剧烈运动后突然发生鼻出血，即用冷水洗脸敷额，又用棉花塞紧鼻腔皆无效。经五官科注射止血药，用凡士林纱条填塞，血仍渗出不止，后因患者不能忍受塞鼻之苦，自行将纱条拔出，当即出血 100ml 左右，针刺上星、迎香 3 分钟后鼻衄停止。随访 2 年无复发。(《中国针灸》)。

第十八节　口　疮

口疮又称"口疳"，是口腔黏膜上的溃烂点，常见于现代医学的溃疡性口炎。

【病因病机】

本病常因过食辛辣厚味或嗜酒过度心脾积热，复感风热之邪，热盛化火，循经上攻，或口腔不洁或有破损，毒邪趁机侵袭致使黏膜腐烂而发病。

【辨证】

1. **热毒炽盛**　唇、颊、上腭黏膜或舌面上有黄豆大的或豌豆大小的黄白色溃烂点，中央凹陷，呈圆形或椭圆形、周围黏膜鲜红，微肿，溃点数目较多或融合成小片，灼热疼痛，说话进食加重，兼见发热，口渴，尿赤，舌红，苔黄，脉数。

2. **虚火上炎**　溃烂面如黄豆、绿豆大小，表面灰白，周围黏膜颜色淡红或不红，溃点数量少，一般 1 ~ 2 个，易反复发作或此愈彼起，绵延不断，兼见五心烦热、失眠盗汗、脸色潮红、大便溏薄、舌红或淡、苔少或无光、脉细数。

【治疗】

1. 基本治疗

治则：热毒炽盛清热解毒，消肿止痛；虚火上炎滋阴降火。取手阳明大肠经为主。

处方：合谷　金津　玉液

方义：金津、玉液位于口腔内，取之可治局部病证；合谷为手阳明大肠原穴，又有"面口合谷收"之称，故取之可清泄大肠之热邪。

随证配穴：热毒炽盛加少商、内庭；虚火上炎加三阴交、太溪、肾俞。

2. 其他疗法

（1）耳针：取口、舌、神门、交感、肝、脾、肾强刺激，留针 30 分钟；也可用王不留行贴压，2~3 日更换 1 次。

（2）敷贴法：贴涌泉，将吴茱萸粉加醋调成糊状，敷于双侧穴位，每两天换药 1 次。

（3）穴位注射法：取地仓、合谷、颊车、足三里，每次选两穴，交替使用，每次取一组穴，每穴注射维生素 B_1 0.5ml。

【按语】

1. 本病针灸有一定的疗效。
2. 若伴有消化道疾病，应注意对这些伴随病证的治疗。
3. 注意口腔卫生，忌食辛辣肥甘食品，力戒烟酒，强调劳逸结合。
4. 积极参加体育锻炼，提高机体免疫力，可减少本病的发生。

【古方选辑】

牙疳：灸承浆。(《针灸聚英》)

口有疮：灸劳宫。(《神应经·小儿门》)

口舌生疮：三棱刺血。(《针灸杂病歌》)

【医案举例】

赵某，男，27 岁，1996 年 5 月 3 日就诊。主诉：复发性口腔溃疡 6 年。每因精神情绪因素诱发，近 1 周来口舌生疮，疼痛难忍，茶饭难咽。查：舌边、齿龈、颊黏膜有黄豆玉米粒大小之溃疡 6、7 处，覆盖黄色伪膜，周围黏膜水肿。舌红苔微黄，脉略滑数。治法：（1）火针点刺：根据溃疡面的大小，分别选用火针或三头火针。先嘱助手将患者疮面充分暴露并固定位置不使其移动，而后行常规消毒，再将火针在酒精灯上烧至通红迅速点刺疮面，需将疮面全部点净，但不要伤及正常黏膜。若疮面过大或数目较多时，可先行黏膜麻醉而后点刺。3日后可将未愈合之疮面再点刺1次，2次为一疗程。（2）外敷涌泉：将吴茱萸粉用陈醋调和软硬适中，摊成3mm厚、10mm直径大小，外敷涌泉穴，最后以麝香壮骨膏固定24小时，每日换药1次，7次为一疗程。用本法治疗后，疼痛即时大减，经治一疗程，诸症全消，随访至今未复发。（《中国针灸》）

第七章

其他病症

第一节 戒断综合征

戒断综合征是指因长期吸烟、饮酒、使用镇静安眠药，而产生依赖性之后，若突然中断而出现烦躁不安、神疲乏力、昏昏欲眠、感觉和反应迟钝等一系列戒断现象。临床分为戒烟综合征、戒酒综合征、戒毒综合征等。

一、戒烟综合征

【病因病机】

吸烟史较长，日吸烟一盒以上，痰湿阻肺，肺气不宣；或心脾两虚，脑失所养。

【辨证】

痰湿阻肺 胸闷，恶心，痰多，咽部不适，舌淡，舌胖大，苔白腻，脉滑。
心脾两虚 精神萎靡，神疲乏力，焦虑不安，甚者肌肉抖动，感觉迟钝等症状。

【治疗】

1. **基本治疗**
治则：宣肺化痰、宁心安神。
处方：甜美穴 丰隆 尺泽 合谷 神门
方义：甜美穴位于列缺与阳溪连线的中点，是戒烟的经验效穴。丰隆、尺泽、合谷宣肺化痰，疏通经脉，调和气血；神门为心经原穴，可宁心安神除烦。
随证配穴：胸闷、痰多加膻中、内关；咽部不适加天突、列缺；烦躁不安加神门、内关；精神萎靡加脾俞、足三里。

刺灸方法：以针刺为主，平补平泻。

2. 其他疗法

（1）耳针：肺、口、内鼻、皮质下、交感、神门。毫针强刺激，也可埋针或用王不留行籽贴压，两耳交替应用。

（2）电针：甜美穴、尺泽、合谷、神门，接通电针仪，疏密波强刺激。

【按语】

1. 针灸治疗，尤其是耳针疗法，对戒烟有良好疗效，远期疗效较近期疗效差。

2. 针灸治疗的同时，患者应积极配合，要树立信心，必要时要给予心理治疗。

【医案举例】

国际友人，男性，45 岁。有吸烟史 30 多年，每日吸烟 90 支左右。取迎香、地仓、合谷、足三里，针刺得气后，接电针治疗仪，频率为 200 次/分左右，强度以本人能耐受为度，留针 30 分钟，每日 1 次。又取耳穴神门、口、肺、胃，用王不留行籽贴压。第 1 次针刺后，吸烟量由每日 90 支减至每日 15 支，并觉烟味有变化；第 2 次治疗后，即完全停止吸烟。多年想戒烟的愿望终于实现。（《中国针灸》）

二、戒酒综合征

【病因病机】

长期大量饮酒，伤及脾胃，脾失健运，痰湿内生，久之气血生化之源匮乏，以致心肾两虚。

【辨证】

痰湿困脾 全身疲乏，软弱无力，厌食，恶心呕吐，腹痛，腹泻，舌质黯红，舌胖大，苔白或黄腻，脉滑。

心肾两虚 腰膝酸软，精神萎靡，神疲乏力，或烦躁不安，精神忧郁等症状。

【治疗】

1. 基本治疗

治则：健脾除湿，宁心安神。

处方：百会 神门 脾俞 胃俞 足三里 三阴交

方义：百会位于巅顶，为督脉要穴，内入于脑，可镇痛宁神；神门为心经原穴，宁心安神；脾俞、胃俞配三阴交、足三里，可健脾除湿、调和气血。

随证配穴：烦躁不安，精神忧郁加心俞、内关；头昏、腰膝酸软加肝俞、肾俞、关元、气海；恶心呕吐加内关、中脘；腹痛、腹泻加天枢、上巨虚。

刺灸方法：以针刺为主，平补平泻。

2. 其他疗法

（1）耳针：胃、内分泌、皮质下、神门、咽喉。毫针浅刺，或用王不留行籽贴压，若酒瘾发作，可及时按压。

（2）电针：脾俞、胃俞、足三里、三阴交，接通电针仪，连续波强刺激。

【按语】

1. 针灸治疗戒酒疗效明显，对于长期、大量饮酒者，疗效较差。
2. 治疗同时患者应积极配合，以提高疗效，自愿戒酒治疗者，疗效较好。
3. 耳穴治疗戒酒时，在酒瘾发作时，应按压耳穴以加强刺激，提高疗效。

【医案举例】

国际友人，男，60 岁。饮酒史 32 年。初为借酒消愁，现每日必饮，每饮必醉，饮酒量平均每天达 1500ml 左右，家人极为不满。自己虽有心戒酒，但尝试诸法，均未成功。听说针灸能戒除烟、酒，特要求试治。针刺中脘、足三里、三阴交、神门、百会，动留针 30 分钟，每日 1 次；结合耳穴胃、心、神门、内分泌，用王不留行籽贴压；同时每日口中含化六神丸。治疗 1 次后，饮酒量减半，信心大增。连治 6 次，完全戒除。以后每见他人饮酒，不但毫无酒瘾，反生厌恶之感。(《针灸临床杂志》)

三、戒毒综合征

【病因病机】

患者吸食或注射鸦片类毒品成瘾后，停药 4～16 小时后，则出现一系列戒断症状。

【辨证】

肝风扰动 最初表现为呵欠，流泪，流涕，出汗等类似感冒的症状；继之出现烦躁不安或精神忧郁，甚至出现全身骨骼和肌肉抽动、惊厥或攻击性行为。

脾虚湿困 以上症状基础上伴喷嚏，寒战，恶心呕吐，腹痛，腹泻等。

心肾不交 以上症状基础上伴通宵不寐，消瘦纳少，大便干结，心率加快，血压升高、烦躁等。

【治疗】

1. 基本治疗

治则：健脾除湿，滋阴熄风。

处方：水沟 风池 内关 合谷 劳宫 丰隆

方义：水沟为督脉要穴，督脉入络脑，风池为胆经穴位，亦络于脑，二穴相配，熄风醒脑开窍；内关、劳宫乃心包经之络、荥穴，宁心安神、清心除烦；合谷行气活血；丰隆健脾化痰。

随证配穴：肝风扰动者加太冲、行间；血虚困脾者加脾俞、肾俞、三阴交；心肾不交者加心俞、肾俞；腹痛、腹泻加天枢、上巨虚；烦躁惊厥者加中冲、涌泉。

刺灸方法：实证只针不灸，用泻法；虚者针灸并用，补法。

2. 其他疗法

（1）刺血拔罐：循经叩刺为主，沿督脉、夹脊穴及膀胱经第一、二侧线，以皮肤潮红为度，然后加拔火罐并行推罐法。

（2）耳针：肺、内分泌、肾上腺、神门，毫针浅刺，或用王不留行籽贴压。

（3）电针：内关、合谷、劳宫、丰隆，接通电针治疗仪，用疏密波强刺激。

【按语】

1. 针灸戒毒有较好的疗效。患者应树立信心，一般均可获得成功。

2. 在治疗时，应与患者多交流，进行宣传教育和心理疏导。

3. 家庭及社会的配合对巩固疗效、断绝复吸有重要的作用。

4. 对于重证患者应及时采取支持疗法等综合治疗措施。

【医案举例】

张某，女，19岁。吸毒2年余，戒毒后精神疲乏，烦躁不安，夜间常常通宵不寐，曾一次口服6片安定仍不能安眠。忍受不住毒品带来的痛苦，多次越窗逃跑，外出不归。消瘦纳少，大便干结，咽喉异痒，取水沟、人迎、天突、印堂、神门、内关、安眠得气后先泻后补，动留针 30～40 分钟。针后感觉全身轻松，咽喉不适感消失，当晚安睡近 12 小时，次日无吸毒欲望。在家人严密配合下连续治疗 5 次，烦躁情绪好转，胃纳佳，睡眠香，精神振作。又治疗 5 次而完全戒断。(《中国针灸》)

第二节　竞技紧张综合征

竞技紧张综合征属中医学"心悸"、"不寐"、"晕厥"的范畴。

竞技紧张综合征分为比赛紧张综合征和考场紧张综合征，是在竞技前、竞技过程中由于精神紧张出现的神经、消化、心血管等系统的一系列症状。多见于运动员和学生。

【病因病机】

竞技紧张综合征多因七情内伤，情志偏胜或喜怒忧思太过，引起脏腑功能失调；主要是个人心理压力因素刺激，情绪变化，引起心神失养即现代医学称自主神经、内分泌系统生理功能异常。

【辨证】

1. **肝气抑郁**　头痛，头晕，纳差，泄泻，出冷汗，气急烦躁，肌肉震颤，倦怠乏力等。

2. **心神失养**　头痛，头晕，失眠，肌肉震颤，血压升高，注意力不能集中，甚则运动员在比赛中出现血压升高，晕厥；学生在考试前或考试中出现记忆力下降，尿频尿急，晕厥等。

【治疗】

1. **基本疗法**

治则：疏肝理气、养心安神。

处方：百会　四神聪　神门　内关　三阴交

方义：百会位于巅顶，为督脉要穴，与四神聪穴相通，均入络于脑，可健脑定志；神门、内关，可养心宁神；三阴交健脾、疏肝、益肾。

随证配穴：头痛、头晕加印堂、太阳；肌肉震颤加太冲、阳陵泉；血压升高加大椎、曲池；晕厥时可加素髎、水沟、十二井穴。

刺灸方法：以针刺为主，平补平泻。百会、足三里针刺后加灸；百会朝四神聪方向以仓龟探穴法沿皮刺。

2．其他疗法

（1）皮肤针：轻叩百会、四神聪、风池穴，每穴 2～3 分钟。

（2）耳针：神门、心、皮质下、交感、枕、脑等穴。毫针中度刺激，或王不留行籽贴压。

（3）头针：额中线、额旁 2 线、颞后线，进针后快速捻转。

（4）电针：神门、内关、三阴交等，接通电针治疗仪，疏密波中度刺激。

（5）埋线：心俞、厥阴俞、肝俞等，取 "0" 号羊肠线约 1cm 置于穴内，敷以无菌纱布。

【按语】

1．针灸治疗本病疗效确切，无副作用。

2．竞技前施行耳穴药丸按压治疗，可增强镇静效果。

3．竞技紧张综合征多由精神紧张引起，因此可配合心理疏导。

【医案举例】

苏某，男，20 岁。因参加射箭比赛，上场前出现心慌、手抖、烦躁、肩臀部肌肉紧张等症，脉搏 89 次/分（平时 62 次/分）。以按压耳穴法治疗，取心、脾、皮质下，每穴按压 1 分钟左右。治疗后症状即消失，大脑特清醒。后在另一轮比赛时又感手发抖、肩臂部肌肉，在皮下、脾穴刺激后，手抖消失，肩部轻松，动作协调。比赛期间进行了 3 次治疗，赛中情绪稳定，最后打破全国记录，夺取金牌。（《中国运动学杂志》）

第三节　慢性疲劳综合征

慢性疲劳综合征是一组病因不明、无器质性病变，以持续半年以上的慢性、反复发作性极度疲劳为主要特征的综合征。多表现为轻度发热、头晕目眩、肌肉无力或疼痛、咽痛不适、颈前后部或咽峡部淋巴结疼痛、失眠健忘、精神焦虑、情绪不稳定、注意力不集中等。卧床休息不能缓解，常影响患者正常的生活和工作。慢性疲劳综合征多见于中医学 "头痛"、"心悸"、"郁证"、"眩晕"、"虚痨" 等病症之中。

【病因病机】

由于疲劳过度或情志不调致肝、脾、肾功能失调。肝失条达则影响到情志活动；肝主筋而藏血，脾主运化，主肌肉，肝血亏虚，脾失健运，则精微不布，筋无所主，则出现神经、心血管、运动系统的症状。

【辨证】

1. 肝脾不和 多表现为轻度发热，头晕目眩，肌肉无力，精神焦虑，情绪不稳定，注意力不集中等。

2. 心肾不交 失眠，多梦易醒，心悸，焦虑，头晕，注意力不集中，健忘或疼痛，咽痛不适，颈前后部或咽峡部淋巴结疼痛等。

【治疗】

1．基本治疗

治则：疏肝理脾、交通心肾、健脑养神。

处方：百会　印堂　神门　太溪　太冲　三阴交　足三里

方义：百会、印堂均为督脉要穴，可清利头目、健脑益神；神门、太溪为心、肾经之原穴，可交通心肾；太冲疏肝理气；三阴交、足三里补益脾胃，恢复体力。

随证配穴：失眠、多梦易醒加安眠、内关；心悸、焦虑加内关、心俞；头晕、注意力不集中加四神聪、悬钟。

刺灸方法：针灸并用，补法。

2．其他疗法

（1）皮肤针：循经叩刺，轻叩督脉、夹脊穴和膀胱经第一、二侧线，以皮肤潮红为度。

（2）耳针：心、肾、肝、脾、皮质下。用王不留行籽贴压。

（3）电针：百会、印堂、神门、太溪、太冲，接通电针治疗仪，疏密波弱刺激。

【按语】

1. 针灸治疗本病有较好的疗效，能缓解躯体疲劳的自觉症状。

2. 针灸治疗同时，还应采用综合疗法。如：饮食疗法，支持疗法等。

3. 患者应保持情绪乐观，加强体育锻炼。

【医案举例】

患者，男，49岁，干部，2000年1月4日就诊。疲劳感8个月，伴有失眠，头痛，精神萎靡，记忆力减退，思维混乱，头晕眼花，腰膝酸软，心悸，腹胀纳差，低热，咽痛，关节酸痛，进行性消瘦，长期服用安定、西比灵、养血安神片、阿胶补浆及抗生素，又服中药采力合剂1个月，效果不理想，严重影响工作和生活质量，故来就诊。舌质暗红，苔薄白，脉沉细数。诊断为慢性疲劳综合征。取穴：大椎、至阳、心俞、膈俞、长强。先针刺，起针后督脉和足太阳膀胱经背部第一、二侧线，从第7颈椎至长强穴区走罐，以皮肤潮红、深红或起丹痧点为度。治疗1次，能寐，3次诸症状明显减轻，15次痊愈，已能正常工作，恢复了正常的生活。随访半年无复发。(《上海针灸杂志》)

第四节　抗衰老

人体衰老是一系列生理、病理过程综合作用的结果。人体随着年龄的增长，机体的免疫力逐渐下降，而出现表情淡漠，反应迟钝，记忆力下降，眩晕耳鸣，神疲乏力，动作缓慢，腰膝酸软，失眠健忘，发脱齿摇等老化症状。

【病因病机】

肾气亏虚、肾精不固是本病发生的根本原因。肾精是阴阳气血之本，对人的生长、发育、衰老起着决定性作用。人体随着年龄的增长，肾气衰退，五脏六腑、经络气血渐衰，阴阳失衡，衰老随之而生。

【辨证】

1. **肝肾不足**　表情淡漠，反应迟钝，记忆力下降、腰膝酸软，失眠健忘，发脱齿摇等。

2. **心肺气虚**　眩晕耳鸣，神疲乏力，动作缓慢，每遇天气变化、寒冷刺激即易感冒，纳差，舌淡、苔薄黄，脉浮而无力等。

3. **脾气虚弱**　神志疲怠，纳差、腹胀腹泻等。

【治疗】

1. **基本治疗**

治则：调理气血、补肾填精、滋养脏腑。

处方：足三里　三阴交　肾俞　关元　百会

方义：足三里是胃经下合穴，益脾养胃、调补气血，是防病保健、益寿延年的保健穴；三阴交健运脾胃、补益肝肾、养血填精；关元可益养脏腑、补肾填精，补益元气；百会为督脉要穴，位于巅顶，入络于脑，可健脑益智、抗老防衰。

随证配穴：心肺气虚加心俞、肺俞、云门；脾气虚弱加脾俞、胃俞；肝肾不足加肝俞、命门、气海、太溪。

刺灸方法：针灸并用，用"烧山火"补法，辅以灸法。

2．其他疗法

（1）皮肤针：轻叩头部、督脉、背部膀胱经，以局部出现潮红为度。

（2）隔药饼灸：脾俞、肾俞、关元、气海、足三里等穴，隔附子饼灸。

（3）耳针：心、脑、肾、皮质下、内分泌，用王不留行籽贴压。

（4）穴位注射：足三里、三阴交、脾俞、肾俞等穴，用人胎盘组织液、鹿茸精、黄芪、当归注射液，每穴注入 1~2ml。

【按语】

1．针灸抗老防衰有较好的疗效，尤以灸法疗效最佳。

2．针灸疗法同时，应配合推拿、运动、娱乐、饮食等疗法。

3．本病疗程较长，患者应持之以恒。

【古方选辑】

人于无病之时常灸关元、气海、命门、中脘，虽未得长生，亦可保百年寿矣。（《扁鹊心书》）

若要安，三里莫要干。（《医说》）

若要安，丹田、三里不曾干……气海者，元气之海也。宜频灸此穴，以壮元阳。（《针灸资生经》）

【医案举例】

刘某，男，55岁。素来体虚，每遇天气变化、寒冷刺激即易感冒，纳差，舌淡、苔薄黄，脉浮而无力。取足三里、三阴交、两穴交替施灸。1年后随访，仍坚持施灸，身体比以前健康，饮食和睡眠均佳，1年来只患过1次感冒。（《安徽中医临床杂志》）

第五节 美 容

一、黄褐斑

黄褐斑是以发生于面部的对称性褐色色素斑为主要特征。古称"面尘"、"肝斑"、"黧黑斑";俗称"妊娠斑"、"蝴蝶斑"。面部色斑呈黄褐色、深褐色或咖啡色,最初为多发性,渐渐融合成片,对称分布于面部,以颧部、前额、两颊最突出,有时呈蝶翼状,边缘清楚或呈弥漫性,面部无炎症及鳞屑。

【病因病机】

本病与肝、脾、肾三脏密切相关。情志不遂,肝气郁结,气血不能上荣于面;偏食肥甘厚味,损伤脾胃,脾失健运,水湿内阻,气血不畅,颜面失养;年老精亏,房室过度,肾阴亏损,肌肤失养,肾之本色泛于颜面,均可致黄褐斑。

一般认为与雌激素代谢失调有关,另外还与日晒、长期使用化装品和长期服用某些药物有关。故多见于怀孕、人工流产及分娩后的女性。

【辨证】

1. **气滞血瘀** 面部色斑呈黄褐色,深褐色或咖啡色,最初为多发性,渐渐融合成片,伴有妇女痛经,或经前乳房胀痛,舌黯红,有瘀点或瘀斑,脉弦滑。

2. **脾虚湿困** 面部色斑呈黄褐色,深褐色或咖啡色,伴神疲乏力,腹胀,便溏,舌胖大有齿痕,脉濡缓等。

3. **肝肾阴虚** 面部色斑呈深褐色或咖啡色,伴有腰膝酸软,失眠多梦,盗汗,舌质红,舌体瘦小,苔少,脉沉迟等。

【治疗】

1. **基本治疗**

治则:调和气血、化瘀消斑。取局部和手阳明、足太阴经腧穴为主。

处方:迎香 颧髎 合谷 血海 三阴交 阿是穴

方义:迎香、颧髎局部取穴,疏调局部经络之气,化瘀消斑;合谷、血海、三阴交补益脾胃、调和气血,使气血能上荣于面,达到消斑的目的;阿是穴可加强通络消斑疗效。

随证配穴:气滞血瘀加太冲、膈俞;肝肾阴虚加肝俞、肾俞、太溪;脾虚湿困加脾俞、阳陵泉。

刺灸方法：针灸并用，平补平泻。

2. 其他疗法

（1）耳针：肺、肝、肾、内分泌、皮质下、面颊。毫针中度刺激；或用王不留行籽贴压。

（2）电针：迎香、颧髎、血海、三阴交，接通电针治疗仪，用疏密波弱刺激。

（3）穴位注射：肺俞、胃俞、足三里、血海，用当归、复方丹参注射液，每穴注射 1～2ml。

【按语】

1. 针灸治疗黄褐斑有一定的疗效，但疗程较长。
2. 黄褐斑受多种因素影响，要积极治疗原发病。
3. 治疗期间，应尽量避免日光照射和刺激性化妆品。

【医案举例】

王某，女，42 岁。面生黄褐斑 4 年。分布于颧骨、额部，呈双侧对称性，为深褐色，春季症状加重。伴少寐、心烦易怒、尿频。经西药多方治疗无效，遂求治于针灸。查：舌淡、苔白、边有齿印、脉沉细。取合谷、三阴交、太冲、行间、肺俞、脾俞、肾俞、肝俞，每次 3～5 穴；耳穴取神门、大肠、肝、脾、肾、胆、肺、内分泌、面颊、枕、卵巢，每次针 3～5 穴；隔日 1 次，两耳交替。经 6 个疗程（60 次）治疗色斑消退。追访 1 年，未见复发。（《针灸临床杂志》）

二、斑 秃

斑秃是一种突然发生的局限性斑状脱发。局部皮肤正常，无自觉症状。为常见的脱发病之一，中医称油风，俗称鬼舐头、鬼剃头。

【病因病机】

《诸病源候·论鬼舐头候》说："人有风邪在于头，有偏虚处，则发秃落，肌肉枯死，或如钱大，或如指大，发不生亦不长，故谓之鬼舐头。"可见，古人认为此病的发生与风与虚有关。临床多因气血虚弱，肝肾亏损，发失所养；或肝气郁结，气机不畅，气滞血瘀，血不养发；或血热生风，风动则发不固而脱落。

现代医学对本病的病因亦不清楚，可能与自身免疫功能紊乱、遗传因素、精神因素等有关。

总之，斑秃的发病机制目前多倾向于有一定的遗传因素参与，由精神因素诱发的免疫机制紊乱，但认为所有斑秃都是免疫异常所致目前尚缺乏依据。

【治疗】

1. 基本治疗

治则：调补气血，凉血熄风，活血散瘀。取阳明经穴及阿是穴为主。

处方：斑秃区　生发穴　太阳　风池　三阴交　膈俞　血海　百会　上星

方义：斑秃区围刺以疏通局部气血；生发穴位于风池与风府连线的中点，可祛风凉血生发；太阳、风池凉血祛风；三阴交养阴清热；膈俞为血会，配血海行气活血；百会、上星益气升阳、疏通局部气血。诸穴共奏祛风清热、滋阴凉血，生发养发的目的。

随证配穴：头部发热加曲池；心烦易怒加内关；肝郁加太冲；血虚加足三里；肝肾不足加肝俞、肾俞；头晕耳鸣加悬钟、太溪。

针灸方法：斑秃区用平补平泻，其余穴位用泻法，中度刺激。

2. 其他疗法

（1）耳针：肾、肺、神门、交感，深刺，中等刺激，或用压丸法。

（2）穴位注射：肺俞、肾俞、膈俞、肝俞，注射当归、川芎注射液，每穴1毫升。

（3）皮肤针

①皮肤针轻巧而均匀地叩刺皮损区，至皮肤轻度发红，有少许渗血为宜。

②皮肤针加灸法：用皮肤针叩刺，微渗出血，然后用艾条灸，以能忍受为度，灸后用生姜涂搽患处。

（4）电皮肤针：电皮肤针叩刺斑秃局部和风池穴，致皮肤微红或微出血为度；再从上至下叩刺脊柱正中。

（5）耳穴割治：内分泌，取尖手术刀割双耳内分泌区，其深度以不超过耳软骨为限，割后包扎，每周1次，连割4次为1疗程。

【按语】

1. 针灸对本病有较好的疗效，尤以皮肤针疗效最佳。

2. 针灸疗法同时应配合饮食疗法。

3. 本病疗程较长，患者应持之以恒。

【医案举例】

马某，男，47 岁，于 1979 年 5 月 3 日初诊。自诉 15 年前曾突然昏迷倒地致头部撞伤，继而出现头痛、失眠、心烦、记忆力锐减、恶梦缠绵等症；两个月后，发现头部有四块鸭蛋大小的秃斑，皮肤光亮；三个月，头发全部脱光。依据症状，经用电梅花针叩刺和穴位注射药物三个月后，病情显著好转，已长出较为乌黑头发。一年后随访，头发再未反复脱落，且多年失眠之症也得到治愈（《现代针灸医案选》）。

三、脂溢性脱发

脂溢性脱发又称早秃及男性型秃发，是头皮毛囊从长毛渐变为毳毛的渐进过程。主要表现为头顶部头发脱落、稀少、细软，多见于男性。祖国医学称为"发蛀脱发"。

【病因病机】

祖国医学认为本病是由于先天禀赋异常，肝肾阴虚，发失所养；或由于脾胃湿热郁于肌肤，脉络瘀阻，毛发失去濡养；或平素体虚，大病之后，气血虚弱，血虚生燥，不能滋养毛发而致。

现代医学对本病的病因尚不十分清楚，但遗传是一个肯定的因素，另外，雄性激素的增多，内分泌失调等也可导致本病的发生。

【治疗】

1. **基本治疗**

治则：健脾益气，养血，生发。取督脉、阳明、太阴经穴为主。

处方：百会 头维 足三里 三阴交 生发穴

方义：百会为诸阳之会，可调一身之气血；头维、足三里同属胃经，可补益气血，头维还可疏通局部气血；三阴交健脾养阴；生发穴位于风池与风府连线的中点，可祛风养血生发。诸穴共达养血生发之功。

随证配穴：肝肾阴虚加肝俞、肾俞；血虚风燥加风池、膈俞；脾胃湿热加阴陵泉、解溪；瘙痒明显加大椎；油脂多加上星。

刺灸方法：百会、头维、生发穴用平补平泻法，足三里、三阴交用补法，中度刺激。

2. **其他疗法**

(1) 头针：防老穴、健脑穴，防老穴，属督脉，位于百会穴后 1 寸；健脑穴（双），属胆之络脉，位于风池下5分。防老穴针尖斜向前方，穿皮刺；健脑穴针尖斜向下方。疗程：每日或隔日针1次，每次留针15～30分钟，10次为1疗程。

（2）耳针：交感、皮质下、脑干、内分泌、脾。毫针刺，也可用耳穴贴压法。

（3）皮肤针：以皮肤针叩刺脱发区，用中等刺激手法。

（4）放血疗法：适用于实证、热证。大椎穴周围皮肤消毒后，用三棱针点刺放血，然后拔火罐。

（5）指针疗法：右手拇指、食指揉按患者双侧风池穴。

【按语】

1. 针灸对本病有较好的疗效，尤以皮肤针疗效最佳。
2. 针灸疗法同时，应配合饮食疗法。
3. 本病疗程较长，患者应持之以恒。

第六节　单纯性肥胖症

单纯性肥胖多指营养过度，摄取超过人体消耗热能而致的脂肪积聚，形体肥胖，体重超过标准体重的20%，但无明显的内分泌功能障碍者。临床上多根据具有家族肥胖史及正处于易发胖的年龄段（青春期、妊娠期、产后、中年40岁左右、更年期）有多饮多食，困倦易累，嗜睡，或稍动即气喘，大汗淋漓、弯腰困难，严重者有呼吸困难，水肿，关节疼痛，腰背肌肉疼痛，月经不调以及心，肺，脑，肾等并发症。临床上还需结合体重、体重指数、腰臀比、肥胖度、体脂含量及临床表现诊断单纯性肥胖症。

肥胖不仅有碍人们的形体美，而且对人体健康与长寿造成很大的危害。由于肥胖而并发的疾病有糖尿病、高血压病、高脂血症、高尿酸血症、心脑血管疾病、脂肪肝、胆结石、胆囊炎、胰腺炎、呼吸功能不全、月经异常、不孕症、乳腺癌、因负重而骨质增生等诸病。因此，减肥已成为当今人们普遍关注的问题。

【病因病机】

1. **饮食失节**　长期食欲亢进，或偏食膏粱厚味、甘甜之品，脾气受损，健运失常，助湿生痰，湿热内生，流注肌肤而成肥胖。

2. **脾虚湿阻**　素体脾虚，过食伤脾或久坐少气，脾胃呆滞，运化失司，水谷精微及水湿失于输布，痰湿脂浊留滞周身而肥胖。

3. **情志不和** 情志不逆，气郁化火，炼液成痰，或肝脾不和，脾失健运，胆汁排泄不畅，痰浊内生，脂肪沉积，形成肥胖。

4. **脾肾两虚** 肾为先天，脾为后天，饮食过量，嗜食肥甘厚味，脾虚失运，加之人到中老年，或妇女产后、更年期，肾气不足，脾肾功能失调，湿聚脂积，气血瘀阻，瘀脂留滞肌肤、脏腑形成肥胖。

本病的病理，主要责之肝、脾、胃、肾的功能失调，由于这些脏腑功能失调导致水湿、痰浊、瘀血、脂质等病理产物的形成，临床表现有虚有实或虚实相兼、本虚标实为特点。

【辨证】

1. **胃肠实热型** 身体健壮，食欲亢进，丰食多餐，精力充沛，面色红润，口舌干燥，大便秘结，舌红苔黄，脉滑有力。此型多见于青少年、产后、妊娠期妇女。

2. **肝郁气滞型** 身体丰腴，食欲亢进，性情急躁易怒，胁痛，经少或闭经，经前伴有乳房涨痛，烦热，口干，咽干，大便秘结，舌红，苔黄，脉滑而细，此型多见于青中年。

3. **脾虚痰浊型** 身体臃肿，饮食如常，伴有胸闷气憋，倦怠乏力，心悸，腹胀，下肢浮肿，舌胖大有齿痕，苔白，脉细或细滑。多见于中老年妇女。

4. **脾肾阳虚型** 身体肥胖日久，饮食如常，困倦乏力，嗜睡，气短，水肿，腰腿软，性功能减退，舌质淡红，苔白腻，脉沉浮无力。多见于肥胖病兼高血压心脏病等合并症者以及中老年。

【治疗】

1. **基本治疗**

治则：调气行水，健脾化痰。取任脉、足阳明、太阴经穴为主。

处方：中脘 气海 天枢 水道 水分 足三里 丰隆

方义：胃募中脘、大肠募天枢通调胃肠腑气；气海、水道、水分通调水道，养气行水；足三里、丰隆健运脾胃，化痰除湿。各穴共奏疏经通络行气化痰，以达消脂之目的。

随证配穴：胃肠实热加大横、曲池、支沟、梁丘、内庭、上下巨虚、腹结；肝郁气滞型加血海、太冲、地机；脾虚痰浊型加脾俞、阴陵泉、三阴交；脾肾阳虚型加脾俞、肾俞、关元、太溪。

刺灸方法：针刺为主，平补平泻。

2．其他疗法

（1）耳针：口、食道、脾、胃、耳中，将揿针、药粒或磁珠贴压穴位上，饭前按压 5 分钟，以局部微痛为止。

（2）电针：在辨证选穴的基础上配好穴位，接好正负极，连续波或疏密波，刺激强度以病人可耐受为度。

【按语】

1．针灸减肥有肯定的疗效。针刺综合疗法优于单纯疗法。针刺综合治疗即将耳针、体针或埋线等疗法结合起来共同达到调脂减肥目的的综合疗法。

2．针刺减肥包含减脂与减重两个概念。针刺减重速度有限（体重指数），而减脂效果十分显著（腰围臀围指数），可使人肌肉结实有力，脂肪少，更符合健美标准。

3．治疗时间愈长，疗效愈高，越巩固（不易反弹）。

4．年龄和疗效的关键是：40 岁以下疗效快，40 岁以上的疗效慢。

5．针刺减肥虽不特别要求控制饮食量，但不能暴饮暴食，若一如既往，不论哪一种减肥方法都是徒劳的。

【医案举例】

李某，女性，41 岁。因肥胖七年，头晕三个月就诊，该患者头部昏沉，神疲，肢体困重，动则更甚，偶有胸闷，口黏，纳食可，大便不爽，舌淡、苔白腻，脉滑。诊断：肥胖症，痰浊中阻型，治以健脾化痰祛湿为原则。取梁丘、公孙、阴陵泉、丰隆、中脘、水分、头维，施平补平泻手法，每日针刺一次，留针30 分钟，十次为一疗程，疗程间休息三天。嘱患者在治疗期间节制饮食，加强运动，一个疗程后患者诸症减轻，体重下降 1.5 千克，又连续治疗两个疗程，患者诸症消失，体重累计下降 3.5 千克。（《中国针灸内科治疗学》）

【附注】

1．**戒断综合征**　外源性成瘾物质长期大量进入体内，与中枢内阿片类受体相结合，致使体内内源性阿片类物质的分泌受到抑制。一旦外源性成瘾物质停止供应，内源性阿片类物质的分泌不能满足人体需要，则诱发出一系列难以忍受的戒断现象。

2．**单纯性肥胖**

诊断标准，根据《西医内科学》1999 年五版制定标准结合国内美容学方面书籍归纳以下几点：

（1）标准体重：成人标准体重（kg）=（身高 cm 数 - 100）×0.9（女性 0.85），体重超过标准体重的 10% ~ 19% 为超重（计算方法见肥胖度），体重超过标准体重的 20% ~ 30% 为轻度肥胖，超过标准的 30% ~ 50% 以上为重度肥胖。

注：体重要在光线充足的室内、穿内衣脱鞋、以千克为单位（精确到 0.1kg），使用有支柱的可移动的台式磅称进行测量，身高以不穿鞋、以 cm 为单位（精确到 0.1cm）。

（2）体重指数：BMI = 体重（kg）/身高（m）是较常用的指标。

WHO 标准：正常 BMI ≥ 18.5 ~ 24.9；≥25 为超重；≥25 ~ 29.9 为肥胖前期；≥30 ~ 34.9 为一度肥胖（中度）；35 ~ 39.9 为二度肥胖（重度）；≥40.0 为三度肥胖（严重）。

2000 年国际肥胖特别工作组提出了亚洲成年人 BMI 正常为 18.5 ~ 22.9；<18.5 为体重过低；≥23 为超重；≥23 ~ 24.9 为肥胖前期；≥25 ~ 29.9 为一度肥胖；≥30 为二度肥胖。

应注意的是：肥胖症并非单纯体重增加，若体重增加仅仅是肌肉发达，则不应视为肥胖。

（3）腰臀比：WHR：是描述脂肪分布类型的一个指标

腰臀比 = 腰围/臀围

正常成人 WHR 男性 <0.90，女性 <0.85

超过此值为中央性（又称腹内或内腹型）肥胖，低腰臀比值称周围性肥胖。

注：腰围即测量肋骨下缘至髂前上棘之间的中点的经线。

臀围即股骨粗隆水平的经线。

（4）肥胖度：

肥胖度 =（实际体重 - 标准体重）÷标准体重×100%

计算值为 ±10% 属正常范围，>7% 为超重；>20% 为肥胖

>20% ~ 30% 为轻度；>30% ~ 50% 为中度；>100% 为病态。

（5）脂肪含量：《根据首届全国中西医结合肥胖症学术会议》

体内脂肪的百分量〈率〉

男性脂肪百分量 = 1.215BMI - 10.13

女性脂肪百分量 = 1.48BMI - 7

男性 >20% 女性 >30% 则诊断为肥胖

专 论

第一章

子午流注针法

　　子午流注针法，是以十二经脉肘膝以下的五输穴为基础，根据井、荥、输、经、合的气血流注、盛衰开阖原理，配合阴阳、五行、脏腑、天干、地支推算逐日按时开穴的时间进行针刺的一种取穴法。

　　子午流注针法属古代时间医学的范畴，注重和强调"择时"与"选穴"两个方面。所谓"择时"就是依据气血流注的盛衰时间为主体，"选穴"就是优选十二经中疗效最佳的五输穴。二者结合，就是子午流注针法的中心内容，其与辨证选穴的取穴方法有着显著的区别。

一、子午流注的涵义

　　子午是指时间而言，子为夜半，午为日中，是阴阳对立的两个名词，是古代人们用来记述年、月、日、时的符号。子为阳之始，午为阴之始。如以一年为例，子为十一月，午为五月；以气候为例，子时寒，午时热；而以一天为例，子为夜半的 23 ~ 1 点，午为日中的 11 ~ 13 点，可见子午含有阳极生阴，阴极生阳的意义，说明了子午是阴阳转化的起点与界线。

　　流注二字，流指水流，注系输注，中医学将人体的气血循环比做水流，以井、荥、输（原）、经、合来作比喻，指水流之发出为井，渐成细流为荥，所注为输，所行为经，然后汇合入于泽海，用以阐明十二经脉气血的流注过程。

　　"子午流注"是将机体的气血循行，比拟水流，或从子到午，或从午到子，随着时间的不同，阴阳各经气血的盛衰，都有固定的时间。气血迎时而至为盛，气血过时而去为衰，按照泻则乘其盛，补则随其去的原则，逢时为开，过时为阖，定时开穴，以调和阴阳，纠正机体的偏盛偏衰来治疗疾病。可见子午流注是在"天人相应"的理论指导下，逐渐演变而创立起来的具有独特意义的一种针刺取穴法。

二、子午流注的源流

子午流注，其理论体系可溯源于《内经》。如《素问·六微旨大论》曰"天气始于甲，地气始于子，子甲相合，命曰岁立，谨候其时，气可与期"。《素问·六节脏象论》说"天以六六为节，地以九九制会，天有十日，日六竟而周甲，甲六复而终岁，三百六十五日法也。"《灵枢·卫气行》载"岁有十二月，日有十二辰，子午为经，卯酉为纬。"《灵枢·经别》有"人之合于天道也，内有五脏，以应……五时……。"《素问·宝命全形论》云"人以天地之气生，四时之法成。"此即古人仰观天象，俯窥地理所体认出来的，他们用子午十二地支来代表，划分四季寒暑和一天昼夜的不同，从而认识到人体五脏与自然相适应，为子午流注按时分配脏腑的规律提供了基础。由于宇宙、环境有规律的变化，人体气血流注也有一定的规律性，所谓"各有其时，更始更终，无有休止"，故《素问·八正神明论》中指出"凡刺之法，必候日月星辰，四时八正之气，气定乃刺之"，"先知日之寒温，月之虚盛，以候气之浮沉而调之于身"，说明按时针灸是从日、月运行节律与人体气血运行盛衰来立说的，由此可见昔时在治病时，十分重视日时寒暖和脉气盛衰，这就是子午流注针法的理论基础。

《内经》之后，又有《难经》《针灸甲乙经》《子午流注针经》等书，都对井、荥、输（原）、经、合流注有所论述。尤其是《难经》六十四、六十五难明确指出五输分属五行，并对其意义作了说明，对十天干的运用作了概括性的阐述。晋·皇甫谧的《针灸甲乙经》又将心经五输穴补上，共成66个五输穴，这些都为子午流注针法的应用提供了依据。

到了宋金时代，干支学说盛行，对医学产生了一定的影响，因而研究子午流注的医家颇多。著名的有南唐何若愚运用子午流注针法，按时开穴，撰写了《子午流注针经》三卷；窦汉卿提倡八法流注，按时治疗，著有《标幽赋》《通玄指要赋》，对气血流注，时穴开阖的重要性作了扼要的叙述。

明代，针灸著述更多，诸多医家对流注针法的研究也颇为重视。其中李梴、徐凤、杨继洲、高武等人，都发挥性的阐述了子午流注针法的运用和机理。如高武的"十二经病井荥输经合补虚泻实"法，开创了子午流注纳支法的取穴先例。特别是徐凤的《针灸大全》记载了十首子午流注逐日按时定穴歌，将子午流注针法的开穴方法用歌诀的形式表述出来，简明扼要，为后世应用流注针法提供了方便。

清代，由于遭受"针刺、艾灸，究非奉君之所宜"错误思想的影响，加上子午流注针法的取穴方法比一般取穴法难度大，而后人又缺乏研究，因此从清代以后，子午流注针法更是少人应用，几乎到了失传的地步。

建国后，由于党的中医政策得以实施，推动了针灸事业的复兴与繁荣。曾有四川吴棹仙、江苏承淡安等先后发表著述，力推古法，从而促使了子午流注针法重新受到中医学界的关注，临床应用日见增多。

三、子午流注推算法

子午流注推算法，是运用子午流注针法的关键环节，临症治病时，首先要将患者就诊时的年、月、日、时干支进行计算，以求出逐日按时开穴的正确时间，这就需要掌握年、月、日、时干支的推算方法。

1. 干支配合六十环周的推算法 干指天干，支指地支，它是古代用来记述年、月、日、时的符号。

天干是甲、乙、丙、丁、戊、己、庚、辛、壬、癸等10数；地支是子、丑、寅、卯、辰、巳、午、未、申、酉、戌、亥等12数。

干支配合六十环周表

1甲子	2乙丑	3丙寅	4丁卯	5戊辰	6己巳	7庚午	8辛未	9壬申	10癸酉
11甲戌	12乙亥	13丙子	14丁丑	15戊寅	16己卯	17庚辰	18辛巳	19壬午	20癸未
21甲申	22乙酉	23丙戌	24丁亥	25戊子	26己丑	27庚寅	28辛卯	29壬辰	30癸巳
31甲午	32乙未	33丙申	34丁酉	35戊戌	36己亥	37庚子	38辛丑	39壬寅	40癸卯
41甲辰	42乙巳	43丙午	44丁未	45戊申	46己酉	47庚戌	48辛亥	49壬子	50癸丑
51甲寅	52乙卯	53丙辰	54丁巳	55戊午	56己未	57庚申	58辛酉	59壬戌	60癸亥

干支配合，天干轮六次，地支轮五次，即天干10×6＝60，地支12×5＝60，这就是六十环周法，是计算年、月、日、时干支的基础。

2. 年月日时干支的推算法

（1）年干支的推算法：推算年干支，只要掌握六十环周法，按其次序顺推即得。如1984年为"甲子"年，"甲子"下一个干支是"乙丑"，则知1985年为"乙丑"年，余皆类推。

亦可采用另一种推算方法，即以当年年数减3，再除以干支的周期数（60），所得之余数，就是所求的年干支的代表数，如被整除，则视余数为60。

如1984（年）－3＝1981，1981÷60（干支周期数）＝33，余1，按60周顺推，1就是"甲子"，可见1984年为"甲子"年，这个计算法适用于公元4年以后的任何一年。

（2）月干支的推算法：推算一年中的每月月干支，以农历计算，每年的十一月都是"子月"，五月都是"午月"，一月都是"寅月"，这是固定不变的，至于把天干加上，使它成为"干支"，则应从寅月开始，牢记下歌，即可迅速的推出，歌诀是：甲已之年丙作首，乙庚之岁戊为头，丙辛之岁庚寅上，丁壬壬寅顺行流，若言戊癸何方起，甲寅之上去寻求。也就是说：逢甲年、己年，它的一月月干支都起于丙寅，丁卯即为二月的月干支，余皆类推。见下表。

年、月干支表解

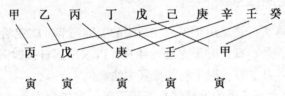

（3）日干支的推算法：因农历的大小月和闰月不固定，阳历除了每四年有一次闰二月外，每年的大小月都是固定不变的，所以采用阳历计算日干支较方便。

平年是利用元旦干支的代数作为基础，加上所求的日数，然后再按各月或加或减，再除以干支的周转数，所余之数即为所求之日干支代数。逢闰年，因二月多一日，所以用上法推算时，从三月份起，应在所求出的代数上加一，即为闰年所求日干支的代数。各月干支加减歌如下：

一五双减一，二六加零六，三减二加十，四减一加五，

七零九加二，八加一七走，十上加二八，冬三腊三九，

闰从三月起，余数均加一。

（1984～2043 年各年元旦干支表）

闰年				平 年			
年份	元旦干支	年份	元旦干支	年份	元旦干支	年份	元旦干支
1984	甲午	1985	庚子	1986	乙巳	1987	庚戌
1988	乙卯	1989	辛酉	1990	丙寅	1991	辛未
1992	丙子	1993	壬午	1994	丁亥	1995	壬辰
1996	丁酉	1997	癸卯	1998	戊申	1999	癸丑
2000	戊午	2001	甲子	2002	己巳	2003	甲巳
2004	己卯	2005	乙酉	2006	庚寅	2007	乙未
2008	庚子	2009	丙午	2010	辛亥	2011	丙辰
2012	辛酉	2013	丁卯	2014	壬申	2015	丁丑
2016	壬午	2017	戊子	2018	癸巳	2019	戊戌
2020	癸卯	2021	己酉	2022	甲寅	2023	己未
2024	甲丑	2025	庚午	2026	乙亥	2027	庚辰
2028	乙酉	2029	辛卯	2030	丙申	2031	辛丑
2032	丙午	2033	壬子	2034	丁巳	2035	壬戌

续表

	闰年			平 年			
2036	丁卯	2037	癸酉	2038	戊寅	2039	癸未
2040	戊子	2041	甲午	2042	己亥	2043	甲辰

各月干支加表解

月数	干支加减	年别		月数	干支加减	年别	
		平年	闰年			平年	闰年
一月	干	减一		七月	干	加零	
	支	减一			支	加零	
二月	干	加零		八月	干	加一	
	支	加六			支	加七	
三月	干	减二		九月	干	加二	
	支	加十			支	加二	
四月	干	减一		十月	干	减二	余数加一
	支	加五	余数加一		支	加八	
五月	干	减一		十一月	干	加三	
	支	减一			支	加三	
六月	干	加零		十二月	干	加三	
	支	加六			支	加九	

　　例如，1983 年元旦是己丑，己的代数为6，丑的代数为2，欲求 1983 年各月一日的日干支，即可按上述方法计算，所得之结果如下表：

一九八三年各月一月干支计算法表

月日	计算公式	所求之日干支	月日	计算公式	所求之日干支
二月一日	干 6 + 1 + 0 = 7 支 2 + 1 + 6 = 9	庚申	八月一日	干 6 + 1 + 1 = 8 支 2 + 1 + 7 = 10	辛酉
三月一日	干 6 + 1 − 2 = 5 支 2 + 1 + 10 = 13	戊子	九月一日	干 6 + 1 + 2 = 9 支 2 + 1 + 2 = 5	壬辰
四月一日	干 6 + 1 − 1 = 6 支 2 + 1 + 5 = 8	己未	十月一日	干 6 + 1 + 2 = 9 支 2 + 1 + 8 = 11	壬戌
五月一日	干 6 + 1 − 1 = 6 支 2 + 1 − 1 = 2	己丑	十一月一日	干 6 + 1 + 3 = 10 支 2 + 1 + 3 = 6	癸巳
六月一日	干 6 + 1 + 0 = 7 支 2 + 1 + 6 = 9	庚申	十二月一日	干 6 + 1 + 3 = 10 支 2 + 1 + 9 = 12	癸亥
七月一日	干 6 + 1 + 0 = 7 支 2 + 1 + 0 = 3				

（4）时干支的推算法：因一天起于夜半子时，故推算时，亦从子时起，然后顺排下去即知一天的时辰干支。它的推算，可牢记以下歌诀：

甲己还生甲，乙庚丙作初，丙辛生戊子，

丁壬庚子头，戊癸起壬子，周而复始求。

所谓"甲己还生甲"，是指甲、己二日，这天夜半子时都起于"甲子"，以下是乙丑、丙寅、丁卯……。因为由甲到戊是五天，整六十个时辰，恰为一个干支周期，戊的下边就是己，也就是再周的开始，所以仍是"甲子"，余皆类推，附表如下：

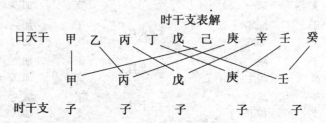

时干支表解

四、子午流注的配属

1. **干支配属阴阳**　天干、地支原是代表年、月、日、时的符号，日时有单双，干支分阴阳；1、3、5、7、9、11 奇数为阳，2、4、6、8、10、12 偶数为阴，按两阴相配，两阳相合的方法，形成甲子、乙丑…………等年序。如下表：

干支阴阳区别表

代数	1	2	3	4	5	6	7	8	9	10	11	12
天干	甲	乙	丙	丁	戊	己	庚	辛	壬	癸	甲	乙
地支	子	丑	寅	卯	辰	巳	午	未	申	酉	戌	亥

阳　　　　　　　　阴

2. **干支配属五行**　五行指金、木、水、火、土，四季指春、夏（长夏）、秋、冬。其分配是甲、乙、寅、卯为木属春；丙、丁、巳、午属火为夏；戊、己、辰、戌、丑、未属土为长夏；庚、辛、申、酉属金为秋；壬、癸、子、亥属水为冬。可记住歌诀："东方甲乙寅卯木，南方丙丁巳午火，西方庚辛申酉金，北方壬癸亥子水，辰戌丑未旺四季，戊己中央皆属土"。列表如下：

3. **天干配属经络脏腑**　天干与脏腑、经络的配属，就是昔称的"十二经纳天干法"，其配属是，根据脏腑经脉互为表里的理论构成的，可牢记以下歌诀，

干支配合四季五行表

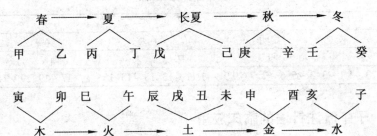

并参考下表：

甲胆乙肝丙小肠，丁心戊胃己脾乡，庚属大肠辛属肺，

壬属膀胱癸肾脏，三焦阳腑须归丙，包络从阴丁火旁，

阳干宜纳阳之腑，脏配阴干理自当。

十二经纳天干表

十干	甲	乙	丙	丁	戊	己	庚	辛	壬	癸
十二经	胆	肝	小肠 三焦	心 心包	胃	脾	大肠	肺	膀胱	肾

4. **地支配属经络脏腑**　该法是以十二时辰配十二经来取穴，说明十二经的气血，注始于肺，经过大肠……终于肝经，再返回肺经，周而复始的自然通行着。这个流行顺序以一天来说，是从寅时起，经过卯、辰、巳、午……止于丑时，再周而复始。它们的配属，可牢记以下歌诀，并参考下表：

肺寅大卯胃辰宫，脾巳心午小未中。

申膀酉肾心包戌，亥焦子胆丑肝通。

十二经分配地支表

十二支	子	丑	寅	卯	辰	巳	午	未	申	酉	戌	亥
十二经	胆	肝	肺	大肠	胃	脾	心	小肠	膀胱	肾	心包	三焦

5. **时间与时辰的配属**　古人用十二个地支时辰来代表一天的 24 小时。24 除以 12，得出一个地支时辰代表 2 小时，它的分配是：夜间占 4 个时辰计 8 小时，黎明占 2 个时辰计 4 小时，白昼占 5 个时辰计 10 小时，黄昏占 1 个时辰计 2 小时，只要牢记子为夜半的 23～1 点，午为日中的 11～13 点，日出卯时为 5～7 点，日落酉时为 17～19 点，即可迅速推出。附表如下：

时辰与时间关系表

时间				昼 夜							
	夜		黎明			白昼			黄昏		夜
时间	子	丑	寅	卯	辰	巳	午	未	申	酉	戌	亥
时辰	23~1	1~3	3~5	5~7	7~9	9~11	11~13	13~15	15~17	17~19	19~21	21~23

五、子午流注针法的临床应用

"子午流注针法"的应用，分为两种，一为按天干开穴，称为纳干法；一为按地支开穴，称为纳支法。

（1）纳支法的应用 纳支法是一种广义的取穴法。此法以一天的十二时辰为主，不论何天干，仅按着一天中的时辰顺序，配合十二经的气血流注，用井荥输经合的五行关系，通过补母泻子的方法达到治疗目的。其具体运用，有如下两种：

①补母泻子法：根据脏腑配合时辰，结合各经症状的虚实，通过十二经的井荥输经合的五行关系，按"虚则补其母，实则泻其子"的原则取穴治病。

以肺经为例，肺属金，土能生金，本经输穴太渊属土，故为本经的母穴；金能生水，本经合穴尺泽属水，为本经子穴。若见肺实证，即可在肺气方盛之寅时取尺泽泻之，若见肺虚证，即可在肺气方衰之卯时取太渊补之。其他各经，皆依此类推。

若遇补泻时间已过，或不虚不实的病证，也可开取与本经同一性质的经穴——本穴或原穴。如肺经疾患，可取经渠、太渊；胃经疾患，可取足三里、冲阳等等。为便于记忆，可参考附表：

补母泻子取穴法表

经别	五行	流注时间	症候举例	补法		泻法		补泻时辰已过	
				母穴	时间	子穴	时间	本穴	原穴
肺	辛金	寅	咳喘、心烦、胸满	太渊	卯	尺泽	寅	经渠	太渊
大肠	庚金	卯	齿痛、咽喉及面口鼻疾	曲池	辰	三间	卯	商阳	合谷
胃	戊土	辰	腹胀、烦满、脚气	解溪	巳	厉兑	辰	三里	冲阳
脾	己土	巳	舌本强、腹胀满、体重、黄疸	大都	午	商丘	巳	太白	太白
心	丁火	午	咽干、舌痛、掌热	少冲	未	神门	午	少府	神门
小肠	丙火	未	项强、颔肿、肩痛	后溪	申	小海	未	阳谷	腕骨
膀胱	壬水	申	头、项、腰、背、面、胸痛、癫疾	至阴	酉	束骨	申	通谷	京骨

续表

经别	五行	流注时间	症候举例	补法		泻法		补泻时辰已过	
				母穴	时间	子穴	时间	本穴	原穴
肾	癸水	酉	心悸、腰痛、少气	复溜	戌	涌泉	酉	阴谷	太溪
包络	君火	戌	痉挛、心烦、胁痛、妄笑	中冲	亥	大陵	戌	劳宫	大陵
三焦	相火	亥	耳聋、目痛、喉闭、癃闭	中渚	子	天井	亥	支沟	阳池
胆	甲木	子	头痛、胁痛、疟疾	侠溪	丑	阳辅	子	临泣	丘墟
肝	乙木	丑	胁痛、疝气、呕逆	曲泉	寅	行间	丑	大敦	太冲

②按时循经选穴：它以一天分为十二时辰，一个时辰分配一经，即寅属肺，卯属大肠，辰属胃，巳属脾，午属心……。这种配属关系是固定的。当某经发生疾患，即于某时选用某经的有关穴位治疗。如脾经有病则在巳时取脾经的穴位治疗，心经有病则在午时取心经的穴位治疗，余皆类推。

（2）纳干法的应用 运用此法，首先要将患者就诊的年、月、日、时干支推算出来（方法如上所述），然后结合人体十二经脉的流行和井荥输（原）经合的五行相生规律而顺次开穴。此法是按时开穴，时上有穴，穴上有时，故《医学入门》指出："按日起时，循经寻穴，时上有穴，穴上有时。"运用该法，必须掌握以下几点规律：

①按时开穴：主要是根据年、月、日、时的干支顺次取穴，其规律是阳日阳时开阳经之穴，阴日阴时开阴经之穴，是本着阳进阴退的规律，不断地推演循环的，这是开取井穴的方法，如下表：

子午流注按时开"井穴"表

日干	甲	乙	丙	丁	戊	己	庚	辛	壬	癸
时辰	甲→戌→	乙→酉→	丙→申→	丁→未→	戊→午→	己→巳→	庚→辰→	辛→卯→	壬→寅→	癸→亥→
经脉	胆	肝	小肠	心	胃	脾	大肠	肺	膀胱	肾
井穴	窍阴	大敦	少泽	少冲	厉兑	隐白	商阳	少商	至阴	涌泉

注：→阳进 →阴退

日天干属阳主进，故由甲进乙，由乙进丙，由丙进丁……此为阳进；时支属阴主退，故由戌退酉，由酉退申，由申退未……此为阴退。由此可见，按时开穴皆本"阳进阴退"的规律，此为推算十二井穴按时开穴的方法，临床必须掌握。

至于癸日肾经井穴涌泉，则不按"阴退"的原则，在癸丑时开穴，而应在癸亥时开井穴涌泉，这是因流注从甲日起开穴，前后经过九天，而每日值一经，每经值日十一时，十日共一百二十时，但十日仅值一百十一时，相差十时，就是说，每天不是阳交于阴，就是阴交于阳，当每交一次，即差一时，最后交到癸日，就空下十个时辰，因此癸日肾经井穴的开穴时间不能起于癸丑，应提前十个时辰在癸亥时开井穴涌泉，否则就影响流注一周与再周的循环。

②循经开穴：根据时干配合脏腑阴阳，依照井荥输（原）经合五行相生的顺序来开五输各穴，即推算一天中的时干开穴，本着阳日阳时开阳经之穴，阴日阴时开阴经之穴和五输五行相生的规律顺序开穴，如甲日胆经主气，到甲戌时开胆经井穴窍阴之后下一个阳时，当在乙日丙子时开取小肠经荥穴前谷，因为十天干的甲，在脏为木，属阳，其井穴为窍阴，阳井属金，其脏为木，以金能生水，故下一个阳时是丙子，当开小肠经荥水穴前谷，丙子下一个阳时就是戊寅时，戊为阳土属胃，当开胃经输木陷谷，同开丘墟，为返本还原，戊寅下一个阳时为庚辰，当开大肠经经穴阳溪，庚辰下一阳时，就是壬午，壬为阳水属膀胱，当开膀胱经合穴委中，壬午下一个阳时又转回到甲申，与第一个时辰甲戌同起于甲，此为"日干重见"。这是因为天干有十数，地支有十二数，因此十天干配合每日十二时辰中，起于甲必重见于甲，起于乙必重见于乙，其他丙、丁、戊、己、庚、辛、壬、癸无不如此。凡遇到重见日，五输穴开过，此时可按阳经气纳三焦，以及他生我的原则，开取三焦经的五输穴，如甲日五输开过之后，在重见甲申时，则应开三焦经荥水穴液门，详见下表：

甲胆主气日

时辰:	甲戌—丙子—戊寅—庚辰 壬午 甲申（日干重见）
时间:	19—21—23—1—3—5— 7—9—11—13—15—17
经脉:	胆 — 小肠 — 胃 — 大肠—膀胱— 三焦（气纳三焦）
穴别:	井 — 荥 — 输 — 经 — 合 — 荥
穴位:	窍阴 — 前谷 — 陷谷 —阳溪—委中—液门（他生我）
五行:	金 — 水 — 木 — 火 — 土 — 水

（同开丘墟为返本还原）

又如，乙日肝经主气，在乙酉时开取肝经井穴大敦。乙为阴，再按阴日阴时开阴经之穴，则知乙酉下一个阴时为丁亥。丁为阴属心，当开心经荥穴少府，再下则为己丑，己为阴土属脾，当开脾经输穴太白。再下即为辛卯，辛为阴金属肺，当开肺经经穴经渠。再下即为癸巳，癸属阴水为肾，当开肾经合穴阴谷。再下则为乙未，与第一个时辰乙酉同起于乙。此为"日干重见"，当五输开过之后，阴经则归入心包络，再按我生他的原则，此时当开心包络荥火穴劳宫。详见下表：

乙肝主气日

时辰:	乙酉—丁亥—己丑—辛卯—癸巳—乙未（日干重见）
时间:	17—19—21—23—1-3—5-7—9-11—13-15
经脉:	肝—心—脾—肺—肾—心包（血归包络）
穴别:	井—荣—输—经—合—荣
穴名:	大敦—少府—太白—经渠—阴谷—劳宫（我生他）
五行:	木—火—土—金—水—火
	（同开丘墟为返本还原）

关于子午流注逐日按时开穴的规律，论述很多。但临床大多采用徐凤《针灸大全》所记载的《子午流注逐日按时定穴歌》。见附录。

附：子午流注逐日按时定穴歌

甲日戌时胆窍阴，丙子时中前谷荥，
戊寅陷谷阳明输，返本丘墟木在寅，
庚辰经注阳溪穴，壬午膀胱委中寻，
甲申时纳三焦水，荥合天干取液门。
乙日酉时肝大敦，丁亥时荥少府心，
己丑太白太冲穴，辛卯经渠是肺经，
癸巳肾宫阴谷合，乙未劳营火穴荥。
丙日申时少泽当，戊戌内庭治胀康，
庚子时在三间输，本原腕骨可祛黄，
壬寅经火昆仑上，甲辰阳陵泉合长，
丙午时受三焦木，中渚之中仔细详。
丁日未时心少冲，己酉大都脾土逢，
辛亥太渊神门穴，癸丑复溜肾水通，
乙卯肝经曲泉合，丁巳包络大陵中。
戊日午时厉兑先，庚申荥穴二间迁，
壬戌膀胱寻束骨，冲阳土穴必还原，
甲乙胆经阳辅是，丙寅小海穴安然，
戊辰气纳三焦脉，经穴支沟刺必痊。
己日巳时隐白始，辛未时中鱼际取，
癸酉太溪太白原，乙亥中封内踝比，
丁丑时合少海心，己卯间使包络止。
庚日辰时商阳居，壬午膀胱通谷之，

甲申临泣为输木，合谷金原返本归，
丙戌小肠阳谷火，戊子时居三里宜，
庚寅气纳三焦合，天井之中不用疑。
辛日卯时少商木，癸巳然谷何须忖，
乙未太冲原太渊，丁酉心经灵道引，
己亥脾合阴陵泉，辛丑曲泽包络准。
壬日寅时起至阴，甲辰胆脉侠溪荥，
丙午小肠后溪输，返求京骨本原寻，
三焦丙午阳池穴，返本还原似的亲，
戊申时注解溪胃，大肠庚戌曲池真，
壬于气纳三焦寄，井穴关冲一片金，
关冲属金壬属水，子母相生思义深。
癸日亥时井涌泉，乙丑行间穴必然，
丁卯输穴神门是，本寻肾水太溪原，
包络大陵原并过，己巳商丘内踝边，
辛未肺经合尺泽，癸酉中冲包络连，
子午截时安定穴，留传后学莫妄言。

值得注意的是，凡开三焦经、心包经的腧穴，都在日干重见时开穴，也就是在主经开井穴之后的第十个时辰。

③转盘推算法：子午流注计算盘，是由三个大小不同的盘构成的。

第一盘1~0是代表阳历日数。1包括1、11、21、31四天，2包括2、12、22三天、余可类推。见图1-1：

第二盘1~12是代表阳历月数。其旁甲、乙、丙、丁……是代表日干。在第二盘的边缘附地支对时表。见图1-2：

第三盘。第一、二两圈是子午流注穴位，第三圈是时辰，第四圈是日干。见图（3）。它的使用方法如下：

A、先将第一盘"1"对准第二盘本年元旦的日干，例如：1983年元旦是"己"那么"1"就应对着"己"这一格。

B、推算时，先找日、后找月、从月旁找日干，从日干找某时应开某穴。例如推算1960年1月7日未时应开何穴，应先在第一盘找到7日这一格在同格第二盘上找一月，一月旁日干是甲，然后将第一盘（主穴）"冂"缝转到甲日，按十二地支子、丑、寅、卯、辰、巳、午、未、申、酉、戌、亥的顺序，找到甲日辛未时尺泽穴（主），同时在对面己日"冂"缝中出现辛未时鱼际穴（客）。若"主日"穴不开，可用"客日"开穴，若主客两日皆无开穴，是为闭穴，可

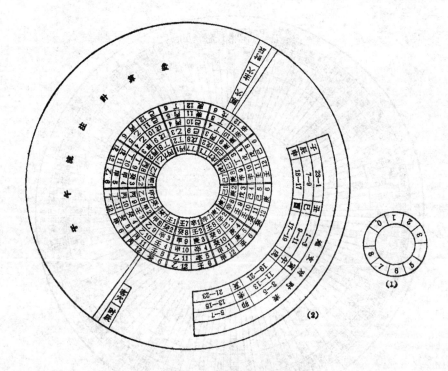

图 1－1 子午流注计算盘

注：使用此转盘，应按顺时针方向推转，不要逆转，以免错误。

采用闭变开穴。

C、以上的推算指平年，若逢闰年推算时，1、2两月同上，3～12月须将第一表移前一格，如1980年是闰年，元旦日是癸，推算3～12月的日干，应从癸移至下格甲，然后按上法推算。

D、推算下一年元旦干支，只要推算出本年12月31日的日干，就可以知道下一年元旦干支。例如1983年12月31日是"癸"，"癸"下为"甲"即是1984年元旦日干，依此类推。

总之，子午流注针法，在临床运用方面，虽然有上述的规律，但决不能离开症状，不分病情，死板固定的某时即取某穴治疗，而要在逐日按时开穴的基础上，根据病情，结合腧穴主治功能，灵活地运用，只有这样才能更好地发挥该针法的效能。

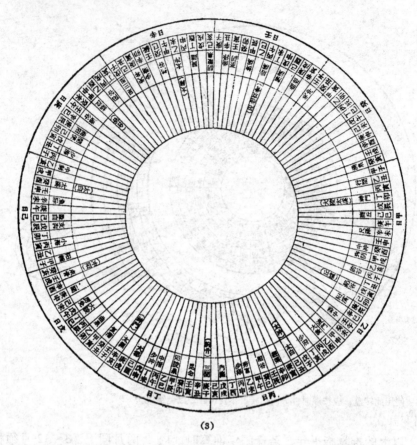

(3)

图1-2 子午流注计算盘

第二章

灵 龟 八 法

灵龟八法又称"奇经纳甲法"。它是将古代哲学的九宫八卦学说，与人体奇经八脉气血相结合，取其与奇经八脉相通的八个经穴，按照日时干支的推演数字变化，采用相加、相除的方法，作出按时开穴的一种配穴法。

一、灵龟八法起源与发展

这种方法是在金·窦汉卿《针经指南》中所运用的八脉八穴基础上发展起来的。到宋、元干支盛行时才配以九宫八卦，到明·徐凤著的《针灸大全》中正式提出灵龟八法这一名词。后来杨继洲在《针灸大成》中指出："八法神针妙，飞腾法最奇，砭针行内外，水火就中推，上下交经走，疾如应手驱，往来依进退，补泻逐迎随"。这种方法和子午流注针法相辅相成，可以同时并用。

二、灵龟八法的组成

（1）九宫八卦 八卦是古人取阴阳之象，结合自然界的天、地、水、火、风、雷、山、泽拟成的。将八卦名称和图象结合四方，则成九宫。根据戴九履一、左三右七、二四为肩、八六为足、五十居中的九宫数字，每宫配上一条奇经及其所交会的八个穴位，就成为：坎一联申脉，照海坤二五，震三属外关，巽四临泣数，乾六是公孙，兑七后溪府，艮八系内关，离九列缺主（见《窦文真公八法流注》）。此八穴的代表数字，在灵龟八法的推算中占有非常重要的地位，所以运用本法必须牢记。

（2）八脉交会 八脉指任、督、冲、带、阴维、阳维、阴跷、阳跷；交指交通；会指会合。八脉具有统帅和调整十二经脉气血的作用，而十二经脉本身又有上下循行，交错相会的特性，所以在四肢部位的十二经上有八个经穴相通为八脉。即：小肠经后溪通于督脉，肺经列缺通于任脉，脾经公孙通于冲脉，胆经临泣通于带脉，肾经照海通于阴跷，膀胱经申脉通于阳跷，心包经内关通于阴维，三焦经外关通于阳维。而且这八个经穴彼此密切的联系和沟通，共同主治相关的疾病，并将其相互结合称之为"父母"、"夫妻"、"男女"、"主客"。正如歌诀所说：

八脉交会穴歌诀

公孙冲脉胃心胸，内关阴维下总同；

临泣胆经连带脉，阳维目锐外关逢；

后溪督脉内眦颈，申脉阳跷络亦通；

列缺任脉行肺系，阴跷照海膈喉咙。

八穴八脉交会表

八穴名称	相互关系	通于八脉	合于部位
公　孙	父	冲　脉	心、胸、胃
内　关	母	阴　维	
后　溪	夫	督　脉	目内眦、颈项、耳、肩胛、小肠、膀胱
申　脉	妻	阳　跷	
临　泣	男	带　脉	目锐眦、耳后、颊、颈、肩
外　关	女	阳　维	
列　缺	主	任　脉	肺系、咽喉、胸膈
照　海	客	阴　跷	

（3）八法逐日干支代数　灵龟八法的组成除八脉、八穴、八卦外，尚有日时的干支数字作为八法取穴的依据。干支代数是根据五行生成数和干支顺序的阴阳定出的，它是演算灵龟八法穴位的基本数字。为便于记忆，可熟记以下歌诀及表解。

甲己辰戌丑未十，乙庚申酉九为期，

丁壬寅卯八成数，戊癸巳午七相宜，

丙辛亥子亦七数，逐日干支即得知。

八法逐日干支代数表

代　数	10	9	8	7
天　干	甲　己	乙　庚	丁　壬	戊　丙　癸　辛
地　支	辰　戌　丑　未	申　酉	寅　卯	巳　亥　午　子
五　行	土	金	木	火

（4）八法临时干支代数　每日时辰的干支，也各有一个代数，这个代数与

逐日干支的代数有着同样的意义，是推演八法必须掌握的内容。为便于记忆，可熟记以下歌诀及表解。

甲己子午九宜用，乙庚丑未八无疑，

丙辛寅申七作数，丁壬卯酉六须知，

戊癸辰戌各有五，巳亥单加四共齐，

阳日除九阴除六，不及另余穴下推。

八法临时干支代数表

代　数	9	8	7	6	5	4
天　干	甲 己	乙 庚	丙 辛	丁 壬	戊 癸	
地　支	子 午	丑 未	寅 申	卯 酉	辰 戌	巳 亥

三、灵龟八法临床运用

1. 开穴法　运用灵龟八法，是将日、时的干支数字，共同加起来，得出四个数字的和数，然后按照阳日用九除，阴日用六除的公式，去除干支的和数，再将它的余数，求得八卦所分配的某穴的数字，就是当时应开的腧穴。它的公式是：（日干＋日支＋时干＋时支）÷6（阴）或9（阳）＝商……（余数）

如欲求甲子日的子、丑等时所开穴位，首先要从甲日子时上起出时干；甲日子时按五虎建元（日上起时干）推算，则仍起于'甲子'，再按六十花甲子的顺序排列，第二个时辰就是"乙丑"。

八法逐日干支代数，甲为10，子为7；八法临时干支代数，甲为9，子亦为9。四数相加的总和为35，由于天干的甲属阳，故用9除，所得余数是8，8为内关穴所应，所以我们知道甲子日的甲子时内关穴当开。

即日乙丑时的代数是16，加上逐日甲子的代数17，合为33数，由于天干的甲属阳，故仍用9除，所得余数是6，6为公孙穴的代数，所以甲子日乙丑时公孙穴当开。

如欲求乙丑日子、丑时应开之穴，乙日的子时是起于"丙子"。日干乙的代数为9，日支丑的代数为10，时干丙的代数为7，时支子的代数为9，四数相加的合数为35。由于乙日属阴，所以要被6除，结果余5，5属照海，则知乙丑日丙子时照海穴应开。而乙丑日丁丑时是日干乙代数是9，日支丑是10，时干丁的代数是6，时支丑是8，四数相加的合数为33，由于乙日属阴，所以要被6除，结果余3，3属外关，则知乙丑日丁丑时外关穴应开。另外，凡除尽不余，则阳日作9计算，应开的是列缺；阴日作6计算，应开的穴是公孙。

使用说明：

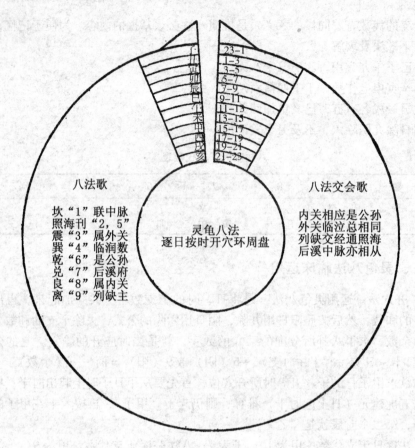

内部文字：

八法歌

坎"1"联中脉
照海刊"2,5"
震"3"属外关
巽"4"临润数
乾"6"是公孙
兑"7"后溪府
艮"8"属内关
离"9"列缺主

灵龟八法
逐日按时开穴环周盘

八法交会歌

内关相应是公孙
外关临泣总相同
列缺交经通照海
后溪中脉亦相从

（上边时辰数字：）
23—1
1—3
3—5
5—7
7—9
9—11
11—13
13—15
15—17
17—19
19—21
21—23

灵龟八法逐日按时开穴环周盘

（1）第一图中数字是代表八穴的穴名，即：①申脉、②照海、③外关、④临泣、⑤照海、⑥公孙、⑦后溪、⑧内关、⑨列缺。

（2）第二图是八穴与八卦、九宫的关系，每穴各有代表性的数字，上边是十二时辰配合二十四小时。

（3）在制做时，第一图应较第二图小一圈。将图一斜线处剪掉，使成空缺，复于第二图上，露出第一图的干支名称，如须查对开穴时间，将第二图的当天干支名称对准第一图的空缺，再按时辰去对数字，即可得知所开的穴位。

以上仅是根据公式计算按时所开的经穴方法，临床运用时还有父母、夫妻、男女、主客等的配用关系，就是公孙配内关，临泣配外关，后溪配申脉，列缺配照海，可以提高疗效。

2．定时取穴，配穴治疗 即根据病情选取与病情相适应的八法开穴的穴位，再配以适当的经穴进行治疗。例如：头面之疾可选后溪、列缺、临泣、照海的开

下篇 专 论

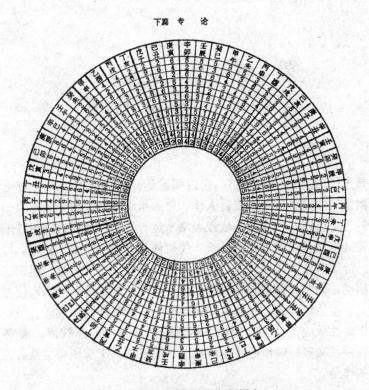

灵龟八法逐日按时开穴环周盘

穴时间；胃心胸诸疾可选公孙、内关的开穴时间进行治疗。本法多适用于慢性疾病。

3. **按时取穴，配合病穴**　就是根据患者来诊时间所开的八法穴，再配合与疾病相适应的穴位进行治疗，开穴与病穴合用，可以提高疗效。例如厥心痛，适逢丙申日己丑时，即先开公孙、内关，再取厥阴俞、巨阙治疗。

4. **流注与八法联合应用**　子午流注法、灵龟八法二者皆以"时穴"为主，都是在"天人相应"的基础上按照气血流注盛衰的规律进行选穴的。二者联合应用，既可先开八法穴，再配纳干按时取穴；也可先开八法穴，再配纳支取穴；或先根据病情，预定八法开穴时间再配纳干定时取穴。但务必在辨证的基础上，才能取得更好的疗效。

第三章

现 代 研 究

　　经络是人体气血运行的通路。它内属脏腑，外连肢节，通达表里，贯穿上下，就象网络一样分布全身，能将人体的脏腑组织器官各部分联系成一个统一协调而稳定的有机整体。人体就是依赖经络来运行气血，发挥营内卫外的作用，使脏腑之间及其四肢百骸保持动态平衡，使机体与外界环境协调一致。针刺体表的经络穴位，能够激发和调整经气，并通过经络影响所连的脏腑、组织、器官、肢节的功能活动，调节机体不同系统的生理、病理状况。针刺经络穴位可引起局部经络效应，产生治疗作用。一般有两种效应，一种是即时性效应，另一种是迟发性效应。即时性效应产生的疗效快，迟发性效应产生的疗效慢，需要一定的疗程，才会使症状减轻，病情好转或痊愈。下面根据临床应用和实验研究来看针灸对各系统的作用。

第一节　针灸对呼吸系统的作用

　　针灸对呼吸运动的频率、幅度、以及对支气管平滑肌运动、通气量、肺活量、气道阻力、呼吸肌和膈肌运动等均有一定的调整作用。针灸对呼吸系统的疾病有较好的疗效，能够治疗急、慢性支气管炎，支气管哮喘，肺部感染等病。现代研究表明，支气管哮喘发作时，患者出现呼吸困难，是由于迷走神经过度紧张，导致支气管痉挛，引起管道阻力增高。针刺肺经穴位可使迷走神经紧张度降低，交感神经兴奋性增高，从而解除支气管痉挛，支气管黏膜血管收缩，渗出减少，致使气道阻力降低，通气功能改善。有人选用大椎、肺俞、天突、膏肓俞、中府、气户等穴，用于治疗支气管哮喘，结果治愈 27 例（3 年内未发作），显效 50 例（发作次数减少，程度轻微），无效者 39 例。研究者认为治疗效果的产生，是针灸调节了支配支气管平滑肌的交感神经和迷走神经不协调状态的结果。有人用化脓灸法治疗 299 例哮喘，均在夏季灸大椎、肺俞等穴，隔日灸一次，三次为一疗程，每年做一疗程，有效率为 70.6%，显效率为 29.1%。针刺、耳针、艾灸、拔罐、激光照射等法对哮喘发作均有较好疗效，可迅速解除呼吸困难，增加通气量，一般以肺俞、天突、膻中、孔最、定喘、大椎为主穴。针刺不但改善功能，而且也可调整呼吸道的阻力和肺泡的通透性，如对支气管哮喘病人针刺10分钟后，呼吸道阻力下降24.1%，1小时后下降29.9%，2小时后下降27.4%。对轻度或中度支气管哮喘患者，用乙酰甲基胆碱诱发支气管痉挛后，针刺合谷、大杼、定喘、外定喘、足三里、列缺，可使通气量降低而迅速好转，并趋于正常，说明针刺对哮喘的缓解与自主神经功能、血中乙酰胆碱、组织胺和肾上腺素水平的调整有关。

第二节　针灸对心脑血管系统的作用

针灸对心率、心律、血压及外周血管、冠状动脉、脑血管、内脏血管，心脏功能有明显的调节作用。针灸能扩张血管，增强血液循环，改善心肌供氧，加强心脏舒缩功能，可以治疗高血压、冠心病、脑血管病、心肌病、心律失常等心脑血管疾病。

一、针灸对脑血管的作用

针灸能改善脑循环，增强脑部供血，解除脑血管痉挛。临床通过对百余例脑供血不足引起头晕头痛的患者进行针灸治疗，发现治疗后的脑血流图与治疗前的脑血流图有明显改变，脑部血流速度的波幅显著升高，脑血管痉挛现象消失。通过对脑梗塞患者针灸治疗，治疗后的CT结果与治疗前的CT结果有明显的差异，治疗后梗塞面积缩小，阴影越来越少。随着疗程的增加，多次CT检查显示出血患者的出血逐渐吸收，血肿不断减少乃至消失，血肿减少与患者的临床症状改善是相一致的。观察21例脑血管病恢复期病人和10例健康人，针刺头部穴位，实验结果表明，头部穴位对正常人脑血液动力学影响不大，但对偏瘫病人的脑血流图影响比正常人要大。在留针期间可见脑血流增加，外周阻力减少，但起针后5分钟内小血管阻力有所增加。

二、针灸对心脏功能的作用

针灸能降低外周阻力，改善冠状动脉供血，提高心肌供氧，减轻心肌负担，改善心脏功能。对冠心病患者针灸治疗可改善微循环，心功能和心肌的兴奋状态，有利于防止严重的心律失常和冠心病猝死，并可降低心肌氧耗量，促进冠状动脉侧支循环，有利于减轻心肌损伤，缩小损伤范围，增强心肌收缩功能，改善心脏泵血功能。研究者报道，针刺膻中、内关、足三里等穴治疗 621 例冠心病心绞痛，总有效率为 89.2%，显效率为 47.8%，硝酸甘油停减率为 93.6%；对 578 例冠心病针刺前后心电图观察对比，有效率为 53.2%；对 100 例冠心病人的心电图连续观察，其中 30 例病人在针刺后 1～20 分钟心电图明显好转，100 例冠心病人针刺前后的超声心动图观察结果表明，针刺后左室后壁振幅及心搏量较针刺前有非常显著差异 P<0.001，说明针刺可改善冠心病病人的左室功能。临床实践表明，针刺手厥阴经内关穴，可使心率快者减慢，慢者增快，恢复到正常水平。针刺心俞、厥阴俞、内关、足三里等穴，可缓解心绞痛，改善心脏的供血状态，可使部分心电图恢复正常。

三、针灸对血压的作用

针灸对高血压病有良好的降压作用，对低血压或休克病人有良好的升压作用，针刺的降压效应有一定的穴位特异性。研究表明，针刺实验性动物（高血压）"神门穴"有明显降压作用，针刺与心经相生的肝经大敦穴，有明显加强神门的降压作用，但针刺与心经相克的肾经则无此作用。对于不同病因的高血压取穴也不同，如原发性高血压可用然谷、昆仑，针用泻法；甲状腺机能亢进引起的高血压可用人迎、水突、华盖；与垂体有关的高血压需用风府、脑户、百会等穴。有人报道针灸治疗高血压患者 230 例，有效率达 77.3%。动物实验表明，针刺对各种急、慢性高血压都有降压的效果。如给家兔注射肾上腺素造成高血压状态，然后针刺"足三里"、"内关"，均见血压下降，针灸降压的机理主要是整体性调节作用，降低外周阻力，改善血管弹性，使血压下降。

当血压下降或降至休克状态，针刺人中、承浆等穴有明显抢救休克和升压作用，或用于足三里、涌泉，或用人中配合十宣、合谷、中冲或素髎、曲池、合谷等穴，对休克或呼吸停止的家兔具有兴奋呼吸、使血压上升的作用。某医院针刺内关、素髎、抢救休克病人 160 例，有升压作用的达 87.5%。针灸具有明显的升压和抗休克作用，可增强心脏功能，增加心输出量和心搏出量，阻止内脏血流量进行性下降，使组织液回收，血容量增加，使低心输出量和总外周阻力的血流动力学紊乱获得改善。

四、针灸对心律失常的作用

针灸治疗心律失常的疗效一般以冲动起源异常或冠心病所引起者较为满意。有报导针刺内关、神门等穴治疗冠心病患者心律失常 33 例，有效率 75.8%，心肌炎和心肌病心律失常 40 例，有效率 80%。对家兔皮下注射苯肾上腺素引起窦性心动过缓，电针"内关"可降低其发病率，并可促进其恢复；相反，静脉滴注异丙肾上腺素造成家兔实验性心动过速，电针则有减慢心率，促使其恢复正常作用，作用也是以内关穴为明显。又有报导以内关、神门、夹脊（胸4~5），每次选2穴，心动过缓加列缺；胸痛明显加膻中；失眠加三阴交；高血压加太冲；脾胃不和加脾俞、足三里，治疗160例心律失常，其中冲动起源异常144例，有效率为84%；冲动传导异常16例，有效率为19%。在病因方面，冠心病或可疑冠心病的心律失常有效率为86.4%；高血压患者有效率为91%；风心病有效率为66.6%；神经功能失调或原因不明者有效率为84%。

第三节 针灸对消化系统的作用

针灸对消化道的运动，消化腺的分泌，胆汁流量以及胆道的舒缩功能等，均有一定的调节作用。针灸治疗急慢性胃炎、胃神经痛、胃痉挛、胃下垂、胃及十二指肠溃疡等，都有较好的疗效。

一、针灸对食管运动的作用

针刺膻中、天突、合谷和巨阙穴可使正常食管蠕动增强，管腔增宽，如管壁为肿瘤组织所代替或放疗后发生纤维化，针刺后则无明显改变。有报导对13名正常人和12例食道癌患者做实验观察，结果发现针刺膻中、天突、合谷及巨阙诸穴，均见食道蠕动增强，管腔增宽，痉挛解除，并能使食物较快通过食管。又有报导对35例确诊的食道癌患者进行针刺治疗，结果有82.9%能缓解吞咽困难，而且多数患者吞咽困难的改进都是"一次见效"。针刺1~3次有改进者达72%。用钡餐透视并摄片，发现针刺后食道增宽，肿瘤部位上下段的食管蠕动增强，钡剂通过肿瘤处的狭窄部位时速度加快。

二、针灸对胃功能的作用

针灸对胃功能状态有明显的调节作用。当胃的运动处于比较抑制的状态时，针刺能使胃的活动加强，胃体收缩幅度增大，频率加快，胃液浓度和酶的活性升高，反之，则出现完全相反的情况。如针刺中脘、合谷、胃俞、足三里等可使痉挛的胃趋向弛缓，蠕动过强者变弱；反之，可使处于弛缓状态的胃收缩，不蠕动者发生蠕动。针灸能解除胃痉挛，调整胃液分泌机能，促进胃肠运动，对胃溃疡有促进修复的作用。有人报导针刺中脘、章门、脾俞、胃俞等穴治疗胃溃疡30例住院患者，主要症状缓解率为93%~100%，胃镜观察有效率为73%。针灸对胃液分泌也有明显调节作用，如针刺四缝穴可使胃液分泌增加，胃蛋白酶活性增高；针刺足三里穴，可使胃酸过高者降低，较低者升高。针刺四缝穴，可使营养不良患儿胃蛋白酶活性升高，使胃酸偏高者下降，偏低者升高。

三、针灸对肠功能的作用

针灸对肠管收缩有一定影响，在实验研究中以肠鸣音作为肠管运动的指标，电针急性细菌性痢疾患者的天枢、上巨虚，于针刺后 1～3 分钟内，肠鸣音有明显变化，有的增强，有的减弱，15～30 分钟后，肠鸣音明显降低，停针后又恢复针前水平。有报导对蛔虫性肠梗阻或不全肠梗阻针刺四缝穴，可使肠管普遍扩张，或先后在某段扩张，使肠管痉挛解除，肠蠕动大多加快，排空加速，缓解梗阻。对便秘患者针刺足三里，可使 80% 于针后顺利排便，大便稀软，便秘得以缓解。对痉挛性结肠炎的患者，针刺外陵、少海、气冲、幽门等穴，可以解除结肠痉挛，说明针刺对大肠有调节作用。针刺对健康人的阑尾运动有一定影响，如针刺阑尾穴，足三里、曲池等穴，比较针刺前和针刺后，观察阑尾 X 线片的动态变化，可以看出针后阑尾蠕动明显增强，不少阑尾张力增高，管腔变小，阑尾弧度变化增大，分节气泡移动加快。总之，针刺有使小肠、盲肠、大肠蠕动趋向正常化的作用，即蠕动弱者，可增强其蠕动，蠕动亢进者，可使其蠕动减缓。

四、针灸对肝、胆、胰的作用

针刺对肝脏功能有一定的调整作用，可以改善肝功能及肝病的症状和体征。有人用针灸治疗急性黄疸型传染性肝炎，其治愈率为 88.1%，使临床症状、体征消失，肝功能恢复正常。针刺既对甲型无黄疸型病毒肝炎有效，而且对乙型无黄疸型病毒肝炎也有一定疗效。动物实验表明，针刺四氯化碳中毒性肝损害动物模型的足三里、太冲、可减轻药物的损害，有"护肝"作用。针刺对肝脏疾病的治疗作用，主要是提高机体的免疫防卫能力，使肝细胞再生，对肝脏机能有良好的调整作用，使之趋向于正常化，改善肝脏血流量和代谢机能。

针刺具有利胆的作用，可使胆汁的分泌和排泄加快，对慢性胆囊炎及胆道结石症有较好的疗效。有人报导针灸治疗急性胆囊炎 150 例，通过对膝四穴、阳陵泉、期门穴进行针刺，治愈 142 例，治愈率为 94.7%。针刺治疗慢性胆囊炎，完全缓解者为 72%，总有效率为 96.5%。针刺至阳穴治疗胆道蛔虫症总有效率为 97%。

针刺四缝穴对胰腺分泌有一定影响，如针刺家兔四缝穴可使胰液分泌量明显增加。有报道针刺四缝穴对小儿营养不良者的胰腺分泌功能具有相对特异性的调节作用。

第四节 针灸对泌尿系统的作用

针灸对肾脏泌尿功能、输尿管运动、膀胱运动和尿道括约肌舒缩功能等，均有一定的调节作用。针灸对遗尿、尿失禁、尿潴留、排尿困难和尿闭症等有良好的治疗作用。

临床观察针刺肾炎患者的肾俞、气海、列缺、太溪、飞扬等穴，可使患者的肾脏泌尿功能有明显的增强，酚红排出量较针前有所增加，尿蛋白减少，高血压及浮肿亦有明显好转。这一效应一般可维持 2~3 小时，有些可达数日。针刺肾经的照海、复溜、三阴交、肾俞和京门穴时，对利尿有明显的影响，如给健康人饮水约 1500ml 后，针刺照海可促进肾脏的泌尿功能，空腹饮水后 3 小时内平均排水量，对照组为 1.49 升，而针刺组为 1.78 升，较对照组增加 19%。有人报道：用气海、关元、中极、水道、三阴交等穴，电针 15~30 分钟，正极接任脉穴，负极接下肢穴，治疗外科手术后尿潴留 100 例，其中硬膜外麻醉手术 61 例中，有效率为 95%，腰麻手术 29 例中，有效率为 89.6%，说明针刺对硬膜外麻醉手术后尿潴留效果好。又有报道以针刺为主，辅以中药治疗泌尿结石 29 例，治愈 15 例，有效 5 例，无效 9 例。针灸对膀胱的影响，主要是通过调整膀胱的紧张度，对原膀胱处于低紧张状态时，针刺可引起收缩，若原处于高紧张状态时，针刺可使之舒张，这是针刺既能治疗尿闭症，又能治疗遗尿症的基本原因。有人针刺治疗遗尿症 1000 例，有效率达 97.4%。针刺关元、水道、三阴交等穴治疗 32 例急性肾炎，3 次治疗后尿量增多，7 日水肿消失，好转 13 例。针刺气海等穴治疗尿潴留 170 例，30 秒内自动排尿者 86 例，半小时至 1 小时自动排尿者 75 例。

第五节 针灸对生殖系统的作用

针灸能调理月经，调整子宫的收缩功能，可以治疗女性月经病，宫缩乏力，乳腺病等。针灸能促进男性性功能改变，可以治疗男性性功能障碍。一般取穴为关元、中极、三阴交、合谷、足三里、肾俞等，有人报道针灸治疗痛经 525 例，总有效率为 85.7%~100%，治愈率在 60%~80% 之间，对原发性痛经疗效更加明显，对月经过多也有很好疗效。针刺三阴交、悬钟、阳陵泉、颊车或同时针刺合谷、三阴交、支沟、太冲四穴，留针 30 分钟，可以加强孕妇子宫收缩作用。

其效果以四穴组为最好。有人用穴位放血疗法治疗急性乳腺炎 1000 例，治愈 970 例，治愈率为 97%。在关元、中极等穴温针治疗急性盆腔炎 42 例，有效率为 91%。针灸有明显的通乳作用，针刺膻中等穴治疗缺乳症 98 例，治愈 88 例，好转 10 例。针刺对卵泡刺激素、黄体生成素的影响也比较明显，如针刺治疗不孕症和继发性闭经，一般凡无排卵性子宫出血者，于月经后 18 天，静休体温尚无升高趋势，阴道涂片由中影转高影时，选关元、中极、三阴交，或用梅花针刺肝经、脾经、肾经、带脉等经穴 3 次（隔日一次），连续几个月的治疗，可使病人的排卵过程与月经周期恢复正常。

针灸对男子性功能也有一定作用，如有人针灸关元和中极，配足三里和三阴交治疗遗精 100 例，有 75 例自觉症状消失，遗精现象不再发生。有 9 个单位报道：针灸治疗性功能障碍 847 例，治愈率为 74.3%。针刺肾俞、次髎等穴治疗阳痿 153 例。痊愈及好转 108 例，有效率 70.6%；治疗不射精患者 45 例，痊愈和好转 34 例，有效率为 75.6%。据 6 个单位资料报道，针灸治疗男性不育症 377 例，治愈率为 63.40%；而针刺中极、归来、肾俞等穴治疗本病 105 例，治愈率为 52.38%，显效率为 33.33%，总有效率为 85.38%。对男子不育症中精子缺乏活动力，针刺也有疗效。有人治疗 11 例，除 3 例无精子外，其余 8 例均有不同程度提高，精子活动能力增强，液化时间缩短，其中 4 例的女方受孕后正常分娩。采用照海、太溪、三阴交、地机、阴陵泉；足三里、气海、关元、肾俞、志室等穴，分两组轮流交替使用，20 天为一疗程。

第六节　针灸对运动系统的作用

针灸对肌肉、肌腱、筋膜、关节囊、韧带等软组织损伤，运动功能障碍，肢体功能活动受限等病症有一定疗效。一般以病变周围穴位针刺为主。针灸能改善肌肉的营养状况，增强肌肉的张力、弹力和耐受力，消除肌肉疲劳，解除肌肉痉挛，控制肌肉萎缩。当软组织损伤出现充血、水肿、瘀血、渗出和黏连时，通过针灸可促使水肿、血肿吸收，促使炎症介质分解、稀释，有利于软组织的修复。有报道针灸治疗肩周炎 2154 例，痊愈 1312 例，治愈率为 60.9%，总有效率为 90%左右。针刺支沟、阳陵泉治疗挫闪胁痛 120 例，有效率为 95%左右。针刺水沟、睛明穴治疗急性腰扭伤 1000 例，治愈率 77.2%，总有效率为 97.1%。针灸曲池、肩贞、巨骨等穴治疗风湿性肩关节炎 468 例，有效率为 88%。

第七节　针灸对血液成分及流变性的作用

　　针灸具有调节血液成分的作用，如对白细胞、红细胞、血小板、血沉、血糖、血钙等都具有比较明显的调节作用，所以可以治疗白细胞减少症、贫血、血小板过多症或过低症、糖尿病、骨质疏松症和骨质软化症等。

一、针灸对白细胞的影响

　　当人体处于疾病状态时，白细胞数偏低或偏高，针灸对白细胞具有明显的调节作用。当原来白细胞偏高时，针灸可使之降低；当原来白细胞偏低时，针灸可使之升高。对癌症化疗引起白细胞减少的病人，针刺合谷、大椎、足三里等穴，可使白细胞上升，有效达 80% ~94.7% 。针刺治疗慢性阑尾炎病人，成功病例可见白细胞总数有一时性增加，嗜中性白细胞比数也见上升，以后逐渐下降，最后恢复于正常范围，而失效病例，往往在针后使白细胞总数及嗜中性白细胞比数下降，同时局部体征亦恶化。对急性阑尾炎病人，因白细胞比数已经增高，针后常随病情的好转而逐渐下降，而且"体实"者常比"体虚"者下降为快。针刺选穴不同，对白细胞影响不同，针刺手法不同，对白细胞影响也不同。针刺哑门、华盖，可使白细胞总数和嗜酸性白细胞增高，而针刺脑和颈 5 ~颈 6 椎体间部位则可见白细胞总数下降。用烧山火手法针刺足三里，可使嗜酸性白细胞减少；用透天凉手法，则可使之上升。针刺对白细胞的影响，主要是通过神经反射，而引起神经—体液的综合调整作用。某医院对放射科病人单纯用针灸治疗因放射反应所引起的白细胞减少症 29 例，开始时白细胞最低者为 650/mm^3，最高者 3800/mm^3，结果治愈者 12 例，有明显疗效者 9 例，效果差者 3 例，无效或恶化者 3 例，有效率达 90% 。

二、针灸对红细胞及血红蛋白的影响

　　针刺足三里，多数病例红细胞增多，如改用电针或灸法则多数病例红细胞下降。有人对于用放血方法而造成贫血状态的动物，针刺"膈俞"、"膏肓"等穴，可以加快改善其贫血状态，并促进迅速恢复正常水平。针刺治疗缺铁性贫血，可使网状红细胞剧增，使病理性异染红细胞色调复常，说明针刺对造血机能有增强作用。但对红细胞过多症，有抑制造血机能的作用，可使红细胞减少，血红蛋白下降。针刺膏肓穴治疗恶性贫血，五日后红细胞由 100 万/ mm^3 上升至 337 万/ mm^3，血红蛋白由 30% 上升至 109% 。针刺对红细胞的影响，可能是通过神经—

体液的综合调节作用。

三、针灸对血小板的影响

针灸对血小板有调节作用，如针刺大椎、足三里、曲池、内关、脾俞等穴，可治疗脾切除后血小板过多症，同时又可用于血小板减少性紫癜的治疗。健康人针刺合谷、内关，可见血小板数增加。有人治疗慢性血小板减少性紫癜 28 例，经过针刺一个疗程，血小板上升 10 万/mm^3 以上者 16 例，占 57.14%，血小板上升 2 万/mm^3 以上者 5 例，总有效率为 75%。对因脾切除后而致血小板增加的病人，针刺大椎、足三里、曲池、合谷、三阴交和内关等穴，疗效甚为显著。针刺足三里、合谷、内关等穴，使原有水平高者下降，低者增加，都趋向正常水平。

四、针灸对血液化学成分的影响

针刺对血清白蛋白影响不显著，有人针刺合谷、内关等穴，可使血浆白蛋白含量多数病例趋于下降或影响不大。针刺可使病人或动物的血氨明显升高，如电针 8 人中，6 人血氨增高，仅 2 人下降。针刺可使佝偻病人血钙、血磷增加，所以对佝偻病有一定疗效。针灸也能调节人体血糖浓度，所以可治疗糖尿病。有报道针灸治疗糖尿病 30 例，取列缺、气冲、太白等穴，并分别测定血糖含量及血管通透性，发现针后血糖明显降低，毛细血管通透性增高。有人针刺脾俞、膈俞、足三里等穴治疗糖尿病 24 例，证明针刺有降低血糖的作用，其中显效 11 例，良好和改善各 4 例，无效 5 例，总有效率为 79.16%。又有人报道针刺素髎穴可对休克病人有升高血糖的作用。针刺有增高血钙的作用，针刺治疗 12 例血钙过低引起痉挛者，每日针治一次，留针 10 分钟，三次针治后，发现全部病员血钙增高，痉挛症状也消失，血磷酸盐减低。有学者针治营养不良合并佝偻病患者"四缝"穴后发现血清钙、磷均有上升，碱性磷酸酶活性降低，促进了患儿骨骼的发育和生长。

五、针灸对血液流变性的影响

研究表明，针刺可显著改善脑中风假性球麻痹患者的血液流变性，针刺内关、水沟、风池、翳风、完骨、三阴交治疗 45 日，全血比黏度在各切变率下均有改善，血浆比黏度也明显改变，对红细胞电泳、血细胞比容、血沉、血小板电泳和血小板聚集率等改善也有极显著意义。有报道处于高血液黏滞状态的冠心病患者，针刺后全血比黏度、血浆比黏度、血细胞比容均有明显下降，而对针前血液比黏度在正常范围者影响则不明显。针刺高血压病人合谷、内关、太冲、三阴交等穴，血胆固醇都有显著下降，但对磷脂无明显影响。

第八节 针灸对物质代谢的作用

针灸对血清胆固醇、甘油三酯、β-脂蛋白、血钠、血钾、乳酸、丙酮酸、柠檬酸、组织胺的代谢均有调节作用。所以可以治疗高脂血症、低血钾、肥胖症等。对血清胆固醇、甘油三酯及β-脂蛋白增高患者，针刺足三里、内关穴后各项指标均有不同程度下降，针刺治疗肥胖症国外应用较多，有较好的近期和远期疗效。针灸对正常人血中胆固醇无明显影响，而高血脂病人确有十分明显的变化，如72例中胆固醇增高者52例，甘油三酯增高者65例，β-脂蛋白增高者68例，经过针刺内关穴，胆固醇下降者40例，甘油三酯下降者50例，β-脂蛋白下降者48例。有人用头皮针治疗冠心病，也发现胆固醇和甘油三酯均有明显下降。研究者观察22例血中钠、钾的改变时发现，一般针后30分钟尿钠排量增加，故血钠降低，同时尿钾排量减少，血钾相对升高，由此可见针刺对血液中的电解质有一定调整作用。针刺对血液中乳酸、丙酮酸、柠檬酸等都有一定影响，如针麻效应良好的病人的血中乳酸含量明显下降。针刺家兔"足三里"、"环跳"，可使血中乳酸、丙酮酸显著升高。

第九节 针灸对免疫系统的作用

针灸能增强体质、预防疾病，增强人体免疫功能，对异常免疫状态可以促进其恢复正常。针灸对体液免疫功能的影响是多方面的，如对血清免疫球蛋白、白介素、补体、抗体、溶菌酶和血浆杀菌力等均有一定的调节作用。针灸可预防感冒、预防疟疾、预防哮喘的复发。针灸能治疗病毒引起的感冒、腮腺炎、黄疸或无黄疸型肝炎等病，能治疗细菌引起的痢疾、肠炎、破伤风等病，还能治疗急慢性咽喉炎、胃炎、结肠炎、中耳炎等等。针灸对炎症的三大病理过程，有良好的影响，对发烧有明显降温作用，这都是通过增强机体抗病能力实现的。

研究者用针灸治疗细菌性疾病645例，大便培养均为阳性，针刺气海、天枢、上巨虚、曲池、合谷等穴，用泻法针刺，留针30~60分钟，每日1~3次，10天为一疗程，一个疗程治愈596例，治愈率92.4%。有学者用针灸治疗急性细菌性痢疾133例，结果全部治愈，在治疗过程中进行了实验研究，结果表明：针治前全血胆碱酯酶活力普遍低于正常值，治疗后64.7%的患者恢复了其活力；

针治前血清蛋白下降，球蛋白升高，治疗后血清蛋白继续下降；淋巴细胞转化率针治前非显著地低于正常值，治疗后又显著地高于正常值。有实验表明针刺能控制炎症灶血管通透性的升高，减少炎性渗出，还可以促进局部微循环，促进炎症渗出物吸收，减少水肿。有人针刺猫的"足三里"、"解溪"后第 4 天发现其回肠末端人工溃疡面渗出物已被清除，并为大量肉芽组织充填，而对照组肉芽组织开始新生，说明针刺促进肉芽组织形成、细胞修复性再生。针刺能增强防卫机能，减轻损伤程度，而达扶正祛邪目的，因而对感染性疾病引起的发热疾患有退热作用，如针刺急性菌痢，在 1～2 天内可使退热。对家兔背侧注射伤寒三联疫苗而引起的体温升高，针刺或电针可使之下降，或抑制体温升高。当给家兔腹腔注射金黄色葡萄球菌后，在动物体温下降时，电针坐骨神经或针刺"委中"，可使体温升高并恢复至正常。针刺可使慢性活动性肝炎患者阳性的 HBsAg 转阴，艾灸还可促使 HBe 抗原抗体的转换，并明显调节非特异性免疫功能，使慢性活动性肝炎好转。总之，针灸不但能使非特异性免疫物质增加，还可使特异性免疫物质含量升高，从而调整细胞免疫和体液免疫，维持机体内外环境的相对稳定，抵抗细菌、病毒的侵犯，增强疾病恢复，预防疾病发展。

第十节　针灸对内分泌系统的作用

针刺对内分泌系统的功能具有调节作用，一方面通过调节内分泌系统功能来提高机体的防卫、抗病能力，另一方面也通过调节内分泌系统功能对其他器官功能进行调节。

一、甲状腺分泌功能的影响

甲状腺能分泌甲状腺素，是受垂体前叶促甲状腺素的影响。当甲状腺机能亢进、血中甲状腺素浓度过高时，则通过反馈作用，抑制垂体前叶促甲状腺素的释放，形成一个良性调节系统。针刺对甲状腺机能具有良性调整作用，当甲状腺机能亢进时，针刺可以降低甲状腺机能，使之趋于正常。如对地方性甲状腺肿，针刺气舍、天突、合谷等穴，可使甲状腺缩小，症状减轻或消失，尿中排碘量明显降低，甲状腺对碘的吸聚和利用能力提高。针刺天突、廉泉、合谷等穴可使甲状腺机能亢进患者的甲状腺体缩小，症状消失，基础代谢明显降低。有人报导针刺人迎、内关、足三里、神门、三阴交等穴，治疗甲亢病人 112 例，临床控制 72人，占 64.3%，显效 30 人，占 25.8%，有效 10 人，占 8.8%。总有效率为100%。又据报道，以水突为主，配合谷、列缺治疗甲状腺疾病 228 例，其中单纯性甲状腺肿 95 例，有效率 87%；甲亢 74 例，有效率 95.9%；甲亢性突眼症 59 例，有效率为 92.9%。

二、胰岛分泌功能的影响

胰岛能分泌胰岛素而影响血糖代谢，促进血糖合成糖元、脂肪，贮存于肝、肌肉和脂肪组织中，并能促进葡萄糖的利用，以及抑制肝糖元的分解和异生，因而使血糖浓度降低。针灸对胰岛分泌胰岛素的影响，可以从血糖的变化情况进行观察。有人以膈俞、脾俞、足三里为主穴，并辨证的加肺俞、胃俞、中脘、肾俞、复溜、地机、三阴交等，对 24 例糖尿病人进行针刺治疗，总有效率为 79.16%，显效率为 45.8%。电针正常人或病人的足三里、内关、合谷、阑尾等穴，或家兔的"百会"，狗的正中神经与坐骨神经时，均可使血糖出现下降现象，针刺休克病人的素髎穴，针后 20 分钟可使血糖升高 42%。

三、性腺机能的影响

脑垂体分泌的卵泡刺激素、黄体生成素、生乳素及催产素，对性腺激素及妇女月经、胎孕、产褥都有调节作用。有人针刺石门穴，观察 127 例有生育能力的妇女，避孕有效率达 79%。说明针刺作用与性腺有关。针刺孕妇的合谷、三阴交穴可引起早产，说明针灸有催产作用。针刺能使生乳激素分泌增强，可以治疗不孕症和继发性闭经，使病人排卵过程与月经周期恢复正常。动物实验表明，针刺后家兔卵巢的间质细胞普遍出现黄体化，还可以看到器官形态学的改变。有人用针刺治疗缺乳症 98 例，治愈 88 例，好转 10 例。实验表明，针刺能使缺乳妇女血中垂体前叶泌乳素含量升高。针刺可使乳腺增生症的妇女较正常为高的血浆雌激素 E_2 含量降低，有利于使增生的乳腺恢复。针灸对男子性功能障碍有一定作用，如针刺关元和中极，配合足三里和三阴交治疗遗精 100 例，有 75 例自觉症状消失，遗精现象不再发生。针灸治疗 48 例功能性不射精症，取曲骨、阴廉、天枢、三阴交、阴陵泉等穴针灸，并随证加减。隔日 1 次，10 次一疗程，痊愈 39 例，无效 9 例，治愈率 81.3%。

四、对肾上腺机能的影响

针刺对肾上腺髓质分泌的肾上腺素和去甲肾上腺素有一定的调节作用。如有人用电针刺小白鼠和家兔的坐骨神经及正中神经，均可见肾上腺髓质内的肾上腺素细胞及去甲肾上腺素细胞明显增多，胞体增大，胞浆反应加深，多在 1 小时最为显著，2 小时开始下降，3~4 小时变化不显著。通过针刺对血糖及乳酸的含量影响可反映肾上腺髓质的变化情况。针刺家兔的"足三里"等穴，可见外周血液中的肾上腺素含量显著增加。针刺失血性休克的家兔可使血糖上升，针刺对肾上腺皮质的机能也有良好的调节作用。肾上腺皮质机能的变化可以血中皮质激素、尿中皮质激素代谢产物的含量、嗜酸性白细胞下降情况等为指标来说明。有人针刺数名神经衰弱病人或细菌性痢疾病人时，发现原来嗜酸性白细胞数量高者针后降低，而低者升高，其增减与针刺次数无关，说明与个体差异及原来水平有关。

第十一节　针灸对神经系统的作用

　　针灸对神经系统有一定的调节作用，针刺部位和穴位不同，对神经产生的影响不同。穴位大部分分布在周围神经的神经根、神经干、神经节、神经节段或神经通道上，针刺可改善周围神经装置和传导径路，可促使周围神经产生兴奋，以加速其传导反射。同时针刺还具有改善局部血液循环，改善局部神经营养状况，促使神经细胞和神经纤维恢复的作用。针刺能通过反射传导调节中枢神经系统的兴奋性和抑制过程。对中风后遗症患者针刺治疗，随着肢体运动功能的恢复，脑循环不断改善，因缺氧损伤的脑组织逐渐有所恢复，血肿也进一步消散。有研究报道针刺内关、水沟等穴，可改善脑梗塞鼠模型脑表面软脑膜微血管的自律运动障碍，从而促进缺血区微血管以"吸吮"的方式主动有效地接纳周边侧支循环代偿血流，此外，也观察到针刺翳风、风池等头部穴位均有扩张椎—基底动脉的作用，可增加脑的血流量，改善颈椎病的症状。失眠患者针刺，可以使神经抑制，使患者进入睡眠状态，癫痫患者针刺，可以使脑电从不平衡向平衡，从异常向正常转化，并使癫痫放电停止或减少，与闪光、语言暗示对脑电的影响有明显不同。针刺能阻断神经疼痛的传导，所以能够治疗三叉神经痛、臂丛神经痛、坐骨神经痛等病症。针灸治疗坐骨神经痛 286 人，总有效率为 88%，治愈率为 64%。据 23 个单位 8895 例的统计资料报道，对周围性面瘫，选用地仓、颊车、下关、阳白、太阳、迎香、水沟、承浆、翳风、风池、合谷等穴进行针刺，总有效率为 96%，治愈率为 68%。用针灸、激光针和穴位注射等法治疗 1014 例，治愈 603 例，显效 157 例，进步 242 例，总有效率为 98.83%，根据针灸对周围神经具有良好的调节作用，临床主要用于治疗周围性面瘫，面肌痉挛，三叉神经痛，肋间神经痛，神经性头痛，周围神经损伤等神经系统疾病。针刺可促使脊髓损伤后的功能恢复，改善脊髓的病理损伤，以针灸为主治疗结合功能锻炼，总有效率达 96%，痊愈和显效率达 39%。传统针灸、电针、穴位注射等综合治疗，总有效率达 87.9%，痊愈和显效率达 31.55%。对于脊髓灰质炎后遗症，以循经和局部相结合的取穴方法针灸治疗 4967 例，有效率达 98.71%，痊愈率达 78%。

第十二节 针灸的镇痛作用

内脏、神经、血管以及各种软组织损伤、痉挛或产生炎症等都会产生疼痛。针灸能改善局部组织的气血循环，解除内脏、神经、血管、肌肉等软组织的痉挛现象，促进损伤组织的修复，消除炎症，同时针灸能使外周血液中的致痛物质浓度降低，促进镇痛物质的产生，提高痛阈。所以针灸有一定的镇痛作用。针灸对头痛、胁痛、胃痛、腹痛、心痛、腰痛、神经痛、痛经、手术后疼痛、软组织损伤疼痛等等都有良好的减痛效果。针刺麻醉就是在针灸具有良好镇痛作用的基础上发展起来的。

研究者通过实验观察神经系统在镇痛中的作用，外周神经是针刺信号的传入神经，电针直接刺激传导痛觉的神经，一方面可以使这类神经中痛觉纤维的传导发生阻滞，同时又可使脊髓角细胞对伤害性刺激的反应受到抑制。疼痛信号进入中枢神经系统以后，须经过一个漫长的通路后到达大脑，其中脊髓的背角和丘脑的束旁核是传递和感受疼痛的两个关键部位。另一方面，中枢神经系统中的尾核，中脑导水管周围灰质，中缝核群和它们的下行抑制通路兴奋的时候，可以抑制疼痛信号的传递和感受，针刺信号通过脊髓入胞，经过复杂的整合活动，可兴奋这个内在的镇痛系统，一方面上行抑制束旁核，一方面下行抑制背角，从而发挥镇痛效应，治疗疼痛性病证。

中枢神经递质在针刺镇痛中有重要作用。针刺能影响神经递质这一类化学物质活动，众多的中枢神经递质参与针刺的镇痛过程。动物实验表明，脑内 5 - 羟色胺含量的增加或减少，可相应地增强或减弱针刺的镇痛效果。儿茶酚胺的作用恰好相反。用药物阻断儿茶酚胺类递质的受体，能增强针刺镇痛作用，而受体激动剂则使镇痛作用减弱。阻断脑内乙酰胆碱合成或阻断胆碱能受体，都能降低针刺的镇痛效应。

神经系统和神经递质在镇痛中的作用是相互配合的，而不是孤立的。如针刺信号使脑内吗啡样物质增多，而它又可作用于中脑导水管周围灰质，再转而兴奋中缝核，通过下行纤维释放 5 - 羟色胺，抑制脊髓背角等等。实验研究证明，针刺内关、足三里、三阴交、大横、期门、天枢等穴，可使致痛物质纳洛酮、多巴胺、组织胺等含量降低，镇痛物质 5 - 羟色胺、吗啡样物质和啡肽类物质等产生，痛阈升高。

第十三节 影响针灸作用的因素

一、针灸作用与刺激部位有关

不同证型，不同疾病，选穴配穴规律不同。选穴不当，取穴不准，影响针灸治疗效果。临床实验研究表明，腧穴具有相对的特异作用，不同腧穴之间，作用有明显差异，如针刺三阴交能加强孕妇子宫收缩，胜过针刺阳陵泉。针刺近端的中极穴又胜过远端的合谷穴。再如针刺膀胱俞，膀胱收缩，而针刺肾俞时，则膀胱扩张。针刺睛明穴治近视而不能纠正胎位，针刺至阴穴能纠正胎位而无治近视的作用。所以，证型不同，疾病不同，选定配穴正确，疗效明显，反之，则疗效较差或无疗效。治疗疾病针刺穴位比针刺非穴点作用明显；循经取穴比非循经取穴好。对胸部器官病变取上肢穴比取下肢穴好；对腹部病变，取下肢穴比取上肢穴好。

二、针灸作用与针灸方式和方法有关

在针刺治疗过程中，掌握正确的针刺角度方法、深度和强度，是增强针感、提高疗效、防止意外事故发生的重要环节。腧穴选穴配穴正确，还必须与正确的进针角度、方向、深度和针刺强弱有机地结合起来，才能充分发挥其应有的效应。临床上同一腧穴，由于针刺的角度、方向、深度和强弱不同，所产生的针感的强弱、传感的方向、治疗效果常有明显的差异。如针刺风池可用于治疗眼病、头痛、口歪、颈项痛、感冒鼻塞、耳聋等病证，不同疾病针刺的强弱、深度、角度、方向等要求不同，以便适应病证的需要，取得更好的疗效。针刺治疗深刺多用直刺，浅刺多用斜刺或平刺。病浮浅刺，病沉深刺。针法与灸法因病不同而选用，实热证一般只针不灸，虚寒证应少针多灸。实验证明弱刺激手法针刺三阴交可减弱肾盂收缩，减慢输尿管蠕动；强刺激手法使肾盂收缩增强，输尿管蠕动加快。

三、针灸作用与补泻手法不同有关

补泻是针灸施治的基本法则，在同一腧穴处方中，如果补泻手法不同，其治疗作用完全相反。虚是指人体的正气虚弱，实是指邪气偏盛，虚实是区别人体病性的两大纲领，补虚就是扶助人体的正气，增强脏腑器官功能，补益人体的阴阳气血以抗御疾病。泻实是驱除邪气，以利于正气的恢复。针灸的"补虚"与

"泻实"，是通过针和灸的方法激发机体本身的调节机能，从而产生补泻作用，达到扶正祛邪的目的。如补合谷、泻三阴交有行气活血，通络化瘀之效，可以治疗气滞血瘀之经闭、痛经，并有堕胎作用，反之，泻合谷、补三阴交则有调理气血，固经养胎之效，用以治疗月经过多、崩漏，且有保胎作用。

四、针灸作用与针刺时机和时间有关

掌握治疗时机与疗效关系非常密切。例如针灸治疗面瘫、中风后偏瘫，如能在发病后及早针灸治疗，效果显著地提高，如果延至 3～6 个月或更长时间才开始针灸，疗效就大为降低。选择适宜的治疗时间对有些病证能够更好地发挥治疗作用，提高疗效。针灸治疗应选择适宜的治疗时间，掌握好留针施灸时间，制定疗程时间和间歇时间，预测总体治疗时间等几个方面。如对失眠症，上午治疗就不如下午或睡前治疗效果好；对周期性发作的病证，如疟疾、癫痫、月经不调、痛经等要在发作前施术，效果才好。留针时间因病而宜，对于肌肉痉挛疼痛，可以不留针，或短留针，但对一些急性炎症性病证，危重病证，则需要久留针。疗程时间按病之缓急而定，急性或简单的病证疗程较短，慢性病、疑难病和运动功能障碍性疾病，如肥胖症、男性不育、女子不孕、中风偏瘫、外伤截瘫，疗程可长达 1 个多月，但对于一些需要早早控制的急证，则需要每日 2 次或每隔 5～6 小时针灸 1 次，不可间隔太长时间，否则不利于积累疗效。一个病人大约需要治疗多长时间，也是需要考虑，应该有一个大概的估计。起病慢，病程较长，治疗时间也较长；起病快，病程较短，治疗时间较短。

五、针灸作用与个体差异有关

不同性别，不同年龄，不同民族，不同职业的人群，由于机体的生理、病理状态不同，经穴感传效应强度不同，对针灸治疗的敏感性不同，所以针灸作用效果不同，疗效快慢不同。临床治疗面瘫病人千余人，针刺"面瘫穴"，有的疗效快，有的疗效慢，有的疗程短，有的疗程长，有的能够完全治愈，有的则留有后遗症，这与患者的个体差异有明显的关系。

第四章
针灸歌赋辨证取穴摘要

《标幽赋》

拯救之法，妙用者针。察岁时于天道，定形气于予心。春夏瘦而刺浅，秋冬肥而刺深。不穷经络阴阳，多逢刺禁；既论脏腑虚实，须向经寻。原夫起自中焦，水初下漏，太阴为始，至厥阴而方终；穴出云门，抵期门而最后。正经十二，别络走三百余支；正侧仰伏，气血有六百余候。手足三阳，手走头而头走足；手足三阴，足走腹而胸走手。要识迎随，须明逆顺。况夫阴阳，气血多少为最。厥阴、太阳，少气多血；太阴、少阴，少血多气；而又气多血少者，少阳之分；气盛血多者，阳明之位。先详多少之宜，次察应至之气。轻滑慢而未来，沉涩紧而已至。既至也，量寒热而留疾；未至也，据虚实而候气。气之至也，如鱼吞钩饵之浮沉；气未至也，如闲处幽堂之深邃。气速至而速效，气迟至而不治。观夫九针之法，毫针最微，七星上应，众穴主持。本形金也，有蠲邪扶正之道；短长水也，有决凝开滞之机。定刺象木，或斜或正；口藏比火，进阳补羸。循机扪塞以象土，实应五行而可知。然是三寸六分，包含妙理；虽细桢于毫发，同贯多岐。可平五脏之寒热，能调六腑之虚实。拘挛闭塞，遣八邪而去矣；寒热痛痹，开四关而已之。凡刺者，使本神朝而后入；既刺也，使本神定而气随。神不朝而勿刺，神已定而可施。定脚处，取气血为主意；下手处，认水木是根基。天地人三才也，涌泉同璇玑、百会；上中下三部也，大包与天枢、地机。阳跷、阳维并督带，主肩背腰腿在表之病；阴跷、阴维、任、冲脉，去心腹胁肋在里之凝。二陵、二跷、二交，似续而交五大；两间、两商、两井，相依而别两支。足见取穴之法，必有分寸，先审自意，次观肉分；或伸屈而得之，或平直而安定。在阳部筋骨之侧，陷下为真；在阴分郄腘之间，动脉相应。取五穴，用一穴而必端；取三经，用一经而可正。头部与肩部详分，督脉与任脉易定。明标与本，论刺深刺浅之经；住痛移疼，取相交相贯之径。岂不闻脏腑病，而求门、海、俞、募之微；经络滞，而求原、别、交、会之道。更穷四根、三结，依标本而刺无不痊。但用八法、五门，分主客而针无不效。八脉始终连八会，本是纪纲；十二经络十二原，是为枢要。一日取六十六穴之法，方见幽微；一时取一十二经之原，始知要妙。原夫补泻之法，非呼吸而在手指；速效之功，要交正而识本经。交经缪刺，左有病而右畔取；泻络远针，头有病而脚上针。巨刺与缪刺各异，微针与妙刺相通。观部分而知经络之虚实，视浮沉而辨脏腑之寒温。且夫先令针耀，而虑针损，次藏口内，而欲针温。目无外视，手如握虎；心无内慕，如待贵人。左手重而多按，欲令气散；右手轻而徐入，不痛之因。空心恐怯，直立侧而多晕；背目沉掐，坐卧平而没昏。推于十干、十变，知孔穴之开阖；论其五行、五脏，察时日之旺衰。伏如横弩，应若发机。阴交、阳别而定血晕，阴跷、阳维而下胎衣。痹厥偏枯，迎随俾经络接续；漏崩带下，温补使气血依归。静以久留，停针待之。必准者，取照海治喉中之闭塞；端的处，用大钟治心内之呆痴。大抵疼痛实泻，痒麻虚补。体重节痛而俞居，心下痞满而井主。心胀咽痛，针太冲而必除；脾冷胃疼，泻公孙而立愈。胸满腹痛刺内关，胁疼肋痛针飞虎。筋挛骨痛而补魂门，体热劳嗽而泻魄户。头风头痛，刺申脉与金门；眼痒眼疼，泻光明与地五。泻阴郄止盗汗，治小儿骨蒸；刺偏历利小便，医大人水蛊。中风环跳而宜刺，虚损天枢而可取。由是午前卯后，太阴生而疾温；离左酉南，月朔死而速冷。循扪弹弩，留吸母而坚长；爪下伸提，疾呼子而嘘短。动退空歇，迎夺右而泻凉；推内进搓，随济左而补暖。慎之！大患危疾，色脉不顺而莫针；寒热风阴，饥饱醉劳而切忌。望不补而晦不泻，弦不夺而朔不济。精其心而穷其法，无灸艾而坏其皮；正其理而求其原，免投针而失其位。避灸处而加四肢，四十有九；禁刺处而除六腧，二十有二。抑又闻高皇抱疾未瘥，李氏刺巨阙而后苏；太子暴死为厥，越人针维会而复醒。肩井、曲池，甄权刺臂痛而复射；悬钟、环跳，华佗刺躄足而立行。秋夫针腰俞而鬼免沉疴，王纂针交俞而妖精立出。取肝俞与命门，使瞽士视秋毫之末；刺少阳与交别，俾聋夫听夏蚋之声。嗟夫！去圣逾远，此道渐坠。或不得意而散其学，或愆其能而犯禁忌。愚庸智浅，难契于玄言，至道渊深，得之者有几？偶述斯言，不敢示诸明达者焉，庶几乎童蒙之心启。

《百症赋》

百症俞穴，再三用心。囟会连于玉枕，头风疗以金针。悬颅、颔厌之中，偏头痛止；强间、丰隆之际，头痛难禁。原夫面肿虚浮，须仗水沟、前顶；耳聋气闭，全凭听会、翳风。面上虫行有验，迎香可取；耳中蝉噪有声，听会堪攻。目眩兮，支正、飞扬；目黄兮，阳纲、胆俞。攀睛攻少泽、肝俞之所；泪出刺临泣、头维之处。目中漠漠，即寻攒竹、三间；目觉   ，急取养老、天柱。观其雀目肝气，睛明、行间而细推；审他项强伤寒，温溜、期门而主之。廉泉、中冲，舌下肿疼堪取；天府、合谷，鼻中衄血宜追。耳门、丝竹空，住牙痛于顷刻；颊车、地仓穴，正口㖞于片时。喉痛兮，液门、鱼际去疗；转筋兮，金门、丘墟来医。阳谷、侠溪，颔肿口噤并治；少商、曲泽，血虚口渴同施。通天去鼻内无闻之苦，复溜祛舌干口燥之悲。哑门、关冲，舌缓不语而要紧；天鼎、间使，失音嚅嗫而休迟。太冲泻唇㖞以速愈，承浆泻牙疼而即移。项强多恶风，束骨相连于天柱；热病汗不出，大都更接于经渠。且如两臂顽麻，少海就傍于三里；半身不遂，阳陵远达于曲池。建里、内关，扫尽胸中之苦闷；听宫、脾俞，祛残心下之悲凄。久知胁肋疼痛，气户、华盖有灵；腹中肠鸣，下脘、陷谷能平。胸胁支满何疗，章门、不容细寻。膈疼饮蓄难禁，膻中、巨阙便针。胸闷更加噎塞，中府、意舍所行；胸膈停留瘀血，肾俞、巨髎宜征。胸满项强，神藏、璇玑宜试；背连腰痛，白环、委中曾经。脊强兮水道、筋缩，目眩兮颧髎、大迎。痉病非颅息而不愈，脐风须然谷而易醒。委阳、天池，腋肿针而速散；后溪、环跳，腿疼刺而即轻。梦魇不宁，厉兑相谐于隐白；发狂奔走，上脘同起于神门。惊悸怔忡，取阳交、解溪勿误；反张悲哭，仗天冲、大横须精。癫疾必身柱、本神之令，发热仗少冲、曲池之津。岁热时行，陶道复求肺俞理；风痫常发，神道还须心俞宁。湿寒湿热下髎定，厥寒厥热涌泉清。寒栗恶寒，二间疏通阴郄暗；烦心呕吐，幽门开彻玉堂明。行间、涌泉，主消渴之肾竭；阴陵、水分，去水肿之脐盈。痨瘵传尸，趋魄户、膏肓之路；中邪霍乱，寻阴谷、三里之程。治疸消黄，诸后溪、劳宫而看；倦言嗜卧，往通里、大钟而明。咳嗽连声，肺俞须迎天突穴；小便赤涩，兑端独泻太阳经。刺长强与承山，善主肠风新下血；针三阴与气海，专司白浊久遗精。且如肓俞、横骨，泻五淋之久积；阴郄、后溪，治盗汗之多出。脾虚谷以不消，脾俞、膀胱俞觅；胃冷食而难化，魂门、胃俞堪责。鼻痔必取龈交，癭气须求浮白。大敦、照海，患寒疝而善蠲；五里、臂臑，生疬疮而能治。至阴、屋翳，疗痒疾之疼多；肩髃、阳溪，消瘾风之热极。抑又论妇人经事改常，自有地机、血海；女子少气漏血，不无交信、合阳。带下产崩，冲门、气冲宜审；月潮违限，天枢、水泉细详。肩井乳痈而极效，商丘痔瘤而最良。脱肛趋百会、尾骶之所，无子搜阴交、石关之乡。中脘主乎积痢，外丘收乎大肠。寒疟兮商阳、太溪验，痃癖兮冲门、血海强。夫医乃人之司命，非志士而莫为；针乃理之渊微，须至人之指教。先究其病源，后攻其穴道。随手见功，应针取效。方知玄里之玄，始达妙中之妙。此篇不尽，略举其要。

《玉龙歌》

……小风不语最难医，发际顶门穴要知，更向百会明补泻，即时苏醒免灾危。鼻流清涕名鼻渊，先补后泻疾可痊，若是头风并眼痛，上星穴内刺无偏。头风呕吐眼昏花，穴取神庭始不差，孩子慢惊何可治，印堂刺入艾还加。头项强痛难回顾，牙疼并作一般看，先向承浆明补泻，后针风府即时安。偏正头风痛难医，丝竹金针亦可施，沿皮向后透率谷，一针两穴世间稀。偏正头风有两般，有无痰饮细推观，若然痰饮风池刺，倘无痰饮合谷安。口眼㖞斜最可嗟，地仓妙穴连颊车，㖞左泻右依师正，㖞右泻左莫令斜。不闻香臭从何治，迎香二穴可堪攻，先补后泻分明效，一针未出气先通。耳聋气闭痛难言，须刺翳风穴始痊，亦治项下生瘰疬，下针泻动即安然。耳聋之症不闻声，痛痒蝉鸣不快情，红肿生疮须用泻，宜从听会用针行。偶尔失音言晤难，哑门一穴两筋间，若知浅针莫深刺，言语音和照旧安。眉间疼痛苦难当，攒竹沿皮刺不妨，若是眼昏皆可治，更针头维即安康。两睛红肿痛难熬，怕日羞明心自焦，只刺睛明鱼尾穴，太阳出血自然消。眼痛忽然血贯睛，羞明更涩最难睁，须得太阳针出血，不用金刀疾自平。心火炎上两眼红，迎香穴内刺为通，若将毒血搐出后，目内清凉始见功。脊背强痛泻人中，挫闪腰酸亦可攻，更有委中之一穴，腰间诸疾任君攻。肾弱腰疼不可当，施为行止甚非常，若知肾俞二穴处，艾火频加体自康。环跳能治腿股风，居二穴认真攻，委中毒血更出尽，愈见医科神圣功。膝腿无力身立难，原因风湿致伤残，倘知二市穴能灸，步履悠然渐自安。髋骨能医两腿疼，膝头红肿不能行，必针膝眼膝关穴，功效须臾病不生。寒湿脚气不可熬，先针三里及阴交，再将绝骨穴兼刺，肿痛顿时立见消。肿红腿足草鞋风，须把昆仑二穴攻，申脉太溪如再刺，神医妙诀起疲癃。脚背疼起丘墟穴，斜针出血即时轻，解溪再与商丘识，补泻行针要辨明。行步艰难疾转加，太冲二穴效堪夸，更针三里中封穴，去病如同用手拿。膝盖红肿鹤膝风，阳陵二穴亦堪攻，阴陵针透尤收效，红肿全消见异功。腕中无力痛艰难，握物难移体不安，腕骨一针虽见效，莫将补泻等闲看。急疼两臂气攻胸，肩井分明穴可攻，此穴原来真气聚，补多泻少应其中。肩背风气连臂疼，背缝二穴用针明，五枢亦治腰间痛，得穴方知疾顿轻。两肘拘挛筋骨连，艰难动作欠安然，只将曲池针泻动，尺泽兼行见圣传。肩端红帅痛难当，寒湿相争气血狂，若向肩髃明补泻，管君多灸自安康。筋急不开手难伸，尺泽从来要认真，头面纵有诸般症，一针合谷效通神。腹中气块痛难当，穴法宜向内关防，八法有名阴维穴，腹中之疾永安康。腹中疼痛亦难当，大陵外关可消详，若是胁疼并闭结，文沟奇妙效非常。脾家之证最可怜，有寒有热两相煎，间使二穴针泻动，热泻寒补病俱痊。九种心痛及脾疼，上脘穴内用神针，若还脾败中脘补，两针神效免灾侵。痔漏之疾亦可憎，表里急重最难禁，或痛或痒或下血，二白穴在掌后寻。三焦热气壅上焦，口苦舌干岂易调，针刺关冲出毒血，口生津液病俱消。手臂红肿连腕疼，液门穴内用针明，更将一穴名中渚，多泻中间疾自轻。中风之症症非轻，中冲二穴可安宁，先补后泻如无应，再刺人中立便轻。胆寒心虚病如何，少冲二穴最功多，刺入三分不着艾，金针用后自平和。时行疟疾最难禁，穴法由来未审明，若把后溪穴寻得，多加艾火即时轻。牙疼阵阵苦相煎，穴在二间要得传，若患翻胃并吐食，中魁奇穴莫教偏，乳蛾之症少人医，必用金针疾始除，如若少商出血后，即时安稳免灾危。如今瘾疹疾多般，好手医人治亦难，天井二穴多着艾，纵生瘰疬灸皆安。寒痰咳嗽更兼风，列缺二穴最可攻，先把太渊一穴泻，多加艾火即收功。痴呆之症不堪亲，不识尊卑枉骂人，神门独治痴呆病，转手骨开得穴真。连日虚烦面赤妆，心中惊悸亦难当，若将通里穴寻得，一用金针体便康。风眩目烂最堪怜，泪出汪汪不可言，大小骨空皆妙穴，多加艾火疾应痊。妇人吹乳痛难消，吐血风痰稠似胶，少泽穴内明补泻，应时神效气能调；满身发热痛为虚，盗汗淋淋渐损躯，须得百劳椎骨穴，金针一刺疾俱除。忽然咳嗽腰背疼，身柱由来灸便轻，至阳亦治黄疸病，先补后泻效分明；肾败腰虚小便频，夜间起止苦劳神，命门若得金针助，肾俞艾灸起遭迤。九般痔疾最伤人，必刺承山效若神，更有长强一穴是，呻吟大痛穴为真。伤风不解嗽频频，久不医时劳便成，咳嗽须针肺俞穴，痰多宜向丰隆寻。膏肓二穴治病强，此穴原来难度量，斯穴禁针多着艾，二十一壮亦无妨。腠理不密咳嗽频，鼻流清涕气昏沉，须知喷嚏风门穴，咳嗽宜加艾火深。胆寒由是怕惊心，遗精白浊实难禁，夜梦鬼交心俞治，白环俞治一般针。肝家血少目昏花，宜补肝俞力便加，更把三里频泻动，还光益血自无差。脾家之症有多般，致成翻胃吐食难，黄疸亦须寻腕骨，金针必定夺中脘。无汗伤寒泻复溜，汗多宜将合谷收，若然六脉皆微细，金针一补脉还浮。大便闭结不能通，照海分明在足中，更把支沟来泻动，方知妙穴有神功。小腹胀满气攻心，内庭二穴要先针，两足有水临泣泻，无水方能病不侵。七般疝气取大敦，穴法由来指侧间，肾气冲心何所治，关元带脉莫等闲。传尸劳病最难医，涌泉出血免灾危，痰多须向丰隆泻，气喘丹田亦可施。浑身疼痛疾非常，不定穴中细审详，有筋有骨须浅刺，灼艾临时要度量。劳宫穴在掌中寻，满手生疮痛不禁，心胸之病大陵泻，气攻胸腹一般针。哮喘之症最难当，夜间不睡气遑遑，天突妙穴宜寻得，膻中着艾便安康。鸠尾独治五般痫，此穴须当仔细观，若然着艾宜七壮，多则伤人针亦难，气喘急急不可眠，何当日夜苦忧煎，若得璇玑针泻动，更取气海自安然。肾强疝气发甚频，气上攻心似死人，关元兼刺大敦穴，此法亲传始得真。水病之疾最难熬，腹满虚胀不肯消，先灸水分并水道，后针三里及阴交。赤白妇人带下难，只因虚败不能安，中极补多宜泻少，灼艾还须着意看。吼喘之证嗽痰多，若用金针疾自和，俞府乳根一样刺，气喘风痰渐渐磨。伤寒过经犹未解，须向期门穴上针，忽然气喘攻胸膈，三里泻多须用心。脾泄之症别无他，天枢二穴刺休差，此是五脏脾虚疾，艾火多添病不加。口臭之疾最可憎，劳心只为苦多情，大陵穴内人中泻，心得清凉气自平。……

《肘后歌》

头面之疾针至阴，腿脚有疾风府寻，心胸有病少府泻，脐腹有病曲泉针。肩背诸疾中渚下，腰膝强痛交信凭，胁肋腿痛后溪妙，股膝肿起泻太冲。阴核发来如升大，百会妙穴真可骇。顶心头痛眼不开，涌泉下针定安泰。鹤膝肿劳难移步，尺泽能舒筋骨疼，更有一穴曲池妙，根寻源流可调停；其患若要便安愈，加以风府可用针。更有手臂拘挛急，尺泽刺深去不仁，腰背若患挛急风，曲池一寸五分攻。五痔原因热血作，承山须下病无踪，哮喘发来寝不得，丰隆刺入三分（一作三寸）深。狂言盗汗如见鬼，惺惺间使便下针。骨寒髓冷火来烧，灵道妙穴分明记。疟疾寒热真可畏，须知虚实可用意；间使宜透支沟中，大椎七壮合圣治：连日频频发不休，金门刺深七分是。疟疾三日得一发，先寒后热无他语，寒多热少取复溜，热多寒少用间使。或患伤寒热未收，牙关风壅药难投，项强反张目直视，金针用意列缺求。伤寒四肢厥逆冷，脉气无时仔细寻，神奇妙穴真有二，复溜半寸顺骨行。四肢回还脉气浮，须晓阴阳倒换求，寒则须补绝骨是，热则绝骨泻无忧；脉若浮洪当泻解，沉细之时补便瘳。百合伤寒最难医，妙法神针用意推，口禁眼合药不下，合谷一针效甚奇。狐惑伤寒满口疮，须下黄连犀角汤。虫在脏腑食肌肉，须要神针刺地仓。伤寒腹痛虫寻食，吐蚘乌梅可难攻，十日九日必定死，中脘回还胃气通。伤寒痞气结胸中，两目昏黄汗不通，涌泉妙穴三分许，速使周身汗自通。伤寒痞结胁积痛，宜用期门见深功，当汗不汗合谷泻，自汗发黄复溜凭。飞虎一穴通痞气，祛风引气使安宁。刚柔二痓最乖张，口禁眼合面红妆，热血流入心肺腑，须要金针刺少商。中满如何去得根，阴包如刺效如神，不论老幼依法用，须教患者便抬身。打扑伤损破伤风，先于痛处下针攻，后向承山立作效，甄权留下意无穷。腰腿疼痛十年春，应针不了便惺惺，大都引气探根本，服药寻方枉费金。脚膝经年痛不休，内外踝边用意求，穴号昆仑并吕细，应时消散即时瘳。风痹痿厥如何治？大杼、曲泉真是妙，两足两胁满难伸，飞虎神针七分到，腰软如何去得根，神妙委中立见效。

《通玄指要赋》

必欲治病，莫如用针。巧运神机之妙，工开圣理之深。外取砭针，能蠲邪而扶正；中含水火，善回阳而倒阴。原夫络别支殊，经交错综，或沟池溪谷以岐异，或山海丘陵而隙共。斯流派以难揆，在条纲而有统。理繁而昧，纵补泻以何功；法捷而明，自迎随而得用。且如行步难移，太冲最奇。人中除脊膂之强痛，神门去心性之呆痴。风伤项急，始求于风府。头晕目眩，要觅于风池。耳闭须听会而治也，眼痛则合谷以推之。胸结身黄，取涌泉而即可；脑昏目赤，写攒竹以便宜。但见苦两肘之拘挛，仗曲池而平扫；四肢之懈惰，凭照海以消除。牙齿痛吕细堪治，头项强承浆可保。太白宣导于气冲，阴陵开通于水道。腹膨而胀，夺内庭以休迟；筋转而疼，泻承山而在早。大抵脚腕痛，昆仑解愈；股膝疼，阴市能医。瘤发癫狂兮，凭后溪而疗理；疟生寒热兮，仗间使以扶持。期门罢胸满，血臌而可已，劳宫退胃翻、心痛亦何疑。稽夫大敦去七疝之偏坠，王公谓此；三里却五劳之羸瘦，华佗言斯。固知腕骨祛黄，然骨泻肾。行间治膝肿目疾，尺泽去肘疼筋紧。目昏不见，二间宜取；鼻窒无闻，迎香可引。肩井除两臂难任，丝竹疗头疼不忍。咳嗽寒痰，列缺堪治；眵冷泪，（头）临泣尤准。髋骨将腿痛以祛残，肾俞把腰疼而泻尽。以见越人治尸厥于维会，随手而苏；文伯泻死胎于阴交，应针而陨。圣人于是察麻与痛，分实与虚。实则自外而入也，虚则自内而出欤。以故济母而裨其不足，夺子而平其有余。观二十七之经络，一一明辨，据四百四之疾证，件件皆除。故得天枉都无，跻斯民于寿域；几微已判，彰往古之玄书。抑又闻心胸病，求掌后之大陵；肩背患，责肘前之三里。冷痹肾败，取足阳明之土；连脐腹痛，泻足少阴之水。脊间心后者，针中渚而立痊；胁下肋边者，刺阳陵而即止。头项痛，拟后溪以安然；腰脚疼，在委中而已矣。夫用针之士，于此理苟能明焉，收祛邪之功，而在乎捻指。

《金针赋》

观夫针道，捷法最奇，须要明于补泻，方可起于倾危。先分病之上下，次定穴之高低。头有病而足取之，左有病而右取之。男子之气，早在上而晚在下，取之必明其理；女子之气，早在下而晚在上，用之必识其时。午前为早属阳，午后为晚属阴，男女上下，凭腰分之。手足三阳，手走头而头走足；手足三阴，足走腹而胸走手。阴升阳降，出入之机。逆之者为泻、为迎，顺之者为补、为随。春夏刺浅者以瘦，秋冬刺深者以肥。更观元气厚薄，浅深之刺犹宜。

原夫补泻之法，妙在呼吸手指。男子者，大指进前左转，呼之为补，退后右转，吸之为泻，提针为热，插针为寒；女子者，大指退后右转，吸之为补，进前左转，呼之为泻，插针为热，提针为寒。左与右各异，胸与背不同，午前者如此，午后者反之。是故爪而切之，下针之法；摇而退之，出针之法；动而进之，催针之法；循而摄之，行气之法。搓而去病，弹则补虚。肚腹盘旋，扪为穴闭。重沉豆许曰按，轻浮豆许曰提。一十四法，针要所备。补者一退三飞，真气自归；泻者一飞三退，邪气自避。补则补其不足，泻则泻其有余。有余者为肿为痛，曰实；不足者为痒为麻，曰虚。气速效速，气迟效迟。…………。

且夫下针之法，先须爪按重而切之，次令咳嗽一声，随咳下针。凡补者呼气，初针刺至皮内，乃曰天才；少停进针，刺至肉内，是曰人才；又停进针，刺至筋骨之间，名曰地才。此为极处，就当补之，再停良久，却须退之至人之分，待气沉紧，倒针朝病，进退往来，飞经走气，尽在其中矣。凡泻者吸气，初针至天，少停进针，直至于地，得气泻之，再停良久，却须退针，复至于人，待气沉紧，倒针朝病，法同前矣。其或晕针者，神气虚也，以针补之，以袖掩之，口鼻而气回，热汤与之，略停少刻，依前再施。

及夫调气之法，下针至地之后，复人之分，欲气上行，将针右捻；欲气下行，将针左捻；欲补先呼后吸，欲泻先吸后呼。气不至者，以手循摄，以爪切掐，以针摇动，进捻搓弹，直待气至，以龙虎升腾之法，按之在前，使气在后，按之在后，使气在前。运气走至疼痛之所，以纳气之法，扶针直插，复向下纳，使气不回。若关节阻涩，气不过者，以龙虎龟凤通经接气，大段之法，驱而运之，仍以循摄爪切，无不应矣。此通仙之妙。

况夫出针之法，病势既退，针气微松，病未退者，针气如根，推之不动，转之不移，此为邪气吸拔其针，乃真气未至，不可出之；出之者其病即复，再须补泻，停以待之，真候微松，方可出针豆许，摇而停之。补者吸之去疾，其穴急扪；泻者呼之去徐，其穴不闭。欲令凑密，然后调气，故曰：下针贵迟，太急伤血；出针贵缓，太急伤气。已上总要，于斯尽矣。

考夫治病之法有八：一曰烧山火，治顽麻冷痹，先浅后深，用九阳而三进三退，慢提紧按，热至，紧闭插针，除寒之有准。二曰透天凉，治肌热骨蒸，先深后浅，用六阴而三出三入，紧提慢按，徐徐举针，退热之可凭，皆细细搓之，去病准绳。三曰阳中隐阴，先寒后热，浅而深，以九六之法，则先补后泻也。四曰阴中隐阳，先热后寒，深而浅，以六九之方，则先泻后补也。补者直须热至，泻者务待寒侵，犹如搓线，慢慢转针，盖法在浅则用浅，法在深则用深，二者不可兼而混之也。五曰子午捣臼，水蛊膈气，落穴之后，调气均匀，针行上下，九入六出，左右转之，十遭自平。六曰进气之诀，腰背肘膝痛，浑身走注疼，刺九分，行九补，卧针五七吸，待气上行，亦可龙虎交战，左捻九而右捻六，是亦住痛之针。七曰留气之诀，痃癖癥瘕，针刺七分，用纯阳，然后乃直插针，气来深刺，提针再停。八曰抽添之诀，瘫痪疮癞，取其要穴，使九阳得气，提按搜寻，大要运气周遍，扶针直插，复向下纳，回阳倒阴，指下玄微，胸中活法，一有未应，反复再施。

若夫过关过节催运气，以飞经走气，其法有四：一曰青龙摆尾，如扶船舵，不进不退，一左一右，慢慢拨动。二曰白虎摇头，似手摇铃，退方进圆，兼之左右，摇而振之。三曰苍龟探穴，如入土之象，一退三进，钻剔四方，四曰赤风迎源，展翅之仪，入针至地，提针至天，候针自摇，复进其原，上下左右，四围飞旋，病在上吸而退之，病在下呼而进之。

至夫久患偏枯，通经接气之法，已有定息寸数。手足三阳，上九而下十四，过经四寸，手足三阴，上七而下十二，过经五寸，在乎摇动出纳，呼吸同法，驱运气血，顷刻周流，上下通接，可使寒者暖而热者凉，痛者止而胀者消。若开渠之决水，立时见功，何倾危之不起哉？虽曰病有三因，皆从气血，针分八法，不离阴阳。盖经络昼夜之循环，呼吸往来之不息，和则身体康健，否则疾病而生。譬如天下国家地方，山海田园，江河溪谷，值岁时风雨均调，则水道疏利，民安物阜，其或一方一所，风雨不均，遭以旱涝，使水道涌竭不通，灾伤遂至。人之气血受病三因，亦犹方所之于旱涝也。盖针砭所以通经脉，均气血，蠲邪扶正，故曰捷法，最奇者哉。

嗟夫！轩岐古远，卢扁久亡，此道幽深，非一言而可尽。斯文细密，在久习而能通。岂世上之常辞，庸流之泛术，得之者若科之及第，而悦于心；用之者如射之发中，而进于目。述自先贤，传之后学，用针之士，有志于斯，果能洞造玄微，而尽其精妙，则世之伏枕之疴，有缘者遇针到病除，其病皆随手而愈矣。

《十二穴主治杂病歌》

三里内庭穴，曲池合谷接，委中配承山，太冲昆仑穴，环跳与阳陵，通里并列缺。合担用法担，合截用法截，三百六十穴，不出十二诀。……

1．三里

三里膝眼下，三寸两筋间。能通心腹胀，善治胃中寒。肠鸣并泄泻，腿肿膝胻酸。伤寒羸瘦损，气蛊疾诸般。年过三旬后，针灸眼便宽。取穴当审的，八分三壮安。

2．内庭

内庭次趾外，本属足阳明。能治四肢厥，喜静恶闻声。瘾疹咽喉痛，数欠及牙疼。疟疾不能食，针着便惺惺。

3．曲池

曲池拱手取，屈肘骨边求。善治肘中痛，偏风手不收。挽弓开不得，筋缓莫梳头。喉闭促欲死，发热更无休，偏身风癣癫，针著即时瘳。

4．合谷

合谷在虎口，两指岐骨间。头疼并面肿，疟病热还寒。齿龋鼻衄血，口噤不开言。针入五分深，令人即便安。

5．委中

委中曲腘里，横纹脉中央。腰痛不能举，沉沉引脊梁。痠疼筋莫展，风痹复无常。膝头难伸屈，针入即安康。

6. 承山

承山名鱼腹，腨肠分肉间。善治腰疼痛，痔疾大便难。脚气并膝肿，辗转战疼痠。霍乱及转筋，穴中刺便安。

7. 太冲

太冲足大趾，节后二寸中。动脉知生死，能治惊痫风。咽喉并心胀，两足不能行。七疝偏坠肿，眼目似云朦。亦能疗腰痛，针下有神功。

8. 昆仑

昆仑足外踝，跟骨上边寻。转筋腰尻痛，暴喘满冲心。举步行不得，一动即呻吟。若欲求安乐，须于此穴针。

9. 环跳

环跳在髀枢，侧卧屈足取。折腰莫能顾，冷风并湿痹。腿胯连腨痛，转侧重欷歔。若人针灸后，顷刻病消除。

10. 阳陵泉

阳陵居膝下，外臁一寸中。膝肿并麻木，冷痹及偏风。举足不能起，坐床似衰翁。针入六分止，神功妙不同。

11. 通里

通里腕侧后，去腕一寸中。欲言声不出，懊侬及怔忡。实则四肢重，头腮面颊红。虚则不能食，暴暗面无容，毫针微微刺，方信有神功。

12. 列缺

列缺腕侧上，次指手交叉。善疗偏头患，遍身风痹麻。痰涎频壅上，口噤不开牙，若能明补泻，应手即如拿。

《席弘赋》

凡欲行针须审穴，要明补泻迎随诀，胸背左右不相同，呼吸阴阳男女别。

气刺两乳求太渊，未应之时泻列缺；列缺头痛及偏正，重泻太渊无不应。耳聋气痞听会针，迎香穴泻功如神。谁知天突治喉风，虚喘须寻三里中。手连肩脊痛难忍，合谷针时要太冲。曲池两手不如意，合谷下针宜仔细。心疼手颤少海间，若要除根觅阴市。但患伤寒两耳聋，金门听会疾如风。五般肘痛寻尺泽，太渊针后却收功。

手足上下针三里，食癖气块凭此取。鸠尾能治五般痫，若下涌泉人不死。胃中有积刺璇玑，三里功多人不知。阴陵泉治心胸满，针到承山饮食思。大杼若连长强寻，小肠气痛即行针。

委中专治腰间痛，脚膝肿时寻至阴。气滞腰疼不能立，横骨大都宜救急。气海专能治五淋，更针三里随呼吸。期门穴主伤寒患，六日过经犹未汗，但向乳根二肋间，又治妇人生产难。

耳内蝉鸣腰欲折，膝下明存三里穴。若能补泻五会间，且莫逢人容易说。睛明治眼未效时，合谷光明安可缺。

人中治癫功最高，十三鬼穴不须饶。水肿水分兼气海，皮内随针气自消。冷嗽先宜补合谷，却须针泻三阴交。牙疼肿痛并咽痹，二间阳谿疾怎逃。更有三间肾俞妙，善除肩背浮风劳。若针肩井须三里，不刺之时气未调。最是阳陵泉一穴，膝间疼痛用针烧。委中腰痛脚挛急，取得其经血自调。脚疼膝肿针三里，悬钟、二陵、三阴交，更向太冲须引气，指头麻木自轻飘。

转筋目眩针鱼腹，承山昆仑立便消。肚疼须是公孙妙，内关相应必然瘳。冷风冷痹疾难愈，环跳腰间针与烧。风府风池寻得到，伤寒百病一时消。阴明二日寻风府，呕吐还须上脘疗。

妇人心痛心俞穴，男子疝癖三里高。小便不禁关元好，大便闭涩大敦烧。髋骨腿疼三里泻，复溜气滞便离腰。

从来风府最难针，却用工夫度浅深，倘若膀胱气未散，更宜三里穴中寻。若是七疝小腹痛，照海阴交曲泉针。又不应时求气海，关元同泻效如神。小肠气撮痛连脐，速泻阴交莫得迟，良久涌泉针取气，此中玄妙少人知。

小儿脱肛患多时，先灸百会次鸠尾。久患伤寒肩背痛，但针中渚得其宜。肩上痛连脐不休，手中三里便须求，下针麻重即须泻，得气之时不用留。腰连胯痛急必大，便于三里攻其隘，下针一泻三补之，气上攻噎只管在，噎不住时气海灸，定泻一时立便瘥。

补自卯南转针高，泻从卯北莫辞劳，逼针泻气令须吸，若补随呼气自调。左右捻针寻子午，抽针泻气自迢迢，用针补泻分明说，更用搜穷本与标。咽喉最急先百会，太冲照海及阴交。学者潜心宜熟读，席弘治病名最高。

《行针指要歌》

或针风，先向风门、气海中。或针水，水分挟脐上边取。或针结，针著大肠泻水穴。或针劳，须向风门及膏肓。或针虚，气海、丹田、委中奇。或针气，膻中一穴分明记。或针嗽，肺俞、风门须用灸。或针痰，先针中脘、三里间。或针吐，中脘、气海、膻中补。翻胃吐食一般医，针中有妙少人知。

主要参考文献

1. 杨甲三. 腧穴学. 上海：上海科学技术出版社，1984
2. 邱茂良. 中国针灸治疗学. 南京：江苏科技出版社，1998
3. 程莘农. 中国针灸学. 北京：人民卫生出版社，1986
4. 石学敏. 针灸学. 北京：中国中医药出版社，2002
5. 孙国杰. 针灸学. 上海：上海科技出版社，1998
6. 高维滨. 针灸六绝. 北京：中国中医药出版社，2002
7. 王启才. 针灸治疗学. 北京：中国中医药出版社，2005
8. 邱茂良. 针灸学. 上海：上海科学技术出版社，1985
9. 杨长森. 针灸治疗学. 上海：上海科学技术出版社，1985
10. 杨甲三. 针灸学. 北京：人民卫生出版社，1989
11. 石学敏. 针灸治疗学. 上海：上海科学技术出版社，1998
12. 孙国杰，等. 针灸学. 北京：中国中医药出版社，1999
13. 孙国杰. 针灸学. 北京：人民卫生出版社，2000
14. 王诗铭. 针灸治疗学. 济南：山东科学技术出版社，2000
15. 石学敏. 针灸推拿学. 北京：中国中医药出版社，2002
16. 崔瑾，等. 针灸推拿学. 北京：中医古籍出版社，2003
17. 王启才. 针灸治疗学. 中国中医药出版社，2003
18. 燕平. 针灸学. 北京：科学出版社，2004
19. 俞中元. 中国百年百名中医临床家丛书·承淡安. 北京：中国中医药出版社 2003
20. 何崇. 中国百年百名中医临床家丛书·邱茂良. 北京：中国中医药出版社，2001
21. 刘芳，刘虹. 中国百年百名中医临床家丛书·刘冠军. 北京：中国中医药出版社，2001
22. 詹文涛. 长江医话. 北京：北京科学技术出版社，1996
23. 刘尚义. 南方医话. 北京：北京科学出版社出版，1996
24. 胡慧. 中国百年百名中医临床家丛书·杨甲三. 北京：中国中医药出版社，2001
25. 郑魁山. 针灸集锦. 兰州：甘肃人民出版社，1978

26. 陆焱，等. 陆瘦燕朱汝功针灸学术经验选. 上海：上海中医药大学出版社，1994

27. 明·高武. 针灸聚英. 上海：上海科学技术出版社，1961

28. 黑龙江省祖国医学研究所. 针灸大成校释. 北京：人民卫生出版社，1984

29. 明·张介宾. 类经图翼. 北京：人民卫生出版社，1965

30. 山东中医学院. 针灸甲乙经校释. 北京：人民卫生出版社，1980

31. 明·徐凤. 针灸大全. 北京：人民卫生出版社，1987

32. 宋·王执中. 针灸资生经. 北京：中医古籍出版社，1999

33. 河北医学院. 灵枢经校释. 北京：人民卫生出版社，1982

34. 清·李学川. 针灸逢源. 上海：上海科学技术出版社，1987

35. 吴旭. 实用针灸学. 人民军医出版社，2001

36. 石学敏. 针灸学. 北京：中国中医药出版社，2002

37. 天津市中医医院. 针灸配穴. 天津：天津人民出版社，1973